BAC PRO ASSP Réflexe

2e/1er/Term

À domicile

En structure

Biologie et microbiologie appliquées Sciences médico-sociales

Sous la direction de Blandine Sa

Élisabeth Baumeier

Caroline Lavaivre

Delphine Marais

Nathan

Dans la même collection :

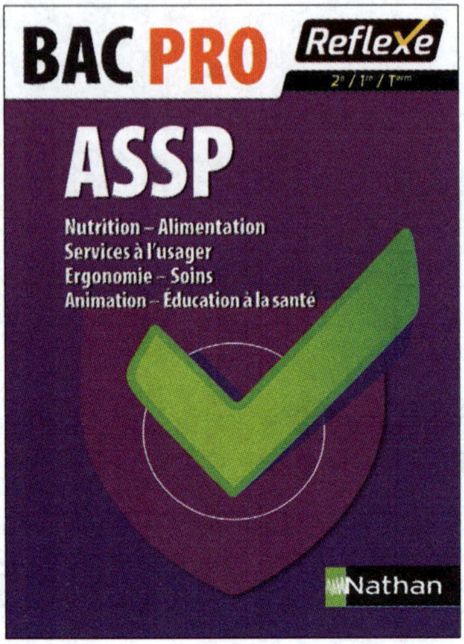

Édition : Marion Lavielle
Coordination artistique : Evelyn Audureau
Fabrication : Maria Pauliat
Maquette intérieure : Élodie Breda/Evelyn Audureau
Couverture : Vincent Rioult
Composition : Jouve
Schémas : Vincent Landrin
Illustrations : Hubert Blatz

ISBN : 978-2-09-163886-7

Sommaire

Les bons réflexes

Biologie et microbiologie appliquées

Sciences médico-sociales

(S) : en structure
(D) : à domicile

Les conseils des auteurs

Votre réussite à l'examen dépend de la régularité de votre travail au cours des trois années de votre scolarité en bac professionnel ASSP. Pour vous aider dans ce projet, deux « mémo » réunissent sous forme de fiches, les principales connaissances à mémoriser. Une partie méthodologie vous aide à vous préparer aux différentes épreuves : épreuve E2, sous-épreuves sur dossiers.

1 Les fiches de notions essentielles

Rédigées sous forme de fiches de synthèse, elles abordent la totalité des notions à retenir concernant l'ensemble des épreuves professionnelles.

- La rédaction des notions essentielles facilite la mémorisation.
- Les notions essentielles se déclinent en respectant les verbes de consignes du référentiel ce qui vous guidera pour répondre aux questions des différentes épreuves.
- En biologie, des schémas muets vous permettent de tester vos connaissances d'anatomie à maîtriser pour l'épreuve E2.

2 La méthodologie

Cette partie regroupe un certain nombre d'outils et de conseils.

Les verbes de consignes utilisés lors des épreuves d'examen sont réunis dans un glossaire. Ils sont expliqués avec comme appui, un exemple. Ce glossaire vous aidera à répondre avec précision aux énoncés écrits et aux questions orales.

L'épreuve E2 :

- La présentation de l'épreuve puis des conseils de préparation, de gestion de l'épreuve (temps, lecture du sujet...) vous sont donnés.
- Un sujet complet vous est proposé pour vous entraîner à l'épreuve, un corrigé vous permet de vérifier vos connaissances acquises.

Les sous-épreuves sur dossier

- La construction du dossier E33 (en structure et à domicile) : un guide méthodologique vous aide à le rédiger en mettant en évidence les points clés à développer. Ce guide s'appuie sur un exemple pour chaque option.
- L'oral des sous-épreuves E33 et E13 : des conseils vous sont proposés pour mener à bien ces deux entretiens prévus.

3 Le livret

Il contient les lexiques de chaque matière et les annexes des fiches de notions essentielles (documents, tableaux...).

Bon courage, bonne réussite !

Les auteurs

L'épreuve E2 : l'analyse de situation(s) professionnelle(s)

1 La présentation de l'épreuve E2

1.1 Le contenu de l'épreuve

L'épreuve ponctuelle E2, coefficient 4, d'une durée de quatre heures prend appui sur une ou des situation(s) professionnelle(s) et un dossier technique. Elle a lieu en juin en fin de cycle de formation.

Le questionnement porte sur des contenus de savoirs associés de biologie et de microbiologie appliquées, de Sciences médico-sociales dont les notions de bientraitance, d'éthique et de déontologie, de nutrition, de technologies associées aux techniques professionnelles, communs aux deux options.

1.2 Les objectifs de l'épreuve

Les objectifs de l'épreuve E2 sont de vérifier : l'exactitude des connaissances relatives aux personnes auprès desquelles s'inscrivent les activités professionnelles et aux contextes institutionnels ; l'aptitude à les mobiliser dans un contexte professionnel ; la capacité d'analyse et de réflexion.

2 Les conseils pour se préparer à l'épreuve E2

- **Un travail intensif, soutenu, régulier d'apprentissage de tous les savoirs associés** est **indispensable** durant les trois années du cycle de formation.
- **L'étude des fiches de synthèse pour chaque savoir associé** permet de s'approprier le contenu avec les mots-clés mis en évidence… Le code couleur pour chaque savoir associé (par exemple : le bleu pour la Biologie…) facilite le repérage.
- **Le classement des contextes et des situations** doit être rigoureux pour retrouver le contenu recherché et le travailler sans perte de temps.
- **La formulation de phrases construites (sujet-verbe-complément)** doit être appliquée dès le début du cycle de formation.
- **La signification des verbes des consignes** tels que « caractériser » « analyser » « justifier » « argumenter »…doit être connue.
- **Les contenus communs aux options « à domicile » et « en structure »** doivent être bien identifiés. Un classeur E2 peut être ainsi constitué.
- **Les évaluations effectuées en classe** doivent être retravaillées.
- **Un planning de révisions** doit être établi et respecté pour ne pas être débordé(e) en fin d'année. Des priorités sont définies afin d'être efficace.

3 Les conseils pratiques pour l'épreuve E2

3.1 Au début de l'épreuve

- **Une lecture attentive du contexte, de la (ou des) situations professionnelle(s), des questions, du dossier technique** permet d'avoir une vue générale de l'(ou des) usager(s) et du travail à effectuer.
- **Le repérage des annexes à compléter et à rendre avec la copie** permet d'organiser les travaux à remettre à la fin de l'épreuve.

3.2 Pendant l'épreuve

- **Une analyse rigoureuse des documents composant le dossier technique** contribue à mettre en lien les questions s'y référant, les informations sur l'usager et le contexte professionnel, de les exploiter.
- **Les informations** concernant l'(ou les) usager(s), le(s) professionnel(s), le contexte... soulignées en couleurs sur le sujet facilitent le travail d'analyse.
- **Une lecture répétée de la consigne** est nécessaire pour bien comprendre le travail demandé : repérer tous les verbes d'action de la consigne pour ne rien oublier, par exemple, énoncer puis justifier...
- **Les numéros des questions** doivent être notés sur la copie, dans l'ordre exact du sujet. Si une question pose problème : inscrire son numéro, laisser de l'espace pour la réponse et y revenir après ; pointer les questions faites sur le sujet permet de ne rien oublier.
- **Les réponses données** sont **rédigées** et **s'appuient sur des savoirs précis :** ne pas se contenter de recopier les informations des documents, espacer les réponses entre deux questions pour aérer.
- **La réponse** est la plus complète possible (même si la consigne ne précise pas une quantité) ; illustrer vos explications par des exemples.
- **La présentation des réponses dans un tableau** (si la consigne le précise) tracé à la règle comprend : un titre général, des titres aux colonnes et des informations claires ; veiller au sens de lecture du tableau pour les notions mises en lien (causes, conséquences...).
- **Un brouillon** permet de rédiger un texte explicatif clair et construit pour des présentations, des justifications et évite les ratures.

3.3 À la fin de l'épreuve

- **Un temps de relecture de toutes les réponses (copie, annexes à rendre)** permet de vérifier que toutes les questions ont été traitées, de corriger les fautes d'orthographe, de faire des compléments d'informations, de reprendre les questions qui ont posé problème...
- **Les annexes et la(ou les) copie(s) paginée(s)** sont à rendre : veiller donc à ne rien oublier avant de remettre votre travail.

MÉTHODE
Les verbes dans les consignes

Les verbes des consignes sont ceux de l'énoncé qui indiquent la tâche à accomplir.
Quelque soit le type d'épreuve, il est nécessaire de connaître la signification des verbes des consignes pour répondre précisément aux questions données.

- **Analyser :** réaliser une étude approfondie d'un document, d'une courbe, d'une situation, d'un résultat... pour en dégager les éléments principaux. Il faut observer puis décrire, constater et déduire ou interpréter pour en tirer une conclusion.
  Par exemple : analyser les résultats d'un examen médical, d'une enquête...

- **Annoter :** ajouter à un schéma, à un graphique, à un diagramme... des notes brèves ou inscrire une légende pour identifier la nature des éléments représentés et fléchés.
  Par exemple : annoter une villosité intestinale...

- **Argumenter :** défendre une proposition, un choix par un raisonnement basé sur des faits, des idées, des chiffres..., convaincre, persuader en fournissant des preuves, des justifications pertinentes appuyées par des savoirs précis (avantages et inconvénients, intérêts et limites...) ou réfuter (rejeter) une proposition en justifiant ses choix.
  Par exemple : argumenter des choix, des propositions, des adaptations...

- **Caractériser :** indiquer avec précision les éléments essentiels d'un phénomène, d'une situation...
  Par exemple : caractériser les conditions indispensables pour un travail en équipe...

- **Citer :** énumérer de manière précise et avec le minimum de mots.
  Par exemple : citer les caractéristiques nutritionnelles des différents types de lait (lait maternel et aliments lactés diététiques, ALD).

- **Classer :** ranger dans un ordre choisi ou imposé, ordonner.
  Par exemple : classer les facteurs de risque en fonction de ...

- **Commenter :** faire des remarques, des observations pour faciliter la compréhension après avoir réalisé un travail d'analyse du document.
  Par exemple : commenter un schéma présentant la suite des évènements immunitaires permettant l'élimination d'une bactérie...

- **Comparer :** analyser chaque élément à comparer, présenter, confronter les points communs et les différences et enfin dégager des conclusions.
Par exemple : comparer le fonctionnement des glandes sexuelles mâles et femelles…

- **Décrire :** restituer une observation détaillée sans explication, sans commentaire ou indiquer les différents stades d'un processus.
Par exemple : décrire les différents stades de l'évolution d'une carie…

- **Déduire :** tirer des conclusions, des conséquences logiques… à partir de données ou de résultats.
Par exemple : déduire l'attitude professionnelle à adopter pour une situation donnée…

- **Définir :** formuler précisément l'ensemble des caractères qui donnent le sens d'un mot, d'une expression, d'un concept, d'une notion…
Par exemple : définir l'autorité parentale…

- **Dégager :** faire ressortir des idées, des informations, des caractéristiques… d'un ensemble.
Par exemple : dégager les caractéristiques d'une population à partir de données démographiques…

- **Développer :** exposer en détail, à l'aide de justifications, d'argumentations, d'exemples, d'illustrations…
Par exemple : développer les principes de la scolarisation en milieu ordinaire…

- **Différencier :** rechercher les éléments spécifiques à chaque notion pour en déduire la différence.
Par exemple : différencier surpoids et obésité…

- **Distinguer :** différencier en percevant les caractéristiques qui font la spécificité de deux ou plusieurs éléments en fonction de critères indiqués.
Par exemple : distinguer les différents types de bactéries selon leurs besoins en dioxygène.

- **Énoncer :** formuler, exprimer d'une manière précise et structurée.
Par exemple : énoncer les conséquences d'une alimentation hyperlipidique…

- **Énumérer :** énoncer successivement les parties d'un ensemble, inventorier.
Par exemple : énumérer les mesures à respecter en cas de troubles digestifs…

- **Évaluer :** estimer, juger ou mesurer pour déterminer une valeur.
Par exemple : évaluer la dépendance d'une personne à partir d'une grille AGGIR…

- **Expliciter :** énoncer clairement, précisément, sans ambiguïté.
Par exemple : expliciter, à partir d'un schéma, l'activité volontaire…

- **Expliquer :** faire comprendre en développant toutes les étapes, les définitions, avec des exemples…
Par exemple : expliquer le mode d'action d'un détergent…

- **Formuler :** rédiger des phrases construites (sujet-verbe-complément).
Par exemple : formuler des réponses…

- **Hiérarchiser :** classer des informations selon un ordre de valeur ou d'importance.
Par exemple : hiérarchiser les informations à transmettre…

- **Identifier :** reconnaître, déterminer la nature d'un élément, retrouver les données qui caractérisent un élément.
Par exemple : identifier les pictogrammes concernant le risque chimique…

- **Illustrer :** Donner des exemples pour appuyer une définition, une explication, une notion… pour la rendre plus évidente.
Par exemple : illustrer, à partir de la classification en vigueur et à l'aide d'exemples, les principaux types de handicap…

- **Indiquer :** montrer, désigner d'une manière précise.
Par exemple : indiquer les différentes phases de reproduction d'un virus…

- **Justifier :** valider une réponse, un choix… sur des éléments objectifs en argumentant, en démontrant.
Par exemple : justifier les moyens de prévention et les traitements d'une pathologie…

- **Légender :** inscrire le nom exact de l'élément fléché, désigné sur un schéma, un dessin, une photographie, un plan…
Par exemple : légender le schéma de l'oreille…

- **Lister :** énumérer, dresser un inventaire.
Par exemple : lister les principaux paramètres vitaux…

- **Mettre en relation :** établir des liens pour justifier une action.
Par exemple : mettre en relation le principe de la distribution directe des repas et les contraintes réglementaires…

- **Montrer :** expliquer, mettre en évidence.
  Par exemple : montrer l'articulation entre le plan personnalisé de compensation et le plan personnalisé de scolarisation.

- **Préciser :** clarifier une action, une information, des idées, rendre explicite ou détailler une partie de l'information.
  Par exemple : préciser les objectifs des guides de bonnes pratiques…

- **Présenter :** décrire et expliquer de façon structurée.
  Par exemple : présenter la notion de spectre d'activité d'un antibiotique…

- **Proposer :** présenter une ou plusieurs possibilités.
  Par exemple : proposer un repas adapté à un usager…

- **Qualifier :** attribuer un nom, un adjectif, une appellation pour caractériser quelque chose …
  Par exemple : qualifier l'attitude d'un résident…

- **Recenser :** faire l'inventaire ou la liste des informations (en vue de les exploiter).
  Par exemple : recenser des priorités…

- **Rédiger :** présenter une réponse construite avec des phrases.
  Il s'agit du travail demandé pour l'épreuve E2 et pour tous les dossiers supports d'évaluation.

- **Repérer :** retrouver, à partir d'une situation, d'un contexte, de photos, d'un schéma, d'un plan… des éléments par rapport à une particularité.
  Par exemple : repérer les modifications cognitives et psychologiques d'une personne âgée…

- **Répertorier :** établir la liste (complète) d'un ensemble d'éléments.
  Par exemple : répertorier les principales formes galéniques d'un médicament…

- **Sélectionner :** faire des choix parmi un ensemble d'informations, de propositions…
  Par exemple : sélectionner des informations dans le dossier technique de l'épreuve E2…

- **Situer :** déterminer la place ou localiser ou établir la place que tient une information dans un ensemble.
  Par exemple : situer, à partir d'un organigramme, les liens hiérarchiques et fonctionnels des différents personnels…

La conduite d'action d'éducation à la santé (sous-épreuve E33 en structure)

- La sous-épreuve E 33 (coefficient 2) prend appui sur le dossier élaboré par le candidat, au cours d'une période de formation en milieu professionnel en structure en terminale.
- Le dossier comprend entre 10 et 15 pages, annexes non comprises.
- L'épreuve s'organise en deux temps :
  - **une présentation du dossier** par le candidat (10 minutes maximum) ;
  - **un entretien** avec les membres de la commission d'évaluation (20 minutes). Au cours de cet entretien, le candidat est amené à justifier les choix retenus dans le dossier. L'entretien permet également de vérifier la maîtrise des savoirs associés nécessaires.

Bulletin officiel n° 24 du 16 juin 2011, pp. 107-108.

Que doit mettre en évidence le dossier ?

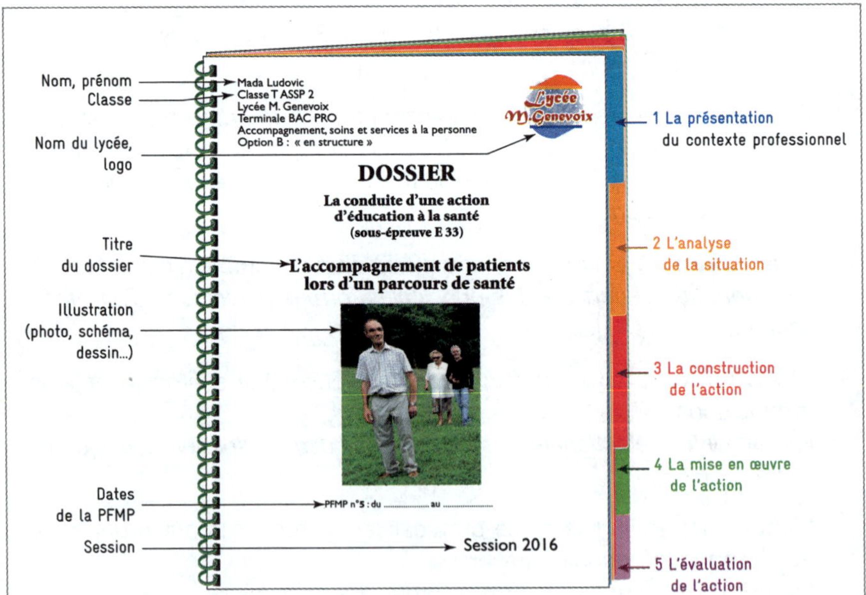

1 La grille d'auto-évaluation du dossier

1.1 L'auto-évaluation de la forme du dossier

Critères d'auto-évaluation de la forme du dossier	Oui	Non
La page de garde correspond à l'exigence de l'épreuve : nom, prénom, classe, session, logo de l'établissement…	☐	☐
Le dossier comporte un titre clair en lien avec l'action d'éducation à la santé retenue.	☐	☐
La mise en page facilite la lecture :		
– la taille de la police des caractères est suffisante ;	☐	☐
– les titres des parties sont identifiables (tapés en gras, numérotés) ;	☐	☐
– les paragraphes de chaque partie sont séparés par une interligne ;	☐	☐
– les différentes parties du dossier sont identifiables ;	☐	☐
– la marge à gauche permet les annotations du correcteur.	☐	☐
Le dossier est structuré :		
– le sommaire est détaillé avec l'indication des pages ;	☐	☐
– les documents sont numérotés ;	☐	☐
– l'introduction donne les objectifs du dossier ;	☐	☐
– l'introduction annonce le plan suivi ;	☐	☐
– le texte est rédigé sans faute d'orthographe ;	☐	☐
– le texte est concis, compréhensible ;	☐	☐
– l'expression est correcte ;	☐	☐
– les documents présentés comportent la source, ils font l'objet d'une mise en page correcte ;	☐	☐
– le dossier comporte une conclusion ;	☐	☐
– la conclusion dresse le bilan du dossier et des actions entreprises ;	☐	☐
– la conclusion indique les freins rencontrés ;	☐	☐
– la conclusion montre votre réflexion personnelle.	☐	☐

1.2 L'auto-évaluation du fond du dossier

Critères d'auto-évaluation du contenu du dossier	Oui	Non
Présence d'une introduction annonçant l'action retenue et le plan du dossier.	☐	☐
1 La présentation du contexte (A) Présentation de la structure, de son organisation, de ses activités principales, des professionnels, des usagers, de l'environnement local (si le projet le nécessite).	☐	☐
2 L'analyse de la situation - Repérage des besoins du public ciblé **(B)**. - Présentation de la méthodologie de recueil des besoins **(C)**. - Présentation et interprétation des résultats. - Justification de la thématique en lien avec les besoins repérés : formulation du problème.	☐ ☐ ☐ ☐	☐ ☐ ☐ ☐
3 La construction de l'action - Formulation de l'action retenue : intitulé, nature de l'action **(D)**. - Définition des objectifs de l'action **(E)**. - Présentation des supports de communication possibles pour l'action.	☐ ☐ ☐	☐ ☐ ☐
4 La mise en œuvre de l'action d'éducation à la santé - Moyens humains **(F)**, moyens matériels. - Lieu de l'action. - Organisation de l'action : la planification des tâches, le calendrier (dates et durée de l'action). - Déroulement de l'action **(G)**. - Présentation et justification du support retenu **(H)**.	☐ ☐ ☐ ☐ ☐	☐ ☐ ☐ ☐ ☐
5 L'évaluation de l'action - Présentation des outils d'évaluation utilisés **(I)**. - Bilan de l'action : points positifs, points à améliorer, difficultés rencontrées…	☐ ☐	☐ ☐
Propositions de réajustement **(J)**.	☐	☐
Le dossier est documenté : une sélection de documents pertinents et exploités.	☐	☐
Le dossier est personnel : - sources clairement indiquées ; - réflexion personnelle approfondie.	☐ ☐	☐ ☐

( ) : des repères dans l'exemple proposé.

2 Un exemple résumé

Cet exemple propose quelques pistes de manière succincte (2 pages au lieu des 10 à 15 pages demandées) en lien avec la grille précédente.

2.1 La présentation du contexte (A)

- **La structure**

Le centre de soins de suite et de rééducation « Les prés fleuris » a une capacité de 90 lits, géré par une association de loi 1901. Il s'agit d'un établissement de santé généraliste comprenant plusieurs services : la rééducation fonctionnelle, l'oncologie, la gérontologie.

La structure est située à 8 km du centre-ville et possède un parc de 5 hectares à l'abandon. Les équipes sont constituées de médecins, d'infirmières, d'aides soignantes, de deux aides médico-physcologiques, d'une ergothérapeute, de kinésithérapeutes, d'une diététicienne, d'un psychologue et d'un animateur socio-éducatif. La restauration est assurée par un chef cuisinier, des cuisiniers et des aides de cuisine, l'entretien des locaux par des agents de service.

Un service technique gère la maintenance des locaux et des espaces verts. La gestion de l'établissement est assurée par une équipe administrative. Des visiteurs bénévoles viennent une fois par semaine animer des ateliers.

- **Les usagers**

L'âge moyen des patients est de 76,8 ans.

Les patients accueillis viennent du secteur géographique de F. La plupart ont eu une activité professionnelle en milieu rural : agriculteurs, artisans...

- **Les problèmes liés à l'environnement de la structure**

Certains patients voudraient faire des sorties, mais l'éloignement du centre-ville et l'état du parc ne permettent pas de satisfaire leurs souhaits.

2.2 L'analyse de la situation

- **Les besoins des patients (B)**

Les patients admis dans les trois services en capacité de marcher ou de se déplacer en fauteuil ne sortent pas à l'extérieur de l'établissement. Ils restent la plupart du temps dans leur chambre ou dans le hall d'entrée pour observer les entrées et sorties ou restent face au téléviseur de la salle à manger.

Leur moral fait des hauts et des bas, des patients se replient sur eux-mêmes. Des problèmes de sommeil sont constatés, des rééducations se font sur un temps plus long car les activités physiques manquent.

Le projet de l'établissement souligne le principe : « Bougez, c'est la santé ! ».

- **Le recueil des besoins**

Un questionnaire de satisfaction (C) a été distribué à l'ensemble des patients pour recueillir leur avis sur les différentes prestations assurées. Les résultats présentés par la responsable qualité ont fait l'objet d'une réunion.

2.3 La construction de l'action

L'action fait partie d'un projet global qui est de construire et d'utiliser un parcours de déambulation, de rééducation et un jardin thérapeutique dans le parc de la structure.

- **L'action retenue (D)**

L'action retenue est l'utilisation des deux parcours et du jardin thérapeutique avec les patients des trois services de la structure.

- **Les objectifs de l'action (E)**

Les objectifs de l'action retenue sont : permettre aux patients d'avoir une activité physique à l'extérieur, améliorer leur sommeil, leur moral, leur rééducation.

2.4 La mise en œuvre de l'action

- **Les moyens humains (F)**

L'utilisation du parcours implique les patients, les familles, les équipes pluriprofessionnelles de la structure, des partenaires extérieurs.

- **L'organisation**

Des réunions de concertation fixent les modalités de l'action. Le parcours de santé doit évoluer dans le temps, dans l'espace et en fonction des saisons.

- **Le déroulement de l'action (G)**

Des réunions d'échanges, de concertations avec d'autres structures (possédant ce type de parcours) déterminent le déroulement de l'action.

- **Le support retenu**

Une affiche est réalisée pour informer les patients de l'organisation sur une semaine de leur accompagnement sur ce parcours. Elle est positionnée en différents lieux de la structure (entrée, couloirs) et retranscrite sur les postes de télévision pour diffuser efficacement l'information à tous (H).

2.5 L'évaluation de l'action

- **Les outils d'évaluation de l'action**

Des questionnaires, des grilles d'observation (I) évaluent l'action.
Un questionnement (I) des patients, des professionnels de l'établissement permet de recueillir les avis, les ressentis (fatigue à un endroit précis du parcours) afin d'aménager et d'améliorer le parcours pour qu'il soit adapté aux pathologies et aux besoins des patients et des professionnels.

- **Le bilan de l'action**

La participation et le comportement des patients lors des ateliers sur le parcours ou dans le jardin, leurs capacités de récupération font l'objet de transmissions écrites et orales.
Des séances de réajustement sont à prévoir pour assurer un accompagnement de qualité des patients (J).

L'aménagement et l'équipement de l'espace privé (sous-épreuve E33 à domicile)

- La sous-épreuve E 33 (coefficient 2) prend appui sur le dossier élaboré par le candidat, au cours d'une période de formation en milieu professionnel à domicile en fin de première ou en terminale.
- Le dossier comprend entre 10 et 15 pages.
- L'épreuve s'organise en deux temps :
  - **une présentation du dossier** par le candidat (10 minutes maximum) ;
  - **un entretien** avec les membres de la commission d'évaluation (20 minutes). Au cours de cet entretien, le candidat est amené à justifier les choix retenus dans le dossier. L'entretien permet également de vérifier la maîtrise des savoirs associés nécessaires.

Bulletin officiel n° 24 du 16 juin 2011, pp. 102-103.

Que doit mettre en évidence le dossier ?

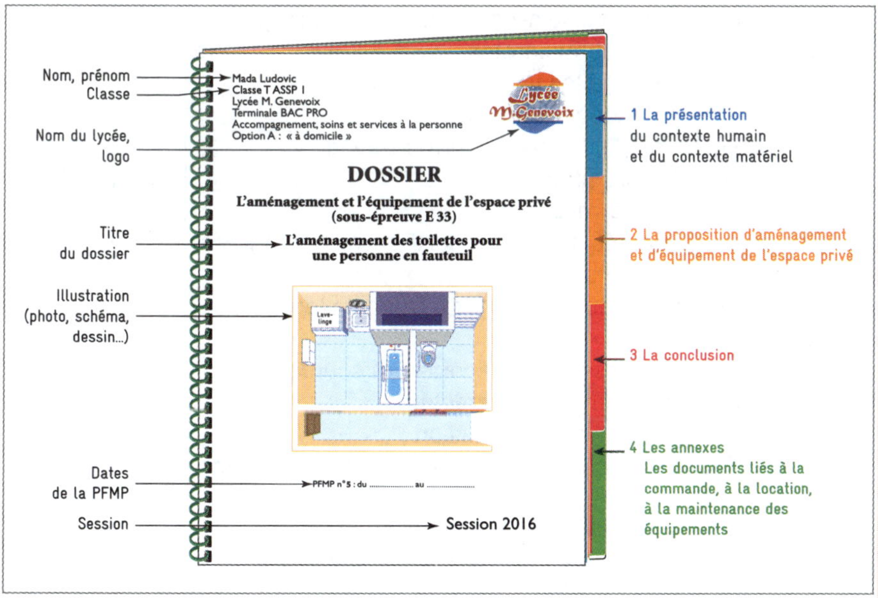

1 La grille d'auto-évaluation du dossier

1.1 L'auto-évaluation de la forme du dossier

Critères d'auto-évaluation de la forme du dossier	Oui	Non
La page de garde correspond à l'exigence de l'épreuve : nom, prénom, classe, session, logo de l'établissement	☐	☐
Le dossier comporte un titre clair en lien avec l'action d'éducation à la santé retenue.	☐	☐
La mise en page facilite la lecture :		
– la taille de la police des caractères est suffisante ;	☐	☐
– les titres des parties sont identifiables (tapés en gras, numérotés) ;	☐	☐
– les paragraphes de chaque partie sont séparés par une interligne ;	☐	☐
– les différentes parties du dossier sont identifiables ;	☐	☐
– la marge à gauche permet les annotations du correcteur.	☐	☐
Le dossier est structuré :		
– le sommaire est détaillé avec l'indication des pages ;	☐	☐
– les documents sont numérotés ;	☐	☐
– l'introduction donne les objectifs du dossier ;	☐	☐
– l'introduction annonce le plan suivi ;	☐	☐
– le texte est rédigé sans faute d'orthographe ;	☐	☐
– le texte est concis, compréhensible ;	☐	☐
– l'expression est correcte ;	☐	☐
– les plans présentés sont à l'échelle en respectant les conventions établies ;	☐	☐
– les plans peuvent être présentés à l'aide de logiciels de votre choix ;	☐	☐
– les documents présentés comportent la source, ils font l'objet d'une mise en page correcte ;	☐	☐
– le dossier comporte une conclusion ;	☐	☐
– la conclusion dresse le bilan du dossier et des actions entreprises ;	☐	☐
– la conclusion indique les freins rencontrés ;	☐	☐
– la conclusion montre votre réflexion personnelle.	☐	☐

1.2 L'auto-évaluation du fond du dossier

Critères d'auto-évaluation du contenu du dossier	Oui	Non
Présence d'une introduction présentant les objectifs du dossier, la structure, les différentes prestations assurées, le nombre de salariés, de bénéficiaires, les zones d'intervention…	☐	☐
1 La présentation du contexte	☐	☐
– Présentation du contexte humain **(A)** : les besoins, les capacités de la personne aidée.	☐	☐
– Présentation du contexte matériel: le logement de la personne aidée, les difficultés rencontrées par la personne par rapport à l'équipement existant dans son domicile **(B)**, l'agencement de l'espace de vie à aménager (plan à l'appui) **(C)**.		
2 La proposition d'aménagement de l'espace de vie	☐	☐
– Présentation des différentes possibilités d'aménagement.		
– Présentation de la solution d'aménagement retenue **(D)** justifiée et argumentée **(E)**.	☐	☐
– Présentation du choix d'équipement en lien avec l'aménagement **(F)** (critères de choix explicités).	☐	☐
– Justifications du choix d'équipement **(G)**.	☐	☐
– Présentation des documents permettant l'acquisition ou la location de l'équipement (bon de commande, contrat de location, contrat de maintenance).	☐	☐
– Explicitation de ma participation et de mes activités tout au long du projet.	☐	☐
Le dossier est documenté :		
– justification des choix en s'appuyant sur une documentation technique (plan d'installation) ;	☐	☐
– présentation et justifications des équipements choisis (photos, fiche technique de l'équipement, rapport qualité/ prix) ;	☐	☐
– exploitation de la documentation.	☐	☐
Le dossier est personnel :		
– sources clairement indiquées ;	☐	☐
– réflexion personnelle approfondie.	☐	☐

( ) : des repères dans l'exemple proposé.

2 Un exemple résumé

Cet exemple propose quelques pistes de manière succincte (2 pages au lieu des 10 à 15 pages demandées) en lien avec la grille précédente.

2.1 La présentation du contexte

- **Le contexte humain (A)**

Madame X, 78 ans, GIR 4, de retour d'hospitalisation, doit se déplacer en fauteuil roulant. Elle vit avec son mari qui garde des séquelles d'un Accident vasculaire cérébral (AVC) rendant l'usage de son bras gauche difficile. Madame X rencontre des difficultés à entrer dans les toilettes de son domicile avec son fauteuil et se trouve dans l'impossibilité de faire seule ses transferts.

- **Le contexte matériel (B)**

L'appartement dont sont propriétaires madame et monsieur X d'une superficie de 80 m² est situé au rez-de-chaussée. La salle de bains et les toilettes sont séparées par une cloison. La porte d'accès aux toilettes doit être poussée pour permettre à madame X de se rendre au fond du couloir, de faire un demi-tour avec son fauteuil puis de se rendre à la porte des toilettes pour la tirer et enfin entrer. Les toilettes sont étroites ce qui nécessite pour madame X de reculer avec son fauteuil et de demander l'aide de son mari ou de la professionnelle.

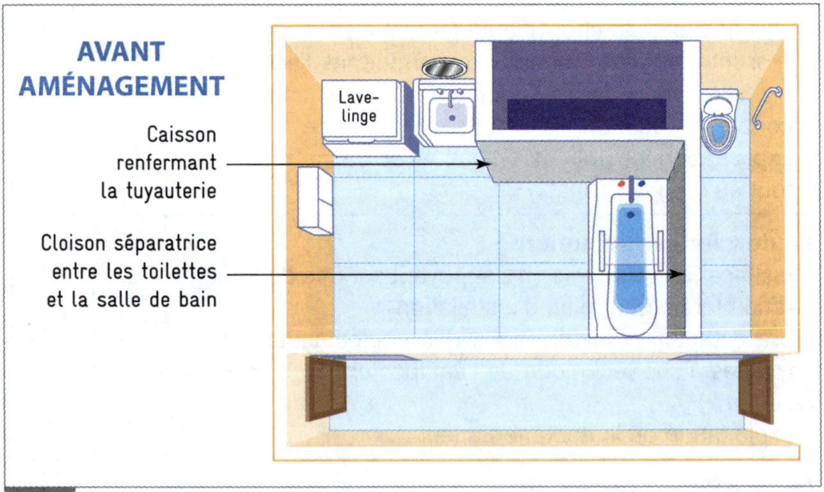

Fig. 1 Le plan de la salle de bains et des toilettes de madame et monsieur X avant aménagement et installation d'un équipement **(C)**

2.2 La proposition d'aménagement de l'espace de vie

- **L'aménagement proposé (D)**

L'aménagement proposé consiste à déplacer la cloison séparant les toilettes de la salle de bains.

- **Les justifications du choix d'aménagement (E)**

La superficie des toilettes est ainsi augmentée ce qui permet à madame X d'avoir un espace de rotation de 1,50 m pour son fauteuil.

Les WC doivent offrir un espace libre accessible à une personne en fauteuil d'au moins 0,80 m x 1,30 m latéralement à la cuvette et en dehors du débattement de la porte. Cet aménagement le permet et offre donc la possibilité à madame X de faire seule ses transferts.

L'entrée des toilettes est facilitée car madame X n'a plus besoin de reculer avec son fauteuil. La superficie de la salle de bains est réduite mais suffisante pour l'accès au fauteuil de madame X.

- **L'équipement proposé (F)**

L'équipement proposé est une porte coulissante qui remplace la porte actuelle pour entrer dans les toilettes.

- **Les justifications du choix d'équipement (G)**

La porte coulissante permet un accès direct aux toilettes. Madame X n'a pas besoin de se rendre au fond du couloir, de faire un demi-tour et de reculer. Madame X n'a plus besoin d'aide humaine pour accéder au WC. Son autonomie est assurée, sa pudeur respectée.

La porte coulissante rend l'entrée et la sortie des toilettes plus facile pour son époux car il n'y a pas de poignée à manipuler et d'effort de « traction » à effectuer.

D'autres justifications en lien avec les caractéristiques du modèle de porte coulissante choisie permettent d'argumenter le choix de l'équipement pour madame et monsieur X.

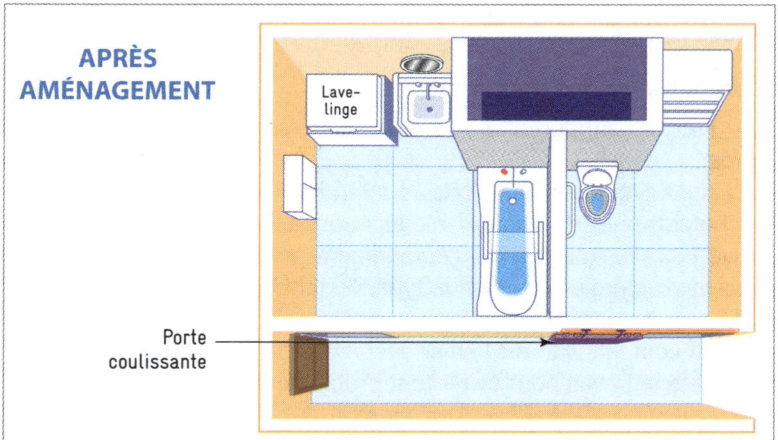

Fig. 2 Le plan de la salle de bains et des toilettes de madame et monsieur X après aménagement et installation d'un équipement (C)

La préparation à l'oral des sous-épreuves (E13 S, E33 S, E13 D, E33 D)

1 Avant l'oral

1.1 La préparation de l'oral

- Noter à l'écrit les points essentiels de son dossier, les informations recueillies lors de la PFMP qui peuvent éclairer le jury au cours de l'oral.
- Préparer une introduction, un plan, un développement, une conclusion en lien avec le dossier.
- S'entraîner à parler durant le temps imparti : répéter son exposé, se chronométrer pour s'assurer que le temps fixé est respecté.
- Apprendre à gérer son stress : contrôler sa respiration …

1.2 La préparation de l'entretien

- Maîtriser le contenu de son dossier.
- Connaître la signification des verbes des consignes (voir pp. 10 à 13) pour répondre précisément aux questions du jury durant l'entretien et aux questions de savoirs associés.
- Maîtriser le vocabulaire professionnel, les connaissances en lien avec la sous-épreuve pour justifier et approfondir les éléments présents dans le dossier, par exemple le projet d'accompagnement (E13 D et S), les étapes de la conduite d'une action d'éducation à la santé (E33 S), les notions d'aménagement et d'équipement d'un espace (E33 D)…
- Préparer les savoirs associés en lien avec la sous-épreuve et le dossier.
- S'intéresser à l'actualité, aux notions en lien avec la sous-épreuve, par exemple les campagnes de promotion de la santé pour l'épreuve E33 (S) …

1.3 La préparation des supports

- Construire des supports visuels de qualité, sans fautes, en quantité adaptée.
- S'entraîner avec les supports construits, par exemple montrer une photographie de l'action d'éducation à la santé pour la sous-épreuve E33 (S), zoomer sur l'équipement proposé pour justifier son choix avec l'aide d'un logiciel de type SketchUp pour la sous-épreuve E33 (D) …
- Vérifier la compatibilité du fichier avec celle de l'ordinateur sur lequel sera projeté le travail pour éviter tout problème technique le jour J.

2 Pendant l'oral

2.1 Le contenu de l'oral

- Se présenter.
- Structurer son intervention avec une introduction, un plan annoncé
- et suivi.
- Soigner les transitions entre les différentes parties pour que le jury
- suive facilement l'enchaînement des idées.
- S'appuyer sur ses connaissances, son dossier, son vécu en PFMP …
- Argumenter ses réponses de façon claire.
- Ne pas lire ses notes.
- Respecter la discrétion professionnelle.
- Ne pas porter de jugement personnel sur l'usager.
- Faire répéter si la question n'est pas comprise.

2.2 La posture

- Se tenir droit : ne pas être avachi(e).
- Avoir une attitude ferme, dynamique, à l'écoute.
- Regarder tous les membres du jury.
- Ne pas tourner le dos au jury.

2.3 La voix et l'expression

- Parler fort, articuler, adopter un débit adapté, avoir un ton direct.
- Varier son intonation afin de rythmer son intervention.
- Surveiller ses tics de langage : « euh », « alors », « bon » …
- Utiliser du vocabulaire professionnel et non approximatif ou familier.
- Ne pas couper la parole aux membres du jury.

2.4 Les mimiques

Faire attention aux expressions du visage, aux mouvements, aux regards…

2.5 La tenue vestimentaire

Porter une tenue soignée, propre et adaptée (maquillage discret).

2.6 Les supports

- Utiliser éventuellement un (ou des) support(s).
- Montrer les supports à tous les membres du jury, les exploiter.

3 À la fin de l'oral

- Conclure efficacement.
- Remercier le jury de son écoute.
- Prendre congé.

1 L'organisation générale du corps humain

Mémoriser

1 L'organisation structurale du corps humain

Le corps humain comprend plusieurs niveaux d'organisation structurale.

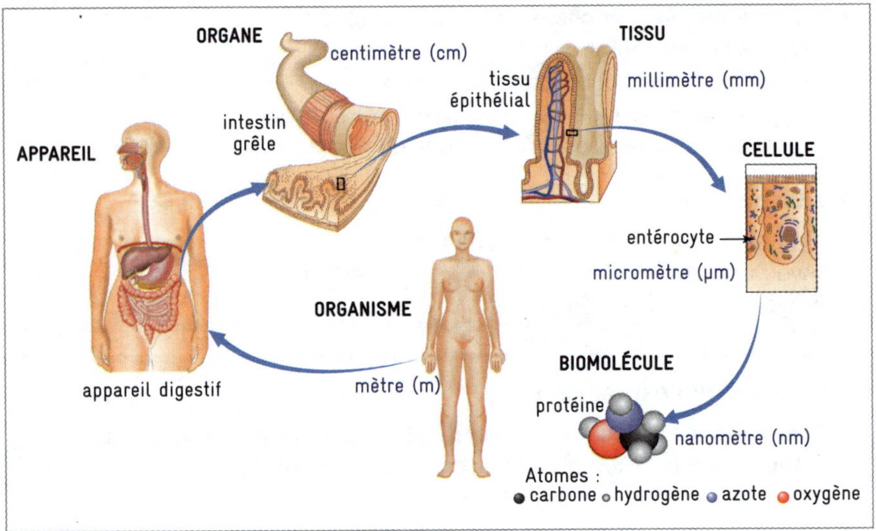

Fig. 1 Les niveaux d'organisation structurale du corps humain

- **Le corps humain** est un organisme vivant constitué d'un ensemble de systèmes et d'appareils qui sont en relation permanente.
- **Un système, ou un appareil,** est l'association d'organes qui travaillent conjointement pour accomplir une même fonction.
- **Un organe** est une unité anatomique identifiable (par exemple, l'estomac). C'est une structure composée d'au moins deux tissus différents, destinée à accomplir une fonction spécifique.
- **Un tissu** est constitué de cellules semblables qui assurent un rôle spécifique. L'épithélium de la peau joue par exemple un rôle de protection.
- **Une cellule** est la plus petite structure vivante de l'organisme. Elle est composée de biomolécules.
- **Les biomolécules** nécessaires à la cellule sont apportées par le sang (dioxygène) ou élaborées par la cellule elle-même (protéines). Les biomolécules sont des assemblages d'atomes.
- **Les atomes** caractéristiques de la matière vivante sont : le carbone, l'hydrogène, l'oxygène et l'azote. D'autres atomes, comme le calcium ou le soufre, entrent dans la composition du corps humain.

2 L'organisation fonctionnelle du corps humain

Le corps humain est un organisme vivant, constitué d'un assemblage de systèmes et d'appareils qui sont en relation permanente tout en ayant des fonctions spécifiques. Le corps humain assure les fonctions de nutrition, de relation, de reproduction et de maintien de l'intégrité de l'organisme.

La fonction de relation

Elle met l'organisme en contact avec l'environnement. Elle est assurée par le système nerveux, l'appareil locomoteur et les organes des sens.

La fonction de nutrition

Elle assure la croissance et l'entretien de l'organisme. Elle a besoin d'une coopération efficace entre différents appareils pour le maintien de la vie :
– l'appareil digestif apporte les nutriments au milieu intérieur ;
– l'appareil respiratoire apporte le dioxygène ;
– l'appareil circulatoire distribue les nutriments et le dioxygène aux cellules ;
– l'appareil urinaire purifie le sang en éliminant les déchets cellulaires.

La fonction de reproduction

Assurée par l'appareil génital, elle permet la transmission de la vie et la perpétuation de l'espèce.

La fonction de maintien de l'intégrité de l'organisme

Elle permet à l'organisme de se maintenir en bonne santé en luttant contre les agressions extérieures et en régulant le travail des appareils entre eux. Elle est assurée par le système immunitaire et le système endocrinien.

3 Le maintien de la vie

Pour se maintenir en vie, l'organisme a besoin de nutriments, d'eau, de dioxygène, et d'une température interne quasi constante. Il doit aussi garder un milieu interne stable.

- **Les nutriments** et l'eau proviennent essentiellement des aliments et des liquides ingérés.
- **Le dioxygène** est apporté au cours de la respiration. Il est indispensable à la vie cellulaire.
- **La température corporelle** doit être maintenue aux environs de 37 °C. En effet, cette température est adaptée aux réactions biochimiques cellulaires.
- **L'équilibre du milieu intérieur** de l'organisme est appelé **l'homéostasie**. Tous les appareils et les systèmes participent à l'homéostasie. Le milieu intérieur est constitué du liquide interstitiel, ou lymphe interstitielle, qui permet les échanges entre les cellules et les liquides circulants dans les vaisseaux le plasma sanguin et la lymphe canalisée.

2 La cellule

Mémoriser

La cellule est la plus petite unité vivante de l'organisme.

1 La structure et l'activité de la cellule

Les cellules ont presque toutes la même organisation : elles possèdent un noyau qui baigne dans un liquide, le cytoplasme, et sont délimitées par une membrane plasmique. L'activité cellulaire permet le maintien de la vie.

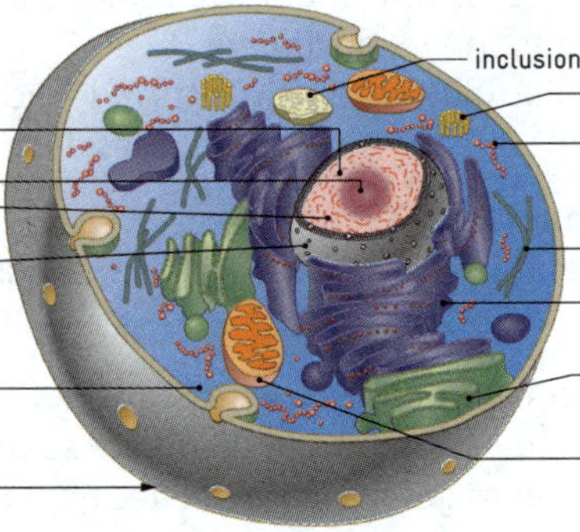

Fig. 1 L'ultrastructure de la cellule

1.1 La membrane plasmique

La structure de la membrane plasmique

La membrane plasmique délimite la cellule. Elle est formée de **deux couches de phospholipides** renfermant des protéines, parfois associées à des chaînes glucidiques.

Les fonctions de la membrane plasmique

La membrane plasmique protège la cellule. Des protéines identifient les messages chimiques, les hormones ou les neurotransmetteurs.

La membrane plasmique permet le passage de substances pour que la cellule puisse se nourrir et rejeter les molécules synthétisées et ses déchets.

Les échanges membranaires

Ils dépendent de la nature et de la taille des molécules. **Le transport passif** concerne **l'eau et de petites molécules** qui diffusent ou sont transportées par des protéines formant des canaux à travers la membrane.

Le transport actif nécessite de l'énergie (ATP), il concerne des ions, des acides aminés, **les molécules les plus grosses** forment des poches, nommées vésicules, pour entrer (endocytose) ou sortir (exocytose) de la cellule.

1.2 Le cytoplasme

La composition du cytoplasme

Il est composé d'un liquide gélatineux, le cytosol, dans lequel se trouvent les éléments du cytosquelette et les organites.

- **Le cytosol** est un milieu riche en solutés dissous, tels que des sels et des sucres, et en inclusions de réserves (lipides, glycogène).
- **Le cytosquelette** est responsable de la forme de la cellule et participe aussi à son activité. C'est un réseau très dense de filaments protéiques : des microfilaments, des microtubules et deux centrioles.
- **Les organites** sont des compartiments assurant des fonctions spécifiques.

Le rôle du cytoplasme

Le cytoplasme est le siège de nombreuses réactions chimiques :
– les ribosomes participent à la synthèse des protéines ;
– le réticulum endoplasmique est le lieu de transport des protéines ;
– l'appareil de Golgi stocke et modifie les protéines selon leur destination ;
– les mitochondries sont le siège de la respiration cellulaire. Elles fournissent l'énergie nécessaire au métabolisme sous forme d'ATP à partir du glucose.

1.3 Le noyau

La structure du noyau

La structure du noyau change au cours de la vie de la cellule. Durant l'activité cellulaire, il est limité par une **membrane nucléaire** perforée de pores qui permettent les échanges avec le cytoplasme.

Le noyau contient un gel, le **nucléoplasme**, dans lequel baignent de fins filaments d'un complexe ADN-protéines, la **chromatine**, et un (ou deux) **nucléole(s)**, site(s) d'élaboration des futurs ribosomes.

Le rôle du noyau

Le noyau assure la régulation de l'activité cellulaire et gère la reproduction des cellules pour permettre la croissance chez l'enfant et le renouvellement cellulaire chez l'adulte. Pour cela, le noyau détient des informations spécifiques, qui portent le nom d'**information génétique**.

1.4 L'activité cellulaire

Au cours de leur vie, les cellules suivent un cycle composé de deux périodes.

- **L'interphase** est caractérisée par une forte activité (se nourrir, fabriquer des molécules, rejeter des déchets...), par la croissance cellulaire et par la préparation à se reproduire au cours de laquelle s'effectue entre autres la **réplication de l'ADN**. La réplication est un processus de copie de la molécule d'ADN. Elle aboutit à un double stock d'ADN. La réplication a lieu avant chaque division.
- **La mitose**, est la période de la reproduction de la cellule.

2 L'information génétique

L'information génétique est détenue par la **chromatine** contenue dans le noyau et constituée de **molécules d'ADN** nouées autour de protéines, **les histones.**
Au cours de l'interphase (entre deux mitoses), cet ensemble moléculaire s'enroule, se condense et forme des bâtonnets caractéristiques : **les chromosomes.**

2.1 Les chromosomes

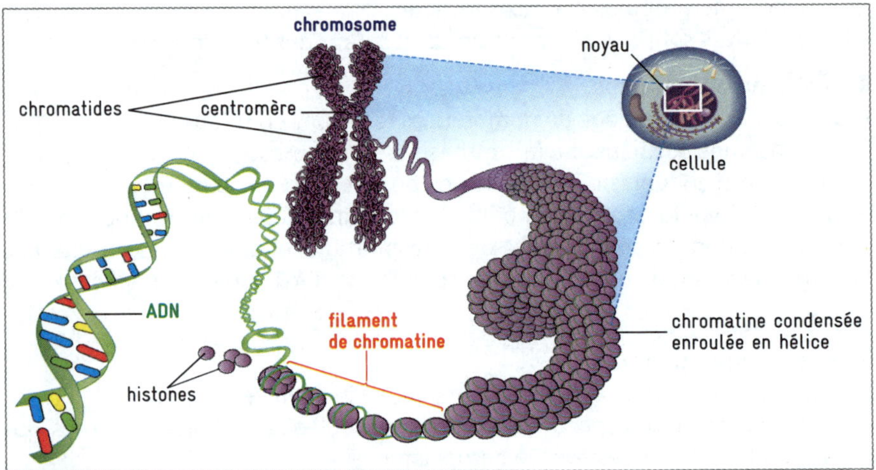

Fig. 2 La structure d'un chromosome

- Les chromosomes sont les **supports de l'hérédité**, c'est-à-dire ce qui nous est transmis par nos parents biologiques.
- **Un chromosome** est constitué de deux **chromatides (brins d'ADN parallèles)** reliées entre elles par un **centromère.**
- Chez l'Homme, le noyau de chaque cellule possède 46 chromosomes, soit **23 paires de chromosomes**, dont :

– 22 paires de chromosomes homologues (identiques deux à deux) non sexuels appelés **autosomes** ;
– 1 paire de chromosomes sexuels, les **gonosomes**, homologues chez la femme, appelés XX, et différents chez l'homme, appelés XY.

2.2 Le caryotype

- Le caryotype est la représentation photographique des chromosomes. Les chromosomes sont classés par paire d'homologues selon leur taille et la position de leur centromère.
- Le caryotype indique le nombre et la structure des chromosomes et permet ainsi de dépister des anomalies chromosomiques (trisomie 21).
- Le caryotype est réalisé à partir d'un prélèvement de cellules du sang, de moelle osseuse ou de liquide amniotique.

3 La mitose

La mitose est la période de la vie cellulaire pendant laquelle la cellule se reproduit. Elle transmet l'information génétique spécifique d'une cellule mère possédant 23 paires de chromosomes à deux cellules filles identiques à 23 paires de chromosomes chacune. La mitose fabrique les cellules nécessaires à la croissance et à la réparation des tissus.

3.1 La prophase

La chromatine se condense et s'enroule pour former un chromosome visible (les chromatides). L'enveloppe nucléaire disparaît. Les centrioles forment un réseau.

3.2 La métaphase

Les chromosomes s'alignent et forment la plaque équatoriale. Un fuseau de microtubules issus des centrioles se met en place entre les deux pôles.

3.3 L'anaphase

Les chromatides d'un même chromosome se divisent et se déplacent en deux groupes identiques vers les pôles de la cellule. À chaque pôle se forme un jeu complet de 46 chromosomes.

3.4 La télophase

Les chromosomes se décondensent et reconstituent la chromatide. Les deux cellules filles identiques apparaissent.

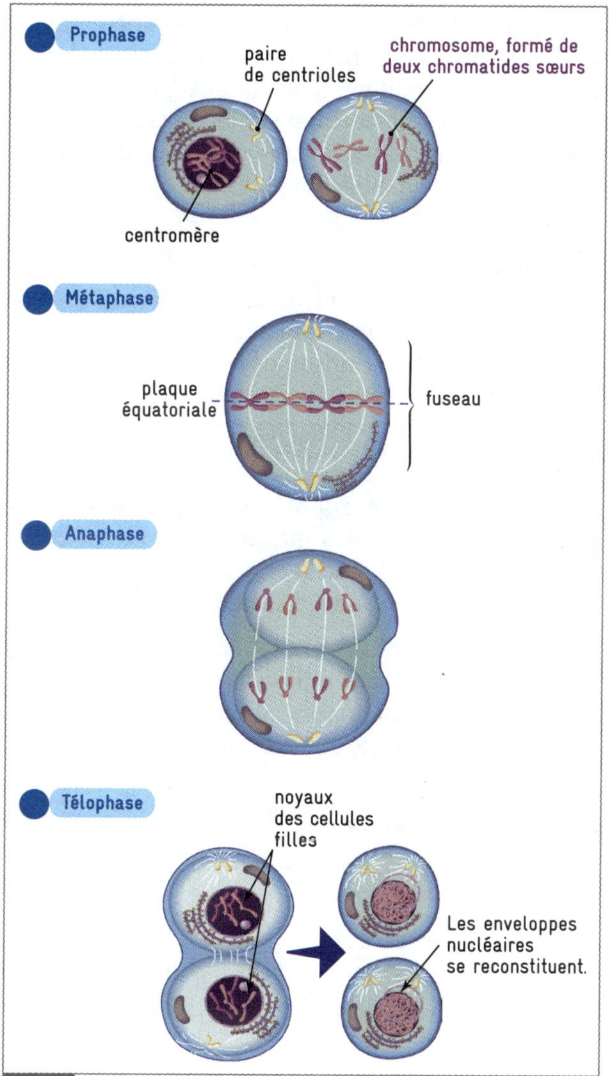

Fig. 3 Les différentes étapes de la mitose

3 Les maladies génétiques

Mémoriser

1 Le vocabulaire de la génétique

1.1 Le gène

- **Un gène** est une unité biologique de l'hérédité situé sur un chromosome. Il est une portion d'ADN qui porte une information génétique. Il détermine un caractère héréditaire (couleur des yeux, forme du nez, groupe sanguin...). Chaque chromosome contient de nombreux gènes.
- **Le génotype** est le patrimoine génétique d'une personne, c'est-à-dire la totalité des gènes d'un individu (plus de 25 000).

1.2 Les allèles

La définition

Les allèles représentent l'état des caractères portés par les gènes.
Chaque gène existe en deux exemplaires, portés par les deux chromosomes appariés appelés **chromosomes homologues**. L'un des gènes provient du père, l'autre de la mère donc il peut y avoir deux allèles identiques ou différents. Ils interagissent pour donner une caractéristique de l'individu (yeux bleus, nez droit...).

Une personne homozygote et une personne hétérozygote

Lorsque les deux allèles qui déterminent un caractère sont identiques, la personne est dite **homozygote** pour ce caractère. Si les deux allèles sont différents, la personne est dite **hétérozygote** pour ce caractère.

L'allèle dominant et l'allèle récessif

Si les deux allèles sont différents et s'expriment tous les deux, ils portent le nom **d'allèles codominants.** Si les deux allèles sont différents et qu'un seul s'exprime, il est appelé **allèle dominant**, l'autre porte le nom d'**allèle récessif**.

1.3 L'hérédité

L'hérédité autosomique

Elle comprend les caractères portés par les chromosomes autosomes, c'est-à-dire non sexuels.

L'hérédité liée au sexe

Elle est transmise par les gènes portés par les chromosomes sexuels, les gonosomes (XX, pour les filles ou XY pour les garçons).

2 Les maladies génétiques et les maladies héréditaires

2.1 Les maladies génétiques héréditaires

Les maladies génétiques héréditaires sont dues à des gènes défectueux transmis à la descendance par les gamètes (cellules sexuelles).

Les maladies héréditaires autosomiques

Les maladies génétiques causées par un gène modifié (muté), porté par les chromosomes autosomes sont appelées **maladies génétiques autosomiques.**

Elles sont dites **dominantes** si un seul allèle modifié suffit pour que la maladie se manifeste, comme le syndrome de Marfan, maladie rare (troubles squelettiques, cardiaques...).

Elles sont dites **récessives** lorsque la mutation des deux allèles est nécessaire pour transmettre la maladie (drépanocytose, phénylcétonurie).

Les maladies génétiques liées au sexe

Les maladies génétiques liées au sexe sont des maladies génétiques transmises par un gène porté par les chromosomes sexuels.

2.2 Les maladies génétiques non héréditaires

Les maladies génétiques non héréditaires sont dues à des mutations affectant des gènes dans des cellules de l'organisme qui ne participent pas à la reproduction sexuée. C'est le cas de certaines maladies cancéreuses.

3 Les diagnostics anténatal et néonatal

3.1 Le diagnostic anténatal et le diagnostic néonatal

Le diagnostic anténatal

Il est pratiqué chez la femme enceinte lorsqu'un risque de maladie génétique existe (femme de plus de 38 ans ou antécédents familiaux). Parmi les techniques utilisées, l'échographie du fœtus, le monitoring et l'amniocentèse sont les plus connues.

Le diagnostic néonatal

C'est un dépistage systématique pratiqué chez tous les nouveau-nés lors du premier bilan de santé. Il a pour objectif de déceler et traiter précocement des maladies d'origine génétique : la phénylcétonurie, l'hypothyroïdie congénitale, l'hyperplasie congénitale des surrénales, la drépanocytose et la mucoviscidose.

3.2 Le conseil génétique

Le conseil génétique est une consultation spécialisée pendant laquelle un médecin généticien évalue le risque pour un couple de transmettre une maladie génétique à sa descendance.

4 Le cancer

Mémoriser

Le cancer est une prolifération cellulaire anormale appelée aussi tumeur maligne.

1 La cellule cancéreuse

Le processus normal de division cellulaire

Dans un tissu sain, les cellules ne se divisent que sur ordre des cellules environnantes, ordre relayé par des protéines intracellulaires, qui elles-mêmes activent des gènes. Les cellules cancéreuses échappent à ce contrôle.

Le processus de division d'une cellule cancéreuse

La cellule cancéreuse se caractérise par des **mitoses incontrôlées**, des anomalies dans toute la cellule. La tumeur survient en raison de l'accumulation de **transformations (mutations) de certains gènes.**

La cellule se multiplie, perd les caractéristiques du tissu d'origine, détruit le tissu sain. Des cellules cancéreuses peuvent alors envahir d'autres tissus, elles portent le nom de **métastases**.

2 Les étapes de diffusion des cellules tumorales

① **La modification génétique d'une cellule** : des gènes responsables de la mitose sont modifiés : ils mutent.

② **La prolifération de cellules anormales, l'hyperplasie** : les cellules mutées se multiplient rapidement. Une nouvelle mutation a lieu.

③ **L'accumulation de mutation, la dysplasie** : les mutations continuent, les cellules prolifèrent vite.

④ **La multiplication des cellules tumorales, le cancer primaire** : les cellules tumorales ont un aspect de plus en plus éloigné du tissu normal.

⑤ **Le cancer invasif** : des cellules se détachent du site initial, gagnent le sang et sont transportées vers d'autres tissus où elles se fixent. Ce sont des métastases.

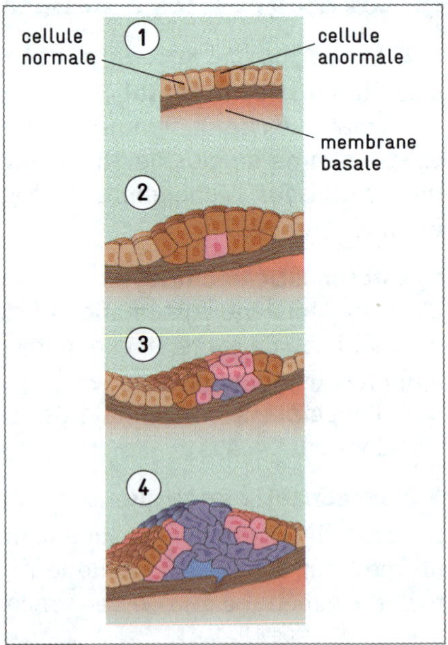

Fig. 1 L'évolution du cancer : les 4 premières étapes

3 Les principaux traitements proposés

3.1 La chirurgie

La chirurgie est un traitement qui consiste à extraire la tumeur. Elle est souvent suivie d'un traitement de radiothérapie ou de chimiothérapie.

3.2 La radiothérapie

La radiothérapie est un traitement aux rayons X ou par d'autres rayons. Ce traitement détruit les cellules cancéreuses ou bloque leur reproduction. La radiothérapie bénéficie des progrès de l'imagerie médicale pour mieux cibler les cellules à détruire.

3.3 La chimiothérapie

La chimiothérapie est un traitement médicamenteux par voie intraveineuse ou par voie orale qui a un effet cytotoxiques (tue les cellules). Ce traitement a aussi des effets secondaires importants (nausées, vomissements, pertes des cheveux) parce que la chimiothérapie agit aussi sur certaines cellules saines.

3.4 L'hormonothérapie

L'hormonothérapie consiste à bloquer les hormones qui stimulent la prolifération des cellules cancéreuses impliquées dans certains cancers (cancer du sein et de la prostate...).

4 Les causes et la prévention de certains cancers

4.1 Des causes identifiées

Toutes les causes de cancer ne sont pas encore connues, cependant certaines sont identifiées.

- Certaines causes clairement identifiées concernent le comportement : le tabac en premier lieu, la consommation d'alcool, l'alimentation, la sédentarité, l'exposition aux rayons ultraviolets du soleil...
- D'autres causes identifiées concernent l'environnement : pollution atmosphérique, exposition à des agents chimiques (pesticides...).
- Des causes sont propres à chaque individu : l'âge, le sexe, les facteurs génétiques.

4.2 La prévention

La prévention repose sur l'hygiène de vie (consommation alimentaire, activité physique), la préservation individuelle et collective de la qualité de l'environnement et le dépistage pour certains cancers : cancer du sein, cancer du côlon, cancer du col de l'utérus.

5 Les tissus

1 La définition

Un tissu est un ensemble de cellules semblables qui réalisent une fonction commune dans un organe. Il existe quatre groupes de tissus : le tissu épithélial, le tissu conjonctif, le tissu musculaire et le tissu nerveux.

2 Les tissus épithéliaux

2.1 Les caractéristiques des tissus épithéliaux

- Les tissus épithéliaux recouvrent la surface de l'organisme et tapissent les cavités internes.
- Les tissus épithéliaux sont constitués de cellules jointives fortement liées entre elles qui reposent sur une membrane basale.
- Les tissus épithéliaux ne contiennent pas de vaisseaux sanguins, mais sont nourris par le tissu conjonctif sous-jacent.
- Les tissus épithéliaux se renouvellent rapidement.
- Les tissus épithéliaux, en étant à l'interface du milieu extérieur et du milieu intérieur remplissent les fonctions de protection, d'absorption, de filtration et de sécrétion.

Les tissus de revêtement et les tissus glandulaires sont les deux types de tissus épithéliaux.

2.2 Les tissus de revêtement

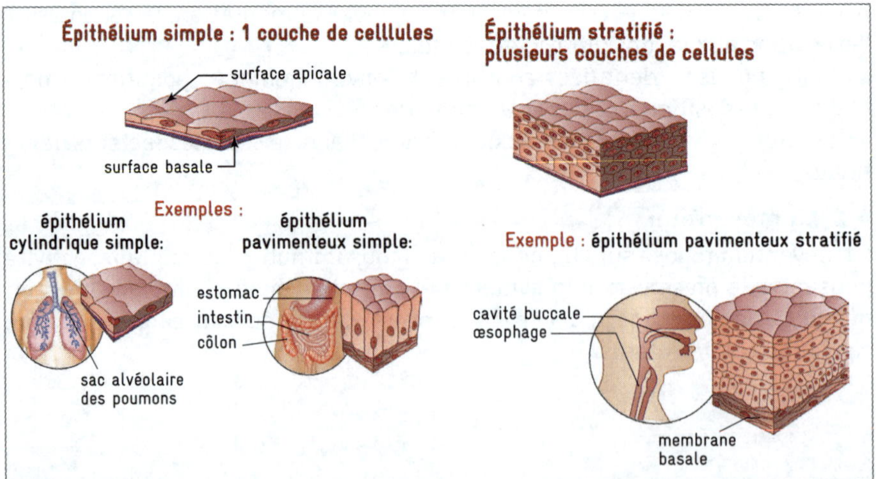

Fig. 1 Les différents épithéliums : les épithéliums simples et les épithéliums stratifiés.

Les épithéliums simples

Les épithéliums simples, constitués d'une seule couche de cellules, recouvrent les cavités internes. Ils sont associés à des cellules glandulaires. Ils ont une fonction d'absorption, de sécrétion ou de filtration.

Les épithéliums stratifiés

Les épithéliums stratifiés, constitués de plusieurs couches de cellules, sont résistants et assurent une fonction de protection. Ils forment la couche superficielle de la peau.

2.3 Les tissus glandulaires

Les tissus glandulaires sont spécialisés dans la fonction de sécrétion.
Une glande est constituée d'une ou de plusieurs cellules qui élaborent et rejettent (sécrètent) un produit particulier, appelé sécrétion.
On distingue trois types de glandes :
– **Les glandes exocrines** déversent leurs sécrétions à la surface du corps ou dans une cavité corporelle (appareil digestif, appareil respiratoire...).

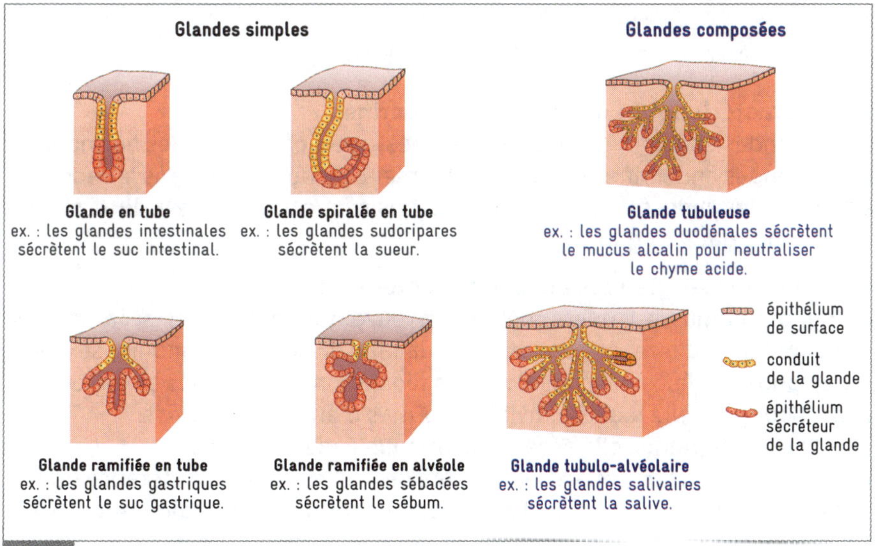

Fig. 2 Les différentes glandes exocrines

– **Les glandes endocrines** sont les organes du système endocrinien. Les glandes endocrines sont aussi appelées **glandes à sécrétion interne**. Elles sont disséminées dans l'organisme. Elles appartiennent pour la plupart aux tissus épithéliaux. Leurs sécrétions sont les **hormones**.
– **Les glandes mixtes** sont à la fois endocrines et exocrines, par exemple : le pancréas possède des tissus endocrines, les îlots de Langerhans qui sécrètent des hormones, et des tissus exocrines qui sécrètent le suc pancréatique (suc digestif) dans le canal pancréatique.

2.4 Les glandes endocrines

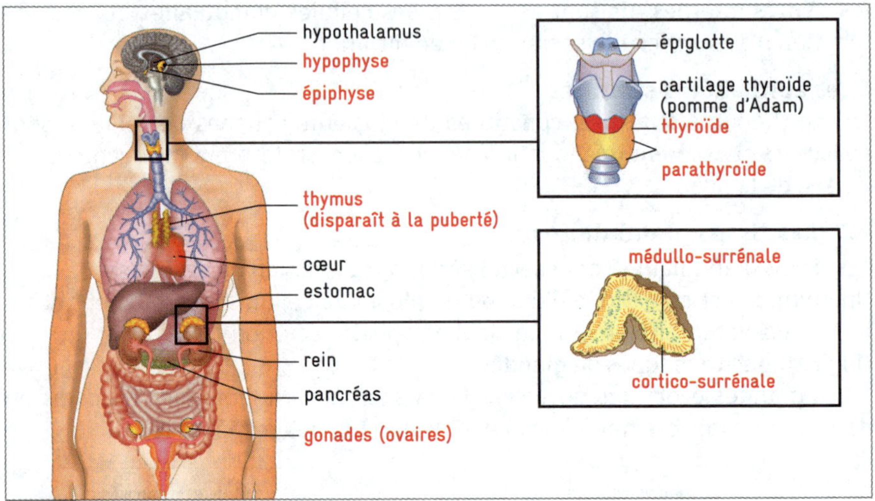

Fig. 3 La répartition des glandes endocrines dans l'organisme

Les caractéristiques des glandes endocrines

- Les glandes endocrines sécrètent des messagers chimiques, **les hormones**.
- Les glandes endocrines libèrent directement les hormones dans le sang.
- Les glandes endocrines sont très vascularisées, ce qui facilite la diffusion des hormones dans l'organisme.

Les différentes glandes endocrines et leur rôle

- **L'hypothalamus** est une structure nerveuse qui contrôle les sécrétions de l'hypophyse, la température du corps, la faim, la soif et la conduite sexuelle.
- **L'épiphyse** : elle est responsable de la régulation des rythmes biologiques.
- **L'hypophyse** : elle règle l'activité des autres glandes endocrines.
- **La glande thyroïde** : elle accélère le métabolisme cellulaire.
- **Les glandes parathyroïdes** : au nombre de 4, elles règlent le métabolisme du calcium et du phosphore par l'intermédiaire de l'hormone **calcitonine**.
- **Les glandes surrénales** : au nombre de 2, elles aident l'organisme à résister au stress (hormone **cortisol**), régulent la concentration en sels minéraux (hormone **aldostérone**) et participent au contrôle du taux de glucose sanguin.
- **Le pancréas** : il participe au contrôle du taux de glucose dans le sang grâce à **l'insuline et au glucagon**.
- **Les gonades** : les testicules (2) chez l'homme et ovaires (2) chez la femme, contrôlent le développement sexuel et la production des cellules sexuelles (**testostérone** chez l'homme, **œstrogène et progestérone** chez la femme).
- **Les reins, le cœur ou l'estomac** : en plus de leur fonction propre, ils sécrètent aussi des hormones.

3 Les tissus conjonctifs

3.1 Les caractéristiques

Les tissus conjonctifs sont des **tissus internes** de l'organisme.

Les tissus conjonctifs sont formés de **cellules dispersées** dans une substance, **la matrice**.

Ils assurent un rôle de transport, de soutien et d'isolation des organes.

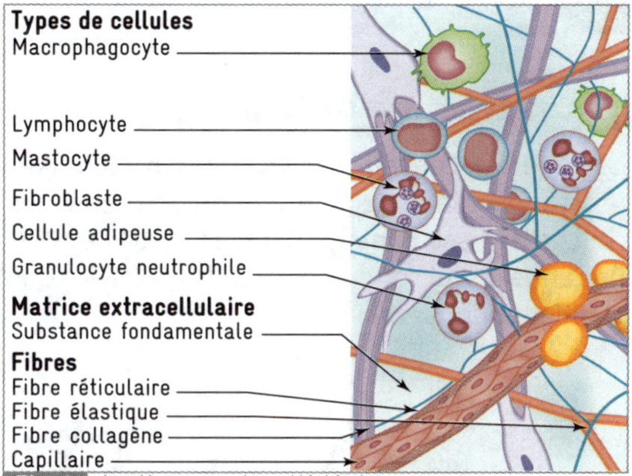

Fig. 4 Le tissu conjonctif lâche

Des cellules spécifiques

Les cellules sont spécifiques à chaque classe de tissu conjonctif.

Leur rôle est de sécréter et d'entretenir la matrice. Des cellules immunitaires et des cellules adipeuses (riches en graisse) sont aussi présentes.

La matrice

La matrice est composée d'une substance fondamentale, renfermant de l'eau, des substances dissoutes et des fibres protéiques (fibres de collagène, fibres élastiques et fibres réticulées). Elle est parcourue par des vaisseaux sanguins et des nerfs. Elle assure la consistance du tissu et diffuse les nutriments des vaisseaux sanguins vers les cellules et les tissus épithéliaux adjacents.

3.2 Les différentes classes

La classification des tissus conjonctifs repose sur la proportion des trois composants : substance fondamentale, fibres, cellules. Selon leur composition, ils ont une consistance différente.

- **Les tissus conjonctifs lâches** sont souples ; la matrice est constituée d'un gel et de peu de fibres. Exemple : le derme.
- **Les tissus conjonctifs denses** sont fermes. La matrice, peu vascularisée, contient de nombreuses fibres comme les tendons et les ligaments.
- **Le cartilage** est constitué d'une matrice gélatineuse contenant des fibres de collagène et des fibres élastiques. Les cellules portent les noms de **chondroblastes** et de **chondrocytes**. Le cartilage n'est pas vascularisé.
- **Le tissu osseux** est constitué d'une matrice très dure. Des sels minéraux sont à l'origine de sa dureté. Il contient aussi de nombreuses fibres de collagène. Les cellules sont les **ostéoblastes** et les **ostéocytes**. Le tissu osseux est vascularisé.
- **Le tissu sanguin** est composé d'une matrice liquide, **le plasma**, et de cellules mobiles, **les cellules sanguines**. Il circule dans les vaisseaux sanguins.

6 La peau

1 La structure de la peau

La peau est l'enveloppe externe qui recouvre et protège le corps. Souple et résistante, elle est constituée de deux couches : l'épiderme et le derme. Une couche de tissu conjonctif lui est associée : l'hypoderme.
Des annexes lui sont associées : les poils, les ongles, les glandes sébacées et les glandes sudoripares.

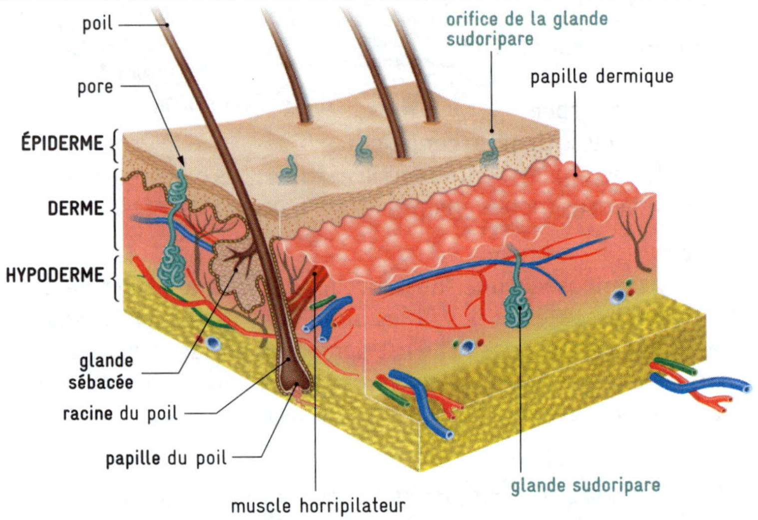

Fig. 1 La coupe de la peau avec ses annexes, un type de phanère : les ongles

1.1 L'épiderme

L'épiderme est la partie externe de la peau. Il est constitué d'un tissu épithélial mince, non vascularisé, qui contient des terminaisons nerveuses. Il est formé de cellules jointives et aplaties, disposées en trois couches.

- **La couche cornée,** couche superficielle, est constituée de cellules mortes qui se détachent sous forme de squames.
- **La couche vivante,** couche intermédiaire, contient trois types de cellules : les kératinocytes synthétisent une protéine protectrice : la kératine ; les mélanocytes sécrètent le pigment responsable de la couleur de la peau, la mélanine ; **les cellules de Langerhans** participent à la défense immunitaire.
- **La couche basale,** la couche la plus profonde, est constituée de cellules qui se multiplient pour régénérer les deux autres couches de l'épiderme.

1.2 Le derme

Situé sous l'épiderme, c'est un tissu conjonctif dense, riche en vaisseaux sanguins et lymphatiques.

- Les cellules qui le constituent, les **fibroblastes**, produisent des fibres de collagène et des fibres d'élastine, conférant à la peau sa souplesse et son élasticité.
- Il renferme les récepteurs sensitifs et des **glandes exocrines** : les glandes sudoripares, les glandes sébacées.
- Les poils y sont implantés.

1.3 L'hypoderme

- L'hypoderme est un tissu sous-cutané, qui sépare la peau des organes.
- L'hypoderme est un tissu conjonctif lâche appelé **tissu adipeux**. Il est formé de cellules riches en graisse, **les adipocytes**.

1.4 Les phanères

Les phanères sont des annexes de la peau. Il s'agit des poils, des cheveux et des ongles. Ils sont essentiellement composés de **kératine**.

Les poils et les cheveux

Les poils et les cheveux sont implantés dans le derme.

Ils sont formés de cellules fortement kératinisées et contenant de la mélanine, qui donne leur couleur.

Le poil est nourri par les vaisseaux sanguins situés dans la **papille** du poil. La base du poil appelée **bulbe pileux** est située dans une structure en forme de sac, le **follicule pileux**.

Les ongles

Les ongles protègent l'extrémité des doigts et des orteils et sont utiles pour la préhension fine.

Ils sont formés de trois parties : une **extrémité libre**, un **corps** et une **racine**, constituée de cellules vivantes qui assurent la croissance continue de l'ongle.

1.5 Les glandes sébacées

Les glandes sébacées sécrètent **le sébum**, une substance grasse qui assouplit et lubrifie la peau et les poils. Le sébum possède une action bactéricide.

La glande sébacée est associée au follicule pileux, ainsi qu'un **muscle arrecteur (horripilateur)**, capable de se contracter sous l'effet du froid ou de la peur en provoquant « la chair de poule ».

1.6 Les glandes sudoripares

Les glandes sudoripares sont des glandes en tube qui s'ouvrent à la surface de la peau par un orifice : **le pore**.

Elles sécrètent **la sueur**, substance salée et acide ayant des propriétés bactéricides et fongicides.

2 Les fonctions de la peau

2.1 La fonction de protection

La peau assure une protection contre les agressions extérieures. Elle constitue une barrière physique, chimique et biologique.

Une barrière physique

La couche cornée, faite de cellules jointives, forme un revêtement imperméable à l'eau et aux micro-organismes ; **les fibres de collagène et d'élastine** donnent à la peau sa souplesse et absorbent les effets des frottements ou des chocs ; **les adipocytes** protègent contre les chocs et le froid.

Une barrière chimique

Le film hydrolipidique acide produit par la sueur et le sébum, limite les agressions chimiques, **la mélanine** protège contre les rayons ultraviolets du soleil.

Une barrière biologique

Le sébum et la sueur luttent contre les micro-organismes grâce à leur propriété microbicide ; **les cellules de Langerhans** combattent les micro-organismes qui ont pénétré le derme.

2.2 La fonction sensitive

La peau est d'une grande sensibilité parce qu'elle contient de nombreux récepteurs sensoriels qui réagissent aux stimuli extérieurs.

- **La sensibilité tactile** (le toucher, la pression, la vibration) est assurée par des **mécanorécepteurs**.
- **La sensibilité thermique** grâce aux **thermorécepteurs** permet de percevoir le chaud et le froid.
- **La sensibilité douloureuse** est perçue par les terminaisons libres des fibres nerveuses sensitives, **les nocicepteurs.**

2.3 La fonction de nutrition

- La peau respire par l'intermédiaire des capillaires sanguins (10 % des échanges), elle absorbe du dioxygène et rejette du dioxyde de carbone. La sueur élimine des substances toxiques (urée, acide lactique...).
- La peau synthétise un précurseur de la vitamine D, nécessaire à la fixation du calcium sur les os. Les cellules adipeuses servent de réserve nutritionnelle.
- La peau absorbe les corps gras (pommades, cosmétiques) et les solutions alcooliques.

2.4 La fonction de régulation thermique

La régulation thermique (maintien de la température interne du corps aux environs de 37° C) est réalisée par **l'évaporation de la sueur** associée à la dilatation des capillaires sanguins ou, au contraire, à leur constriction.

3 Le microbiote de la peau

La peau héberge de nombreux micro-organismes dont l'ensemble s'appelle le **microbiote cutané**. Celui-ci est différent selon les zones corporelles.

Le microbiote résident

Il est non pathogène et permet de résister à la colonisation d'autres micro-organismes. Il est essentiellement composé de bactéries du genre *staphylococcus epidermidis.*

Le microbiote transitoire

Le microbiote transitoire est de passage. Il provient de notre environnement, de nos activités (*Nesseiria, Staphylococcus, Streptococcus, Candida albicans*). Il peut contenir des micro-organismes pathogènes. Il s'élimine facilement par un lavage approprié de la peau.

4 L'évolution de la peau au cours de la vie

La peau du nourrisson et de l'enfant

La peau du nourrisson est fragile : la couche cornée est très fine, perméable aux substances étrangères, aux ultraviolets. La peau s'épaissit au cours de l'enfance. Avec peu de sécrétion de sueur, la thermorégulation est difficile.

La peau de l'adolescent

Les sécrétions des glandes sudoripares et des glandes sébacées s'accentuent sous l'action des hormones. L'acné peut apparaître. L'acné est une inflammation des glandes pilo-sébacées, localisée le plus souvent sur le visage. Il est caractérisé par des papules, des pustules, des comédons.

La peau de la personne âgée

Le processus de renouvellement cellulaire ralentit, la peau s'amincit. **L'atrophie des glandes sébacées** assèche la peau. L'atrophie des glandes sudoripares rend moins efficace la thermorégulation. Les fibres de collagène et d'élastine se détériorent et sont à l'origine des rides.

5 Les signes observables de la peau

Les signes observables de la peau renseignent sur l'état général de santé de l'organisme.

- **La couleur** : pâle, elle peut traduire une anémie, bleue : une cyanose (tissu mal oxygéné), jaune : un ictère (jaunisse).
- **La température de la peau** : chaude elle indique une hyperthermie (fièvre, infection...), froide une hypothermie ou une mauvaise circulation sanguine.
- **L'élasticité** renseigne sur l'état d'hydratation, la peau manque d'élasticité en cas de déshydratation.
- **L'aspect** (présence de vésicule, de boutons...) traduit une infection.

7 Des pathologies de la peau

Mémoriser

1 Les plaies

La définition : **une plaie** se traduit par une déchirure des tissus, un saignement et une douleur. Il existe plusieurs types de plaies : la plaie superficielle, qui atteint l'épiderme ; la plaie profonde, qui atteint le derme ou bien les tissus sous-jacents (muscles).
Les causes : coupure, brûlure, déchirure, intervention chirurgicale.
Les signes cliniques : saignements, douleurs, déchirures des tissus sous-jacents...
Les évolutions possibles : contamination et infection de la plaie.
Les traitements : effectuer le soin rapidement pour une plaie simple c'est-à-dire nettoyer, appliquer un antiseptique et protéger la plaie, vérifier la validité de la vaccination antitétanique. Dans le cas d'une plaie profonde, alerter les secours, ne pas retirer un corps étranger afin d'éviter une hémorragie.

2 Les brûlures

La définition : **une brûlure** est une lésion de la peau provoquée par une **agression thermique** (liquides et solides chauds, vapeurs...) ou par une **agression chimique** (solvants, acides...) ou **électrique**.
Les trois degrés de brûlures : la **brûlure du premier degré** atteint la surface de l épiderme. **La brûlure du 2e degré superficielle** détruit l'épiderme à l'exception de la couche basale. **La brûlure du 2e degré profonde** détruit les couches supérieures du derme. **La brûlure du 3e degré** entraîne la destruction du derme voire des tissus sous-jacents.

3 L'érythème fessier

La définition : **l'érythème fessier** est une irritation douloureuse de la zone de la peau au contact des couches chez les nourrissons et les personnes incontinentes.
Les causes : frottements et agressions chimiques (selles et urines).
Les signes cliniques : rougeur sèche ou luisante de la peau des fesses et des plis de l'aine, avec ou sans lésion.
Une complication possible : infection bactérienne.
Les facteurs favorisants sont nombreux : la chaleur, l'humidité, l'ammoniaque des urines, une poussée dentaire, une diarrhée...
Les mesures préventives et curatives : mettre les fesses du nourrisson à l'air libre, au sec, suivre les protocoles donnés par le pédiatre ou la puéricultrice.

4 Les escarres

La définition : **l'escarre** est une plaie due à une nécrose (mort) des tissus qui sont comprimés.
Le mécanisme d'apparition : les escarres apparaissent aux points d'appui (sacrum, talons), après une immobilisation prolongée. La compression empêche le sang de circuler et donc l'oxygénation des cellules.
La prévention : surveiller les points d'appui, respecter une hygiène rigoureuse, changer régulièrement la personne de position et utiliser du matériel spécifique (coussin, matelas anti-escarres).

5 Des parasitoses de la peau

4.1 La pédiculose du cuir chevelu

La définition : **la pédiculose du cuir chevelu** est l'infestation du cuir chevelu par un insecte parasite de petite taille (2 à 3 mm) : le pou de la tête (*Pediculus humanus*).
Les signes cliniques : des démangeaisons sur le cuir chevelu, la nuque et derrière les oreilles avec la présence visible d'œufs du pou : **les lentes** de couleur blanche.
Une complication possible : surinfection bactérienne (impétigo).
Les modes de transmission : par contact direct avec un sujet infecté ; par contact indirect par le biais d'objets : brosses, bonnets, écharpes.
Les facteurs favorisants : la vie en collectivité (crèches, écoles...).
Les traitements : traitement local (shampooing, lotion), peignage avec un peigne fin en acier, lavage du linge contaminé à 60 °C.
Les moyens de prévention : examiner attentivement la chevelure tous les jours. Attacher les cheveux, éviter les échanges de bonnets et d'écharpes, prévenir l'établissement d'accueil.

4.2 La gale

La définition : **la gale** est une parasitose cutanée par un acarien, le sarcope de la gale (*Sarcoptes scabiei*) qui colonise la couche cornée de l'épiderme.
Les signes cliniques : prurits nocturnes (démangeaisons), présence de sillons de grattage (rougeurs, croûtes), surmontés à leur extrémité par une vésicule perlée. Les espaces interdigitaux, les plis des coudes, les aisselles sont les zones le plus souvent concernées.
Les modes de transmission : par contact en collectivité (crèches, EHPAD...).
Les traitements : traitement local avec un produit acaricide.
Les moyens de prévention : éviter le contact avec la personne infectée, isoler le malade pendant 48 h, renforcer les mesures d'hygiène (lavage des mains, lavage du linge à 60 °C), utiliser un produit acaricide pour les matelas, les fauteuils...

8 L'appareil génital masculin

Mémoriser

1 Les fonctions de l'appareil génital masculin

L'appareil génital masculin remplit trois fonctions : il élabore les cellules reproductrices appelées les spermatozoïdes ; il produit l'hormone sexuelle, la testostérone, et permet l'accouplement.

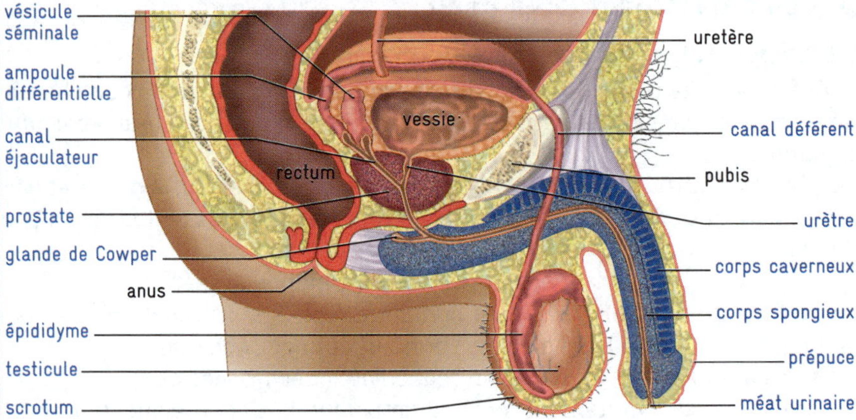

Fig. 1 Vue en coupe de l'appareil génital masculin

2 L'anatomie de l'appareil génital masculin

Il est constitué d'organes externes, les testicules et le pénis, et d'organes internes, les voies génitales et les glandes annexes.

2.1 Les testicules

- **Les deux testicules** sont les glandes sexuelles masculines, appelées aussi les **gonades mâles**.
- Ils sont localisés dans un sac cutané externe appelé **scrotum** ou **bourses**.
- Ce sont des **glandes mixtes** : elles produisent les cellules sexuelles mâles : les spermatozoïdes et l'hormone sexuelle mâle : la testostérone.

2.2 Le pénis ou la verge

- Le pénis est l'organe de la **copulation** (accouplement).
- Sous l'effet de stimulations mécaniques ou émotionnelles, un afflux de sang vers les tissus érectiles du pénis, les **corps caverneux** et **spongieux**, provoque **l'érection**.

2.3 Les voies génitales

Les voies génitales sont formées par des canaux qui collectent les spermatozoïdes et les sécrétions des glandes annexes. Elles assurent la maturation des spermatozoïdes et leur transport jusqu'à l'extérieur de l'organisme.

Les épididymes

Les épididymes sont situés sur chaque testicule dans le scrotum, ils collectent les spermatozoïdes qui finissent alors leur maturation et acquièrent leur mobilité.

Les canaux déférents

Les canaux déférents remontent de chacun des testicules dans la cavité abdominale jusqu'aux **ampoules différentielles,** lieux de stockage des spermatozoïdes.

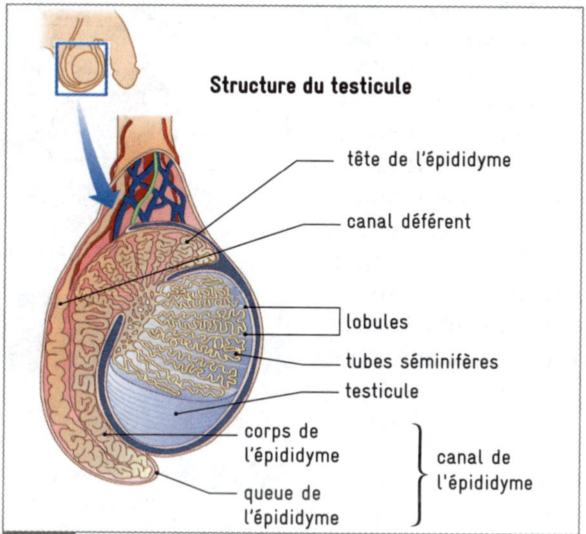

Fig. 2 La structure d'un testicule : les épididymes et les canaux déférents

Les canaux éjaculateurs

Les canaux éjaculateurs prolongent les canaux déférents et rejoignent **l'urètre** au niveau de la **prostate.**

L'urètre

L'urètre est commun à l'appareil génital et à l'appareil urinaire, il évacue l'urine au cours de la miction, ou le sperme au cours de **l'éjaculation.**

2.4 Les glandes annexes

Les deux vésicules séminales

Les deux vésicules séminales sécrètent le liquide séminal, qui est riche en sucre indispensable à la nutrition des spermatozoïdes.
Ce liquide rejoint les spermatozoïdes dans les canaux éjaculateurs au moment de l'éjaculation.

La prostate

La prostate produit le liquide prostatique qui, mélangé au liquide séminal, constitue le sperme.

Les glandes de Cowper

Les glandes de Cowper sécrètent avant chaque éjaculation un liquide alcalin, qui neutralise l'acidité de l'urètre.

3 Les cellules sexuelles masculines

Les testicules élaborent et émettent les cellules sexuelles : les spermatozoïdes.

3.1 La spermatogénèse

La formation des spermatozoïdes débute à la puberté et persiste de façon continue jusqu'à la fin de la vie.

- **Les spermatogonies** sont les cellules souches des spermatozoïdes. Elles se divisent par mitose dans les **tubes séminifères**, pour donner des cellules filles appelées spermatocytes.
- **Les spermatocytes** subissent une méiose et évoluent en spermatides à 23 chromosomes, puis en spermatozoïdes.
- **Les spermatozoïdes** portent chacun des informations génétiques provenant du père, soit 23 chromosomes dont un chromosome sexuel X ou Y.

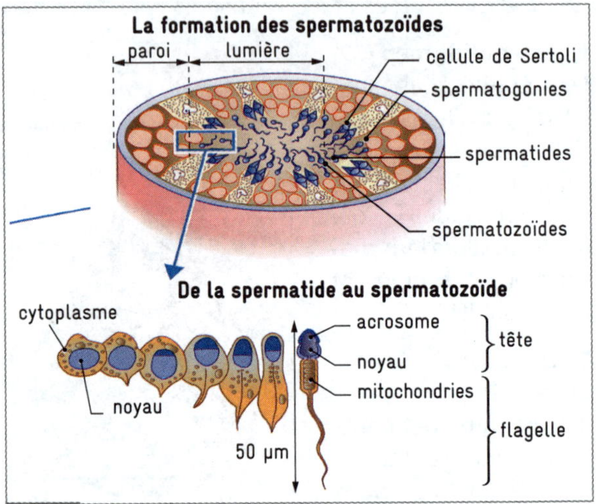

Fig. 3 La schématisation de la spermatogénèse dans un tube séminifère

3.2 La structure des spermatozoïdes

- Les spermatozoïdes sont des **gamètes** (cellules sexuelles) mobiles. Ils ont la capacité de se déplacer dans l'appareil génital féminin, de survivre 72 h et de pénétrer dans l'ovocyte.
- Un spermatozoïde mesure 50 micromètres.
- Il est constitué de trois parties : la tête, la pièce intermédiaire et le flagelle.
- Lors du rapport sexuel, 3 à 4 millilitres de sperme (contenant environ 200 millions de spermatozoïdes) sont éjaculés.

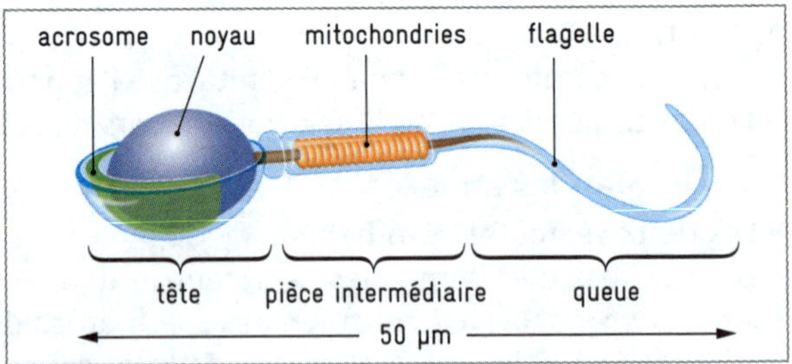

Fig. 4 La structure d'un spermatozoïde

4 Les fonctions de la testostérone

Les testicules produisent l'hormone mâle : la testostérone.

4.1 L'évolution de la sécrétion de testostérone

• **Pendant la période embryonnaire**, la sécrétion de l'hormone sexuelle mâle, la testostérone, permet la descente des testicules dans le scrotum.

• **Pendant l'enfance**, la production de testostérone est très faible.

• **À la puberté**, la testostérone, est sécrétée dans les testicules par les cellules de Leydig. Elle stimule la croissance et est responsable de l'apparition des caractères sexuels secondaires : la pilosité, la musculature, la mue de la voix, le développement du pénis et des testicules.

L'appareil génital est alors en capacité de transmettre la vie ; les caractères sexuels secondaires se développent.

• **À l'âge adulte,** la testostérone entretient l'activité des organes sexuels et contrôle la formation des spermatozoïdes, maintient les caractères sexuels secondaires. La production de testostérone diminue progressivement à partir de 45 ans. C'est le début de **l'andropause**

4.2 Le contrôle de la sécrétion de testostérone

• **La sécrétion de la testostérone** et la production de spermatozoïdes s'effectuent grâce à l'interaction entre l'hypothalamus, l'hypophyse et les testicules.

• **L'hypothalamus et l'hypophyse** contrôlent la sécrétion de la testostérone par l'intermédiaire de trois hormones : la gonadolibérine (Gn-RH), qui stimule la production d'une hormone folliculo-stimulante (FSH) et d'une hormone lutéinisante (LH) par l'hypophyse.

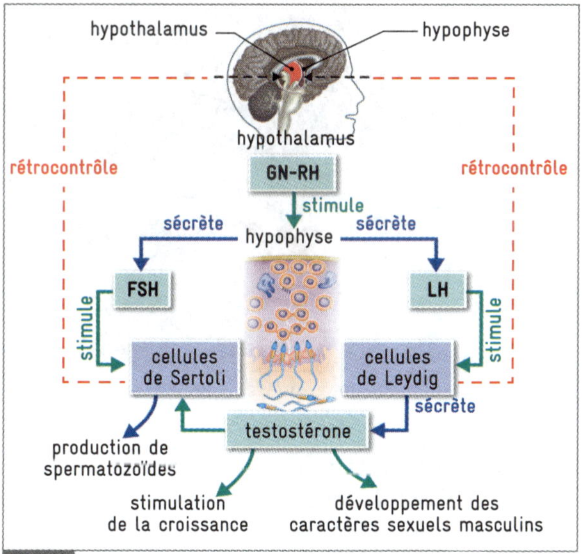

Fig. 5 La régulation de la testostérone

La testostérone agit en retour sur leur système de contrôle : c'est **le phénomène de rétrocontrôle.**

• **L'augmentation de concentration** de testostérone déclenche un rétrocontrôle négatif qui inhibe la sécrétion des trois hormones (Gn-RH, FSH, LH) jusqu'à l'ajustement de la concentration de la testostérone à sa valeur de référence.

9 L'appareil génital féminin

Mémoriser

1 Les fonctions de l'appareil génital féminin

L'appareil génital féminin remplit les fonctions suivantes : il élabore les cellules sexuelles, les ovocytes ; il sécrète les hormones sexuelles (œstrogènes et progestérone) ; il permet l'accouplement ; il assure le développement de l'embryon, puis du fœtus jusqu'à l'accouchement.

2 L'anatomie de l'appareil génital féminin

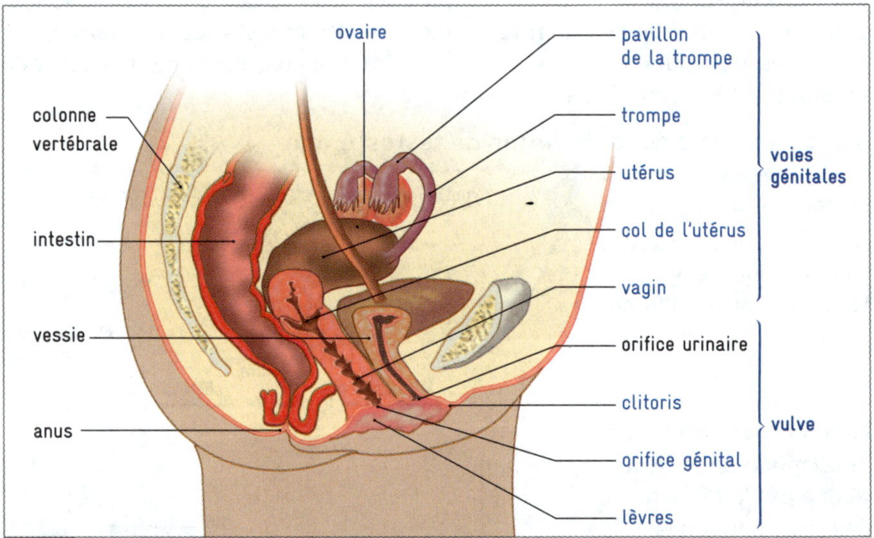

Fig. 1 Vue en coupe de l'appareil génital féminin

L'appareil génital féminin est constitué **d'organes internes** localisés dans la cavité pelvienne (ovaires, trompes, utérus, vagin) et **d'un organe externe** (la vulve).

2.1 Les ovaires

- **Les ovaires** sont les deux glandes sexuelles (gonades) situées dans l'abdomen. Chaque ovaire est coiffé par le pavillon de la trompe qui recueille, à chaque cycle, une cellule sexuelle.
- **Les ovaires** produisent les cellules sexuelles femelles, les **ovocytes II** au cours d'un processus discontinu : **l'ovogenèse**. Ils élaborent aussi des hormones sexuelles : les **œstrogènes** et la **progestérone**.

2.2 Les trompes utérines

Les trompes utérines, ou trompes de Fallope, sont de fins conduits qui assurent la liaison entre un ovaire et l'utérus. C'est le lieu de la fécondation (rencontre entre un gamète mâle et un gamète femelle).

2.3 L'utérus

- **L'utérus** est un organe musculeux et creux en forme de poire renversée, il recueille l'ovocyte fécondé.
- **L'endomètre**, muqueuse épaisse et richement vascularisée, tapisse l'utérus qui reçoit l'embryon lors de la nidation.
- **Le myomètre**, partie musculaire de l'utérus, permet les contractions lors de l'accouchement.
- **Le col de l'utérus** communique avec le vagin. Il sécrète la glaire cervicale dont la consistance varie avec les sécrétions hormonales.

2.4 Le vagin

Le vagin est un tube fibro-musculeux à parois minces et extensibles. Le vagin est l'organe de l'accouplement. Il évacue les règles lors de la phase menstruelle et permet la sortie du bébé au moment de l'accouchement.

2.5 La vulve

- **La vulve** est formée par des replis cutanés, les grandes lèvres et les petites lèvres.
- **Le clitoris** est un petit organe érectile, riche en terminaisons nerveuses ayant un rôle dans la stimulation sexuelle.
- **Les glandes de Bartholin** sécrètent un mucus à l'entrée du vagin qui le lubrifie.

3 L'ovogenèse

- **L'ovogenèse** débute durant la vie embryonnaire : des cellules souches à 46 chromosomes, les **ovogonies**, se transforment en **cellules haploïdes à 23 chromosomes** au cours de la méiose. Ce sont **les ovocytes de premier ordre (ovocyte I)** qui s'entourent de cellules pour former les **follicules primordiaux**.
- **À la naissance**, le stock définitif d'ovocytes I est constitué et restera en dormance jusqu'à la puberté.
- **À la puberté**, les follicules évoluent au cours du **cycle ovarien**, un seul achève sa maturation pour donner un gamète fécondable : **l'ovocyte II**.
- **Le cycle ovarien** constitue la phase de maturation d'un ovocyte I. Ce cycle est sous la dépendance des hormones ovariennes : œstrogènes et progestérone. Ces hormones synchronisent l'activité cyclique des ovaires, de l'utérus et du vagin.

4 Le cycle ovarien

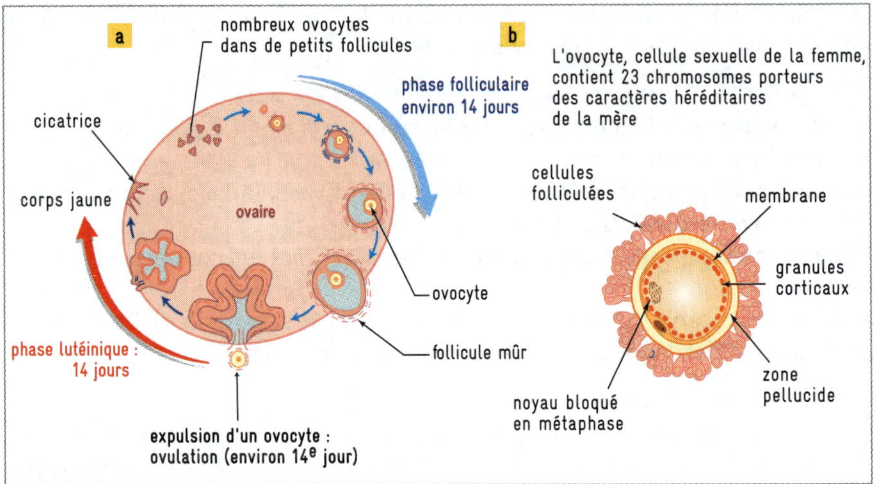

Fig. 2 Le développement d'un follicule (a) dans l'ovaire et la libération d'un ovocyte (b)

4.1 La production des gamètes à partir de la puberté

• **Les ovaires** élaborent de façon cyclique des gamètes femelles, de la puberté à la ménopause. Les modifications qui se produisent dans l'ovaire correspondent au cycle ovarien, d'une durée d'environ 28 jours.

• **Les hormones sexuelles féminines,** produites de façon continue par les ovaires, contrôlent la production des gamètes. Sous l'action de ces hormones, la structure d'un follicule contenu dans un des ovaires évolue pour obtenir un gamète fécondable.

4.2 Les trois phases du cycle ovarien

Le cycle ovarien se divise en trois phases.

1 **La phase folliculaire** dure 14 jours et correspond à la maturation d'un seul follicule sous l'action de l'hormone FSH. En fin de phase, il fait saillie à la surface de l'ovaire et sécrète des œstrogènes.

2 **La phase d'ovulation** se produit le 14e jour du cycle menstruel, un pic de sécrétion d'une hormone hypophysaire, la LH, hormone lutéinisante, provoque la rupture du follicule qui libère l'ovocyte II.

L'ovocyte II, cellule sexuelle à 23 chromosomes (dont un chromosome sexuel X), possède une durée de vie de 24 h. Il est capté par le pavillon de la trompe.

3 **La phase lutéinique** dure 14 jours. Le follicule se transforme en corps jaune qui sécrète la progestérone et les œstrogènes.

S'il n'y a pas de fécondation, le corps jaune régresse, les taux d'hormones chutent, et entraînent la desquamation de l'endomètre dans l'utérus. Les **règles** apparaissent.

5 Les cycles utérin et vaginal

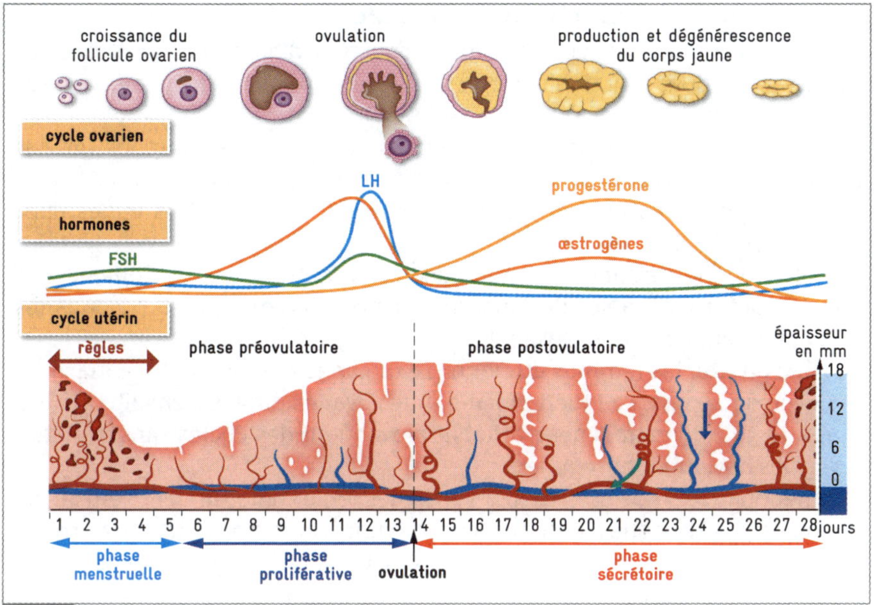

Fig. 3 La synchronisation des cycles sous l'influence des hormones

5.1 Le cycle utérin

Le cycle utérin, ou cycle menstruel, correspond à différentes transformations subies chaque mois par l'endomètre.

1 **La phase menstruelle** : le premier jour du cycle coïncide avec le premier jour des règles. Le taux d'hormones est bas. L'endomètre se desquame, provoquant des saignements pendant trois à cinq jours.

2 **La phase proliférative** dure du 6e au 14e jour : l'endomètre se reconstitue sous l'influence d'un taux élevé d'œstrogènes. La glaire cervicale est épaisse et visqueuse, elle rend difficile la montée des spermatozoïdes dans le col utérin.

3 **L'ovulation est** la libération d'un ovocyte II, elle est déclenchée sous l'influence de la LH. La glaire cervicale, sous l'influence des œstrogènes est abondante, translucide, fluide et filante. Elle facilite la montée des spermatozoïdes dans le col de l'utérus.

4 **La phase sécrétoire** dure du 15e au 28e jour. Sous influence hormonale, l'endomètre se prépare à recevoir l'embryon et s'épaissit. La glaire cervicale est épaisse et visqueuse. S'il n'y a pas de fécondation, les règles apparaissent, elles marquent le début d'un nouveau cycle.

5.2 Le cycle vaginal

La muqueuse vaginale est sensible aux œstrogènes. Le cycle vaginal se caractérise par un renouvellement peu marqué de l'épithélium en fin de cycle.

6 Les hormones féminines et leur contrôle

6.1 L'évolution des sécrétions hormonales

• **Pendant l'enfance**, il n'y a pas de production d'hormones sexuelles. Les ovaires ne sont pas fonctionnels et les caractères sexuels secondaires ne sont pas développés.

• **À la puberté,** la sécrétion par l'hypothalamus de Gn-RH (hormone gonadolibérine) permet une libération des hormones hypophysaires : LH et FSH. Le cycle des sécrétions hormonales se stabilise, et les premières règles apparaissent vers l'âge de 11 ans.

• **Les œstrogènes** assurent la croissance et la maturation des organes génitaux. Ils sont responsables de l'apparition des caractères sexuels secondaires : développement des seins, de la pilosité, et élargissement du bassin.

• **À l'âge adulte,** les femmes atteignent leur capacité reproductrice maximale vers l'âge de 20 ans. Le fonctionnement des ovaires diminue ensuite au fil du temps. Le taux d'œstrogènes s'affaiblit provoquant des cycles sans ovulation. Les cycles deviennent irréguliers.

• **La ménopause** se caractérise par l'arrêt des règles. Elle survient vers 50 ans. La baisse d'œstrogènes entraîne des modifications physiologiques importantes : atrophie des organes reproducteurs, perte de la masse osseuse, amincissement de la peau.

6.2 Le contrôle des sécrétions hormonales

• **L'hypophyse** sécrète les hormones FSH et LH qui agissent sur le fonctionnement hormonal des ovaires (œstrogènes et progestérone).

• **L'hypothalamus** contrôle les sécrétions hypophysaires par l'intermédiaire de l'hormone gonadolibérine Gn-RH.

• **Les hormones ovariennes** agissent en retour (phénomène de rétrocontrôle) sur leur système de commande. Les œstrogènes et la progestérone interviennent chacune de manière spécifique au cours du cycle.

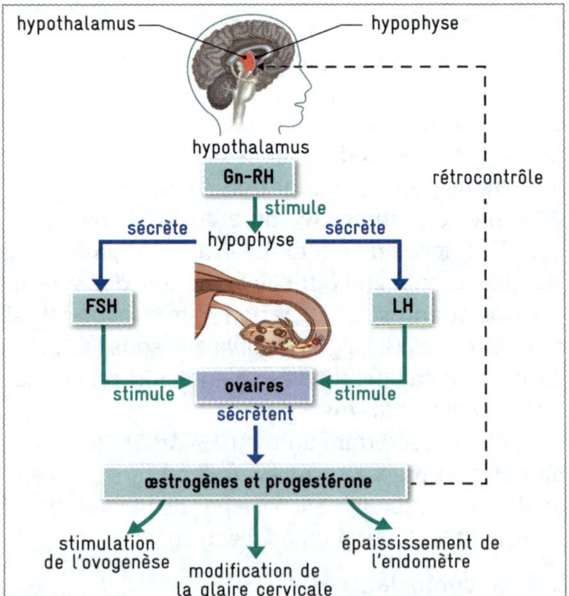

Fig. 4 La régulation des cycles sexuels

10 Les infections sexuellement transmissibles (IST)

Mémoriser

1 Les caractéristiques des IST

• **Les infections sexuellement transmissibles (IST)** sont les infections qui se transmettent essentiellement lors de contacts sexuels et pour certaines par du sang contaminé (hépatite B, sida).

• **Des micro-organismes :** bactéries, champignons et virus sont responsables des IST.

• **La plupart des IST** peuvent être soignées.

• **La prévention des IST** passe par l'information, l'usage de préservatifs masculins ou féminins, la réalisation de tests de dépistage, le respect d'un traitement précoce dès le moindre signe suspect.

2 Les infections d'origine bactérienne

2.1 La gonococcie, la syphilis et l'infection à *Chlamydia trachomatis*

Ce sont des IST d'origine bactérienne qui se transmettent par voie sexuelle. L'infection à *Chlamydia* est la plus répandue parce qu'elle est asymptomatique.

2.2 Les conséquences

Ce sont, pour la gonococcie et l'infection à *Chlamydia,* un risque de stérilité et de transmission fœto-maternelle ; pour la syphilis les conséquences à long terme sont des atteintes cardiaques ou neurologiques graves.

3 Les infections d'origine virale

3.1 Le syndrome de l'immunodéficience acquise (sida)

Le sida, dû au VIH, l'hépatite B (VHB), l'infection à papillomavirus (HPV) du col utérin, les condylomes (HPV), se transmettent par le contact sexuel ou le sang contaminé (VIH, VHB).

3.2 Les conséquences

• **La séropositivité au sida** indique la présence d'anticorps spécifique au VIH dans le sang. À ce stade, il n'y pas de maladie déclarée mais la personne est contagieuse et peut transmettre le sida. L'évolution conduit au stade de **sida déclaré**, la maladie se développe, l'organisme sans défense est exposé aux maladies opportunistes.

• **Le VHB** se multiplie dans les cellules du foie provoquant un ictère, les complications sont une évolution vers une cirrhose ou un **cancer du foie**.

• **Les papillomavirus à haut risque** sont des facteurs du cancer du col de l'utérus.

11 La reproduction

S Mémoriser

1 La fécondation

La fécondation résulte de la fusion d'un spermatozoïde et d'un ovocyte. Pour que la fécondation soit possible, il faut que le rapport sexuel ait lieu dans la période, qui s'étend de 72 h avant l'ovulation et jusqu'à 24 h après.

1.1 La rencontre des gamètes

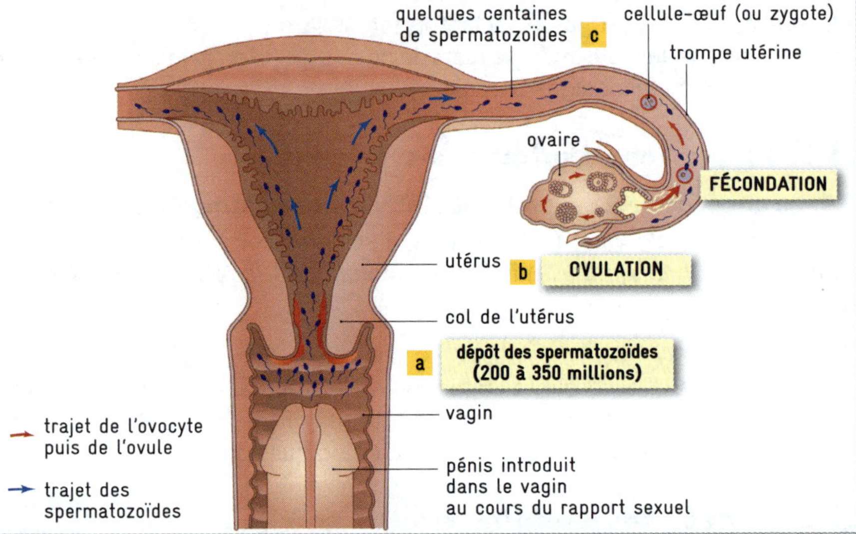

Fig. 1 Le trajet des spermatozoïdes dans les voies génitales féminines

- **Les spermatozoïdes** introduits dans le vagin remontent les voies génitales féminines. En période ovulatoire, la glaire cervicale fluide et abondante facilite la progression des spermatozoïdes qui atteignent la partie supérieure d'une trompe où s'effectue la rencontre avec l'ovocyte.
- **L'ovocyte** libéré lors de l'ovulation progresse dans la trompe à la rencontre des spermatozoïdes.

1.2 La formation de la cellule-œuf

- **Un seul spermatozoïde** se fixe sur la membrane et pénètre à l'intérieur de l'ovocyte. Les noyaux des gamètes fusionnent. C'est **la fécondation**.
- **La cellule-œuf** formée est appelée **zygote**. C'est une cellule diploïde, c'est-à-dire à 23 paires de chromosomes : 23 chromosomes provenant du père, 23 chromosomes provenant de la mère.

2 Le début de la grossesse

La grossesse, dite **gestation**, s'étend entre les dernières menstruations et l'accouchement. D'une durée de 280 jours, la gestation entraîne de nombreuses modifications physiologiques.

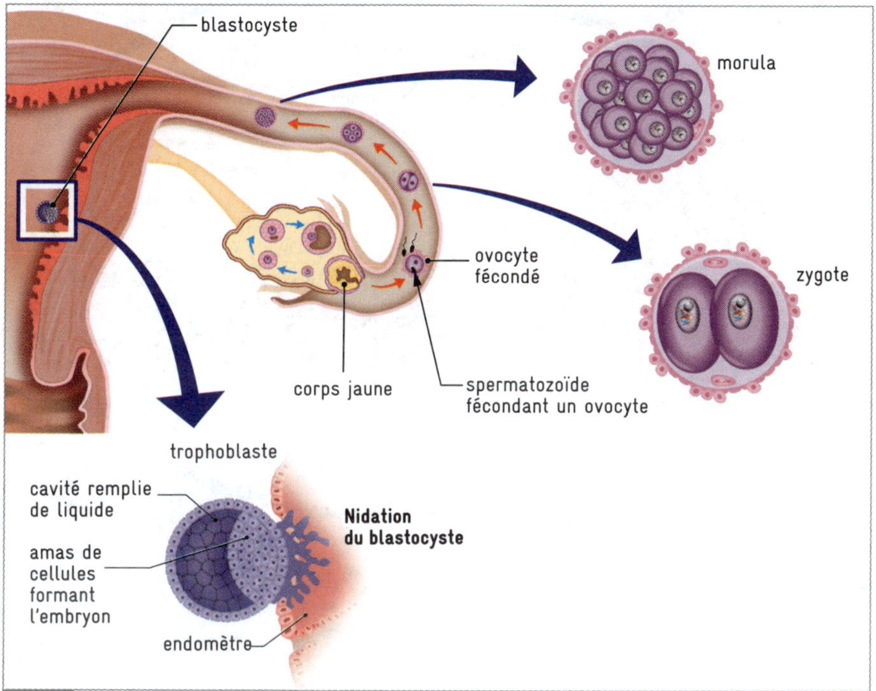

Fig. 2 De la fécondation à la nidation

2.1 La segmentation et la migration

Le zygote, ou cellule-œuf se déplace vers l'utérus : c'est la migration. Au cours de ce trajet, une série de divisions cellulaires, appelée **segmentation**, se produit. Il s'agit de mitoses, qui donnent des cellules diploïdes possédant les mêmes informations génétiques que la cellule-œuf.
La segmentation aboutit à la formation d'une structure multicellulaire, le **blastocyste**. Quatre à cinq jours après l'ovulation, le blastocyste flotte dans l'utérus avant de s'y fixer.

2.2 La nidation

Le blastocyste s'implante au 7e jour dans la paroi utérine à partir des cellules superficielles du blastocyste, appelées **trophoblaste**. C'est **la nidation**.
Après la nidation, des échanges se développent entre la muqueuse utérine et les cellules issues du blastocyste appelées **cellules embryonnaires**.

3 Le développement de l'embryon et du fœtus

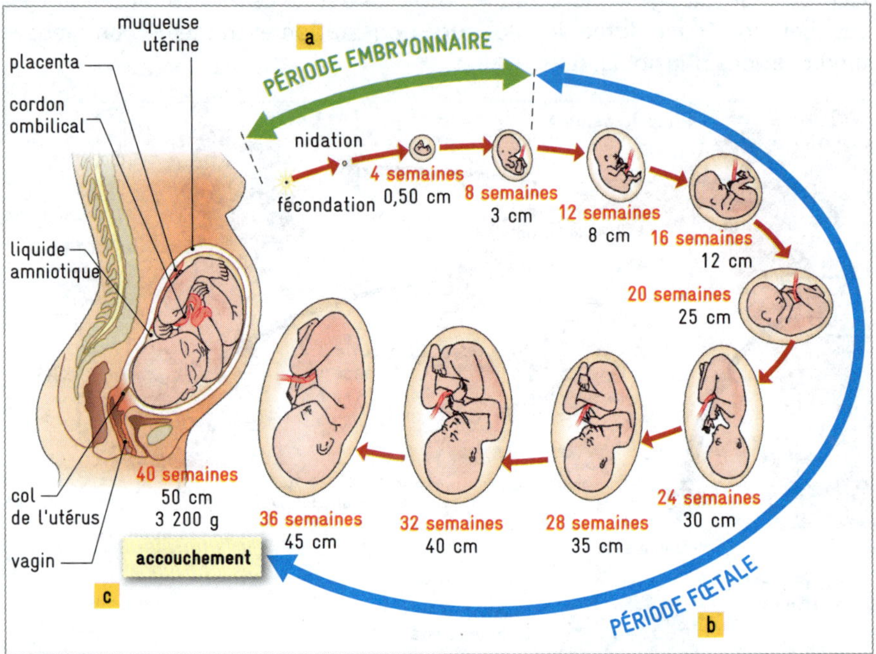

Fig. 3 Le développement de l'utérus et du fœtus au cours de la gestation

3.1 La période embryonnaire

- **La période embryonnaire** dure environ 8 semaines (Fig 3.a). Les principaux systèmes (le système nerveux et le système cardiovasculaire) s'élaborent.
- Parallèlement au développement de l'embryon, des structures annexes se mettent en place. Ce sont le placenta et la poche amniotique. À la fin de cette période, l'embryon prend le nom de fœtus.
- Le blastocyste, puis le placenta, produisent l'hormone *gonadotrophine chorionique humaine* (HCG), qui agit sur l'ovaire. Sous l'action de la HCG, le corps jaune continue, pendant plusieurs semaines, de sécréter de la progestérone et des œstrogènes, utiles au maintien de la grossesse.

3.2 La période fœtale

- **La période fœtale** s'étend de la 9e à la 40e semaine (jusqu'à l'accouchement) (Fig 3.b).
- Les tissus et les organes se spécialisent. Une fois en place, leur croissance est rapide : à 12 semaines tous les organes sont en place ; à 16 semaines le visage a une apparence humaine ; de la 30e à la 40e semaine, la croissance est importante ; à terme, le fœtus mesure environ 50 centimètres et pèse en moyenne 3,3 kilogrammes (Fig 3.c).

4 Le placenta

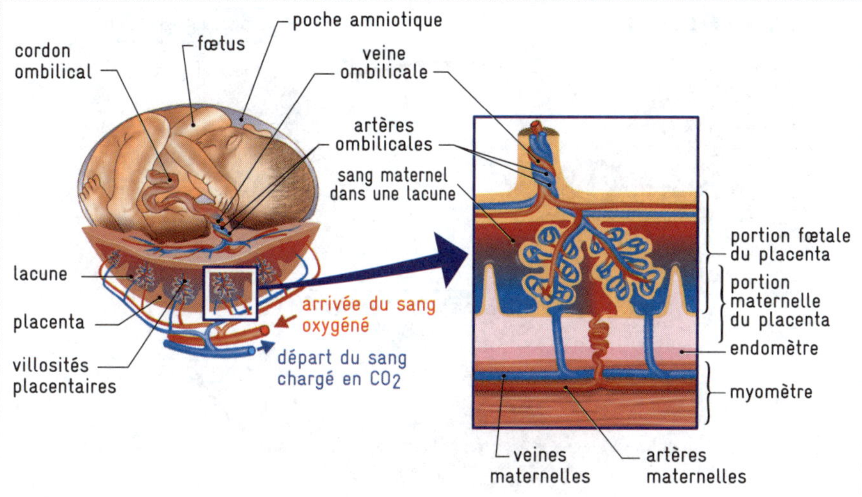

Fig. 4 Le placenta et le fœtus

Le placenta est un organe temporaire d'échanges sélectifs entre le sang maternel et le sang fœtal.

4.1 La formation du placenta

Le placenta est constitué à partir des cellules superficielles du blastocyste (trophoblaste) et de l'endomètre maternel.

- **Les cellules du trophoblaste** entourant l'embryon se ramifient et forment les villosités placentaires. Celles-ci sont situées dans les lacunes, remplies de sang maternel riche en dioxygène et en nutriments.
- **Le cordon ombilical** prolonge le placenta et relie la mère au fœtus. Il est constitué de deux artères et d'une veine.
- **Le placenta**, après quelques semaines, prend le relais du corps jaune et élabore les œstrogènes et la progestérone tout en maintenant la sécrétion de l'HCG (gonadotrophine chorionique humaine). Ces trois hormones participent au maintien de la grossesse. Le dosage sanguin de l'HCG permet la détection et la surveillance de la grossesse.

4.2 Les fonctions du placenta et de la poche amniotique

- **Les fonctions du placenta** sont multiples : nutrition, respiration, excrétion des déchets et sécrétion d'hormones. Malgré son rôle sélectif et protecteur contre la plupart des micro-organismes, le placenta laisse passer certaines substances toxiques telles que l'alcool, la nicotine et certains médicaments, ce qui justifie de respecter certaines règles d'hygiène pendant la grossesse.
- **La poche amniotique** dans laquelle baigne l'embryon, puis le fœtus, leur assure une protection thermique et mécanique.

5 L'accouchement

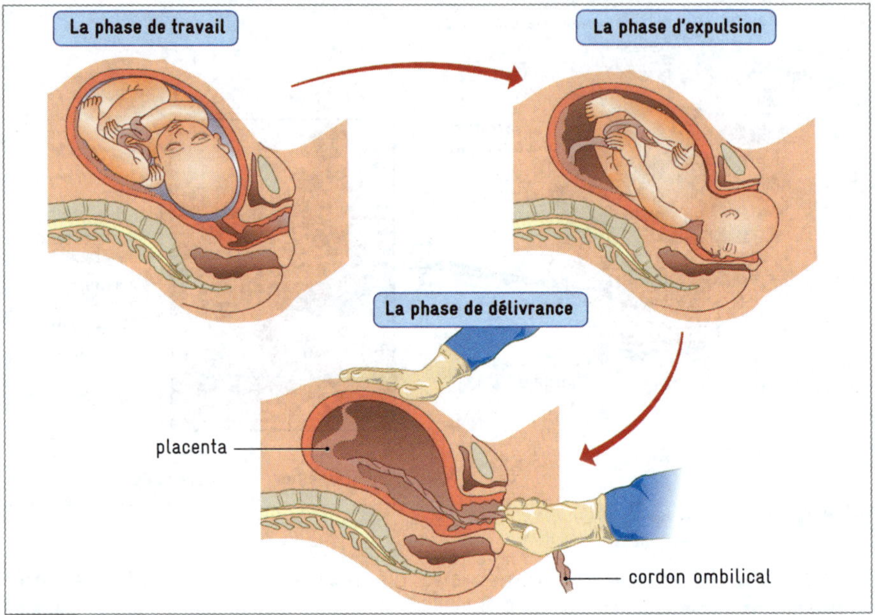

Fig. 5 Les trois phases de l'accouchement

L'accouchement se produit après 40 semaines de gestation. Le placenta vieillit, provoquant une baisse de sécrétions hormonales placentaires, ce qui déclenche des contractions utérines.
L'accouchement se déroule en trois phases.

La phase de travail

Elle dure plusieurs heures, pendant lesquelles les **contractions**, d'abord **irrégulières**, augmentent en intensité et en fréquence pour devenir ensuite régulières (une par minute). Les contractions entraînent la **dilatation du col** utérin en 15 à 20 h.

La phase d'expulsion

Elle correspond à la **naissance du nouveau-né**.
Quand la dilatation du col atteint 10 centimètres, le fœtus s'engage dans le bassin et pivote. Le bébé est expulsé en moins d'une heure grâce aux **contractions volontaires des muscles abdominaux maternels**.
Le cordon ombilical est sectionné par le médecin accoucheur : le fœtus devient un nouveau-né.

La phase de délivrance

Elle se produit 20 à 30 minutes après l'accouchement. Des contractions permettent de détacher le placenta de la paroi utérine.

6 Les glandes mammaires et la lactation

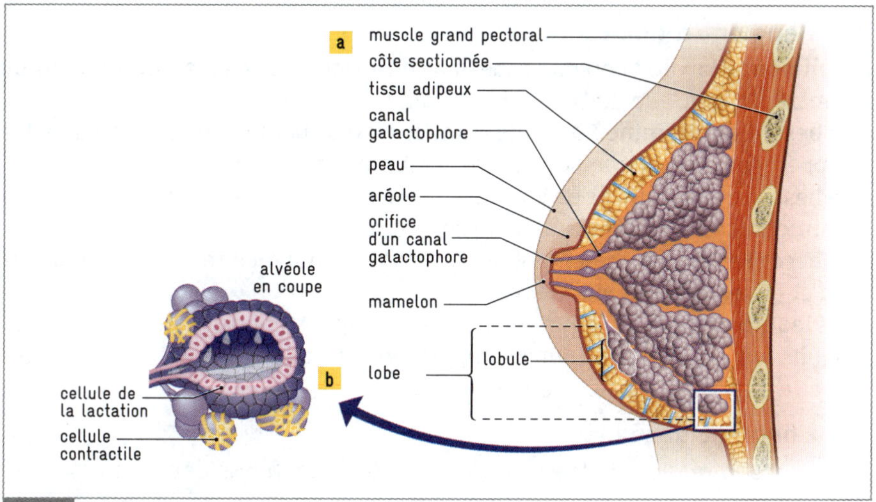

Fig. 6 La structure d'un sein (a) et le lobule d'une glande mammaire (b)

6.1 La structure d'un sein et la glande mammaire

• **Chaque sein** est situé devant les muscles pectoraux. **L'aréole**, au centre du sein, forme un disque de peau pigmenté. De grosses glandes sébacées assurent la lubrification du mamelon au cours de l'allaitement.

• **Le mamelon** forme une protubérance au centre de l'aréole. À sa surface émergent, par des pores, les canaux excréteurs du lait, appelés **les canaux galactophores ou lactifères**.

• La structure interne de chaque sein est composée d'une glande mammaire.

• **La glande mammaire** est une glande exocrine formée de 15 à 20 lobes dont la fonction est de produire du lait pour alimenter le nourrisson.

Chaque lobe est entouré de tissu adipeux et conjonctif fibreux. Les ligaments suspenseurs du sein le relient au tissu musculaire sous-jacent et à la peau.

Un lobe se décompose en lobules, qui renferment les unités fonctionnelles : **les alvéoles glandulaires** productrices de lait. Les conduits galactophores conduisent le lait des alvéoles au mamelon.

6.2 La lactation

• **La lactation** débute à la fin de la grossesse par la production d'un liquide jaunâtre, **le colostrum**. Après l'accouchement, le colostrum est remplacé progressivement par le **lait maternel**, grâce à la succion du mamelon par le bébé.

• **La succion** déclenche la production d'hormones hypothalamo-hypophysaires, la **prolactine et l'ocytocine**, à l'origine de la sécrétion et de l'éjection du lait maternel hors des mamelons.

7 L'hygiène de vie au cours de la grossesse

7.1 L'hygiène alimentaire

- **L'alimentation** doit couvrir les besoins nutritionnels de la femme et du futur enfant. Pour cela, elle doit être variée, saine et équilibrée.
- **Le besoin en vitamine B9** (acide folique) est augmenté pour permettre le développement du système nerveux de l'embryon et la croissance cellulaire.
- **Le besoin en calcium et en vitamine D** est aussi important pour permettre la construction et la minéralisation du squelette.
- **Le besoin en fer** est également plus important pour faciliter l'oxygénation du sang et éviter une anémie à la mère.
- Les légumes verts, les légumineuses, le foie apportent de la vitamine B9. Les produits laitiers sont des sources importantes de calcium, la viande rouge qui doit être bien cuite est riche en fer.

7.2 L'hygiène de vie

Toute consommation de tabac, d'alcool ou de stupéfiants doit être proscrite. Une activité physique douce et régulière est conseillée. Il faut privilégier le repos aux transports inutiles et prévoir un temps de sommeil plus long.

7.3 L'hygiène bucco-dentaire

Les modifications physiologiques entraînent souvent des risques accrus de caries dentaires et de gingivites. Il faut renforcer le brossage des dents et consulter un chirurgien-dentiste au début de la grossesse.

8 La toxoplasmose congénitale

La toxoplasmose congénitale est une maladie infectieuse du fœtus. Le micro-organisme responsable est un protozoaire parasite de certains animaux, le toxoplasme : *Toxoplasma gondii.*

Le toxoplasme contamine la mère et traverse la barrière placentaire.

Le risque de transmission de la mère à l'enfant est rare au cours du premier trimestre mais les conséquences sont graves : malformations cardiaques, neurologiques, oculaires. Lorsque l'infection se produit après le troisième mois de grossesse, les conséquences sont moins sévères (inflammation de la rétine par exemple).

Les modes de transmissions : aliments contaminés, selles de chats.

La prévention passe par des règles d'hygiène strictes : renforcer le lavage des légumes, viandes très cuites, éviter la manipulation de crudités souillées par la terre, confier le nettoyage de la litière du chat à une personne de son entourage.

Un test sérologique effectué en début de grossesse permet de savoir si la femme enceinte est immunisée contre ce micro-organisme et ainsi d'adapter les mesures de prévention nécessaires.

12 La contraception

Mémoriser

1 Les définitions

Les méthodes contraceptives sont des procédés utilisés afin de rendre les rapports sexuels non fécondants.
La contragestion agit après la fécondation en empêchant le futur embryon de s'implanter dans l'utérus de la femme.

2 Les différentes méthodes

Les contraceptifs locaux

Les contraceptifs locaux s'opposent à la rencontre des spermatozoïdes et de l'ovocyte ou altèrent les gamètes et les détruisent.
Les contraceptifs locaux sont les suivants : le **préservatif masculin** : étui souple qui se pose sur le pénis en érection, non réutilisable ; le **préservatif féminin** : gaine cylindrique qui s'introduit dans le vagin, à usage unique ; **le diaphragme** ou cape cervicale : dispositif recouvrant le col de l'utérus, réutilisable ; les **spermicides** : gel, crèmes ou éponges, introduits avant le rapport sexuel pour détruire les spermatozoïdes.

Les contraceptifs hormonaux

Les contraceptifs hormonaux délivrent des hormones de synthèse (œstrogènes et progestérone ou progestérone seule) qui bloquent l'ovulation et/ou modifient l'endomètre et la glaire cervicale.
Les contraceptifs hormonaux sont les suivants : **la pilule** ou contraceptif oral : comprimé (prise journalière) ; **le patch contraceptif** : timbre à coller soi-même sur la peau ; **l'anneau vaginal** : anneau souple inséré au fond du vagin ; **l'implant contraceptif** : petit bâtonnet inséré sous la peau.

Le stérilet ou dispositif intra-utérin

- **Le stérilet ou dispositif intra-utérin (DIU)** est un support en forme de T introduit par un médecin au fond de l'utérus.
- **Le stérilet au cuivre** empêche la nidation et tue les spermatozoïdes. **Le stérilet hormonal** épaissit la glaire cervicale qui rend difficile le passage des spermatozoïdes et il modifie aussi l'endomètre, empêchant l'implantation de l'embryon.

La contraception d'urgence

La contraception d'urgence permet d'éviter une grossesse, soit par la prise de **la pilule du lendemain** dans les 12 h suivant le rapport non protégé, soit par la **pose d'un DIU** dans les 5 jours.

13 L'appareil cardio-vasculaire

Mémoriser

1 Les fonctions de l'appareil cardio-vasculaire

L'appareil cardio-vasculaire assure la **distribution du sang** dans l'organisme. Il joue un **rôle de transport** des gaz respiratoires, des nutriments, des hormones et des déchets des tissus.

2 L'organisation de l'appareil cardio-vasculaire

- **L'appareil cardio-vasculaire**, est composé du cœur et des vaisseaux sanguins : artères et veines.
- **Le cœur, muscle creux**, assure la propulsion du sang dans les artères, qui irriguent les tissus.
- **Les veines** ramènent le sang des tissus jusqu'au cœur.

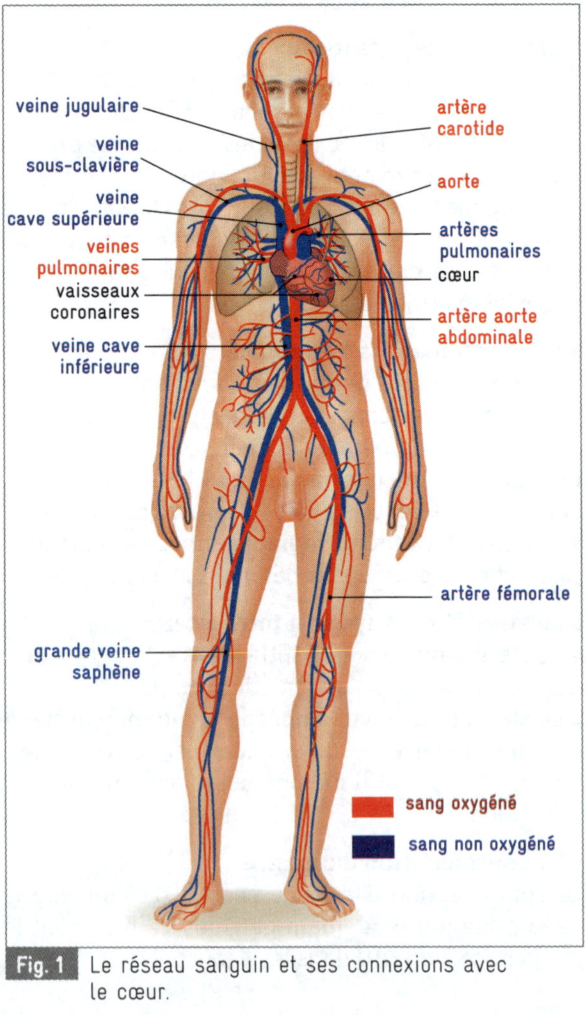

Fig. 1 Le réseau sanguin et ses connexions avec le cœur.

3 La double circulation

Le cloisonnement du cœur impose une **double circulation.**

3.1 La circulation systémique

La circulation systémique est appelée aussi **circulation générale** ou grande circulation.

• Elle distribue le sang chargé en **dioxygène** et en diverses substances depuis le cœur gauche à tous les organes, par l'intermédiaire des **artères** (qui par définition sont les vaisseaux qui partent toujours du cœur) et des artérioles.

• Elle ramène le sang chargé de **dioxyde de carbone** jusqu'au cœur droit toujours par les **veines** (qui par définition reviennent toujours au cœur).

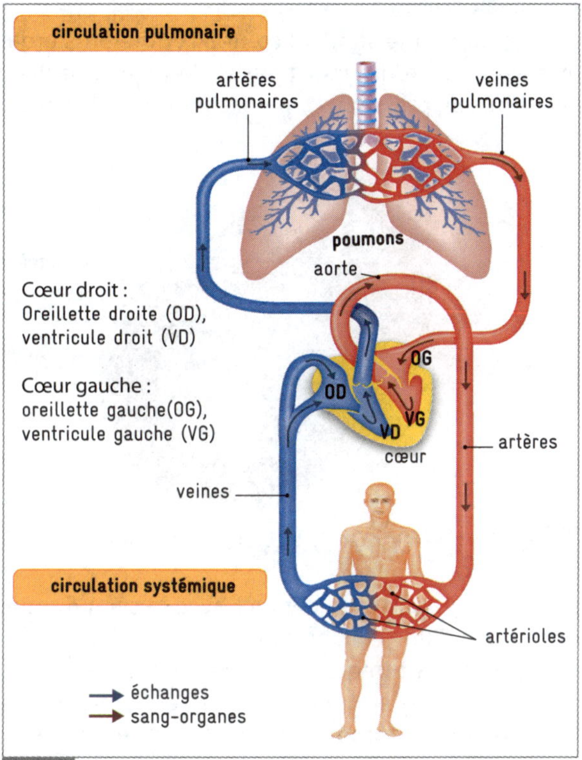

Fig. 2 Le schéma organisationnel de la circulation sanguine

3.2 La circulation pulmonaire

La circulation pulmonaire ou **petite circulation** relie le cœur aux poumons.

• Elle envoie le sang pauvre en dioxygène par les artères pulmonaires du cœur droit jusqu'aux poumons, où il est oxygéné.

• Le sang oxygéné revient ensuite par les veines pulmonaires au cœur gauche pour être envoyé vers les organes par l'aorte.

4 Les vaisseaux sanguins

La circulation du sang dans l'organisme est assurée par les vaisseaux sanguins : les artères, les capillaires et les veines.

4.1 Les artères

Elles apportent le sang du cœur aux différents organes. Leur paroi est **épaisse** et **élastique**, ce qui leur permet de réguler le débit sanguin et d'amortir les variations de pression. La paroi est formée de **trois tuniques.**

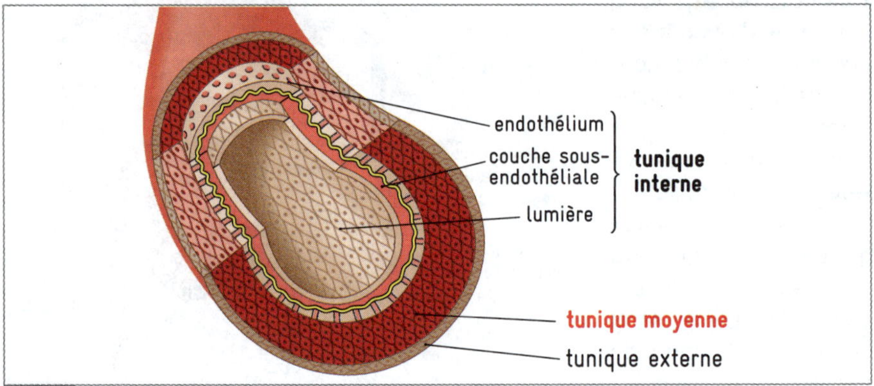

Fig. 3 Le schéma d'une artère et sa structure

La tunique interne, en contact avec le sang (lumière) est constituée d'un endothélium, d'une couche sous-endothéliale. Une fine couche élastique interne la sépare de la **tunique moyenne** formée de cellules musculaires lisses et de fibres élastiques et limitée vers l'extérieur par une autre couche élastique, enfin la **tunique externe** formée de fibres de collagènes.

4.2 Les capillaires

Ils relient les artères aux veines, apportant ainsi le sang aux cellules. Leur paroi est fine, ce qui favorise les échanges tissulaires.

4.3 Les veines

Elles ramènent le sang vers le cœur. Leur paroi est mince. Les veines des membres inférieurs contiennent des replis dans leur paroi, appelés **valvules**, qui facilitent le retour veineux au cœur.

4.4 L'irrigation du cœur

Le myocarde est irrigué par les **vaisseaux coronaires** (artères et veines). Les artères coronaires apportent le dioxygène et les nutriments énergétiques nécessaires à la contraction du myocarde.
Le mauvais état de ces vaisseaux, ou leur obstruction, peut conduire jusqu'à l'arrêt du fonctionnement cardiaque (**infarctus**).

5 La structure du cœur

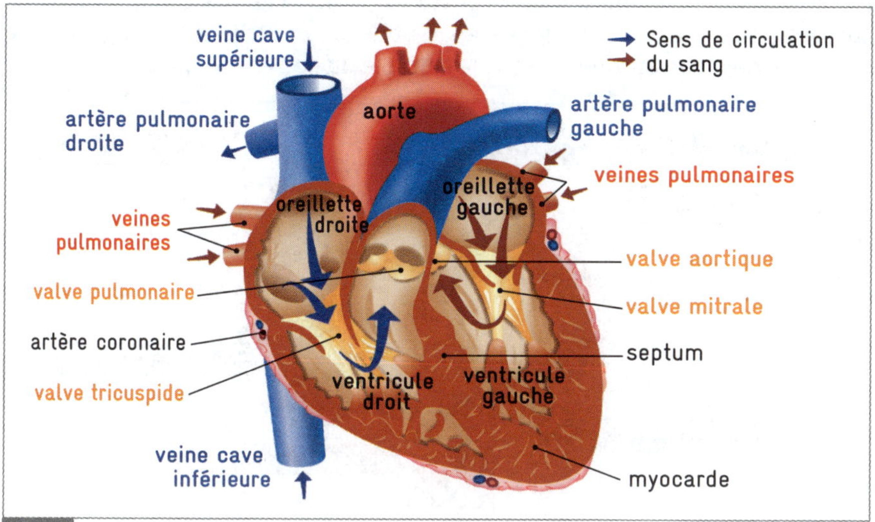

Fig. 4 La coupe sagittale du cœur et le trajet du sang.

5.1 L'organisation du cœur

Le cœur, situé dans la cage thoracique, met en mouvement le sang dans l'appareil cardio-vasculaire.

- Le muscle du cœur, appelé **myocarde**, est cloisonné en deux parties : le cœur gauche et le cœur droit.
- Chaque partie du myocarde est formée d'une **oreillette** et d'un **ventricule**.
- Des valves, situées entre oreillettes et ventricules, et entre ventricules et artères, permettent un écoulement du sang dans **un seul sens** :

– **l'oreillette droite** reçoit le sang par les deux veines caves, **le ventricule droit** propulse le sang dans l'artère pulmonaire ;
– **l'oreillette gauche** reçoit le sang par les quatre veines pulmonaires, le **ventricule gauche** le propulse dans l'aorte.

5.2 La structure du myocarde

- **Le myocarde** est un muscle strié fait de cellules musculaires spécifiques, courtes et épaisses, en forme de Y.
- Il est entouré d'une double membrane externe (séreuse), le **péricarde**.
- L'intérieur de la cavité cardiaque est tapissé d'un épithélium, **l'endocarde**.
- Des cellules spécialisées, regroupées en nœud **(nœud sinusal)** et situées dans la paroi de l'oreillette droite, produisent des impulsions électriques régulières, qui se propagent et déclenchent les contractions cardiaques.

BIOLOGIE ET MICROBIOLOGIE APPLIQUÉES

6 Les différentes phases de l'activité cardiaque

La révolution cardiaque traduit l'activité du cœur. Elle est constituée d'une succession de phénomènes qui se répètent de façon cyclique. Le myocarde se contracte de façon **autonome** sous le contrôle du système nerveux.

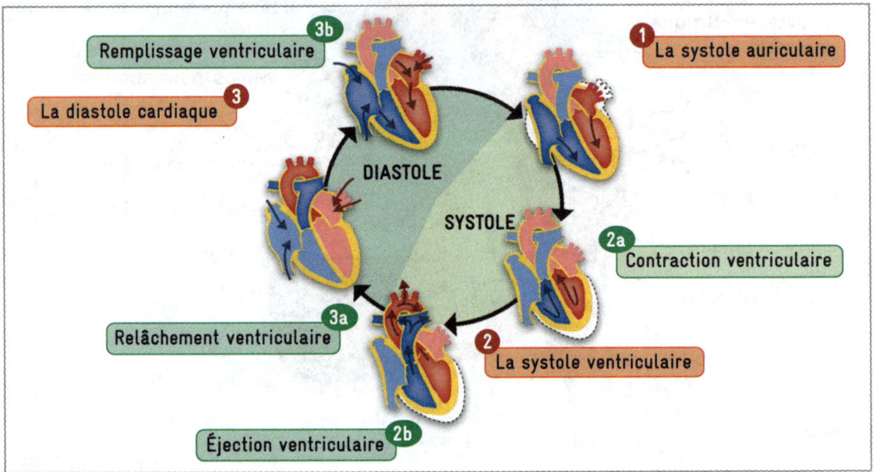

Fig. 5 La révolution cardiaque

Chaque cycle se déroule en trois phases : la systole auriculaire, la systole ventriculaire et la diastole.

La systole auriculaire

Durant la systole auriculaire, sous l'impulsion d'une onde électrique, les **oreillettes se contractent** et envoient le sang dans les ventricules, les valves auriculo-ventriculaires sont ouvertes. Les valves artérielles fermées.

La systole ventriculaire

Durant la systole ventriculaire, la propagation de l'onde électrique provoque **la contraction des ventricules**, les valves auriculo-ventriculaires se ferment (ce qui correspond au premier bruit du cœur entendu lors de l'auscultation) et empêchent le sang de refluer vers les oreillettes.
La pression sanguine provoque l'ouverture des valves artérielles, **le sang est alors propulsé dans les artères.** Les valves artérielles se ferment, ce qui correspond au deuxième bruit du cœur.

La diastole cardiaque

Durant la diastole, les oreillettes et les ventricules sont relâchés, c'est une période de récupération pour le myocarde. Le sang en provenance des veines s'écoule dans les oreillettes, les valves auriculo-ventriculaires s'ouvrent et les ventricules se remplissent de manière passive.
En fin de diastole, les valves auriculo-ventriculaires se ferment. La systole auriculaire du cycle suivant débute alors.

7 La pression artérielle

• **La pression artérielle** est la force exercée par le sang sur la paroi des artères. Sa mesure est appelée la **tension artérielle**. Elle s'exprime en millimètres ou centimètres de mercure.

• La pression artérielle est maximale lors de la systole ventriculaire (sang expulsé dans l'aorte à partir du ventricule gauche) soit environ **12 cm de mercure**. Elle est à son minimum au moment de la phase de repos du cœur (diastole). Elle est alors de **7 à 8 cm de mercure**.

• Mesurée avec un **tensiomètre**, elle comprend **deux nombres (12/7)**. Elle est différente selon les individus (âge, poids, sexe...). Sa valeur normale est inférieure à 14/9.

8 Le rythme cardiaque

8.1 Le rythme cardiaque normal

• **Le rythme cardiaque** est le nombre de pulsations cardiaques par minute. Il correspond au nombre de révolutions cardiaques par minute : **la fréquence cardiaque**. Le rythme cardiaque se mesure en prenant le **pouls**.

• **L'électrocardiogramme** enregistre le rythme des impulsions électriques traversant le cœur.

• **La valeur normale** du rythme cardiaque au repos varie en fonction de l'âge :
– chez le nourrisson 120 pulsations/min ;
– chez l'enfant 100 pulsations/min ;
– chez l'adulte 70 pulsations/min ;
– chez la personne âgée 65 pulsations/min.
Pendant un effort le nombre de pulsations augmente.

8.2 Les anomalies du rythme cardiaque

L'arythmie

L'arythmie est une anomalie du système de conduction provoquant une **irrégularité du rythme cardiaque** comme par exemple une désynchronisation des contractions auriculaires. Les contractions du cœur sont alors irrégulières. L'électrocardiogramme permet l'analyse précise de ces troubles.

La tachycardie

La tachycardie est une fréquence cardiaque anormalement élevée (100 pulsations/minute chez un adulte au repos).

La bradycardie

La bradycardie est une fréquence cardiaque anormalement lente (50 pulsations/minute chez un adulte non sportif au repos).

14 Le sang et la lymphe

Mémoriser

Le sang et la lymphe sont les deux liquides du milieu intérieur. Le sang est un tissu conjonctif liquide contenu dans l'appareil cardio-vasculaire.

1 La composition et le rôle du sang

Le sang se compose d'un fluide, **le plasma**, dans lequel se trouvent en suspension **les éléments figurés** : les hématies, les leucocytes et les thrombocytes. Leurs valeurs chiffrées sont normalement constantes (voir livret pp. 8 et 9).
Les hématies et les leucocytes se reproduisent dans la moelle rouge des os.

1.1 Le plasma

Le plasma est un liquide visqueux contenant 90 % d'eau, des nutriments (glucose, lipides, acides aminés), des protéines (immunoglobulines, des facteurs responsables de coagulation), des hormones, des vitamines, des déchets de l'activité cellulaire (urée), des ions (minéraux) et des gaz dissous (O_2, CO_2).

1.2 Les hématies (globules rouges)

Également appelées **érythrocytes** (5 000 000 par millimètre cube), ce sont des **cellules sans noyau**. Elles ont la forme d'un disque aplati au centre et sont capables de se déformer, ce qui facilite leur circulation dans les capillaires.
Les hématies assurent le **transport** des gaz respiratoires (O_2 et CO_2) grâce à l'hémoglobine, protéine complexe de couleur rouge. Les hématies déterminent les groupes sanguins (système ABO) par la présence ou l'absence de molécules spécifiques, les agglutinogènes A et B, sur leurs membranes.

1.3 Les leucocytes (globules blancs)

Les leucocytes (7 000 par millimètre cube de sang) sont les seules cellules sanguines possédant **un noyau**. Ils sont chargés de la défense de l'organisme.
On distingue deux types de leucocytes : **les granulocytes** et les **agranulocytes**.

Les granulocytes

- **Les granulocytes** ou **polynucléaires** regroupent les neutrophiles, les basophiles et les éosinophiles. Leur cytoplasme possède des granulations.

Les granulocytes participent à **l'immunité non spécifique**. Ils capturent et digèrent les éléments étrangers : c'est la **phagocytose**.
Les éléments étrangers phagocytés sont spécifiques du type de granulocyte :

- **les neutrophiles** attaquent les bactéries ; **les éosinophiles** combattent les vers parasites ; ils interviennent aussi au cours des réactions allergiques ; les **basophiles** réagissent au cours de réactions allergiques.

Les agranulocytes

Les agranulocytes ne possèdent pas de granulations dans leur noyau. Les agranulocytes regroupent les lymphocytes et les monocytes :

– **les lymphocytes** ont un gros noyau entouré d'une fine couche de cytoplasme ; les lymphocytes participent à **l'immunité spécifique**.

Les lymphocytes B produisent les plasmocytes fabriquant les **anticorps**.

Les lymphocytes T ont pour cible les cellules tumorales et les cellules infectées par un virus ;

– **les monocytes** ont un noyau en forme de haricot. Les monocytes participent à **l'immunité non spécifique avec les granulocytes**. Dans les tissus, les **monocytes** se transforment en **macrophagocytes** pour phagocyter les éléments étrangers, comme les virus. Les monocytes coopèrent également avec les lymphocytes pour déclencher et participer à la défense spécifique.

6.4 Les thrombocytes (plaquettes)

Les thrombocytes (350 000 par millimètre cube de sang) sont des fragments cellulaires, en forme de disque, très contractiles.

Les thrombocytes participent à **l'arrêt des saignements** (l'hémostase). Ils forment un amas visqueux qui adhère au tissu conjonctif sanguin et qui constitue un bouchon sur la brèche de la paroi. C'est le **clou plaquettaire**. Ils évitent ainsi l'hémorragie.

6.5 La lymphe

Des échanges permanents se produisent entre le sang et la lymphe, et également entre la lymphe interstitielle et les cellules.

La lymphe est un liquide clair et incolore, dont la composition est proche de celle du plasma.

La lymphe interstitielle

La lymphe interstitielle, appelée **liquide interstitiel**, se forme à partir du plasma. La lymphe interstitielle est le liquide dans lequel baignent les cellules.

La lymphe interstitielle constitue une réserve nutritive pour les cellules. Elle contient aussi les protéines et les déchets provenant des cellules, ainsi que des leucocytes.

La lymphe canalisée

La lymphe canalisée est véhiculée dans les **vaisseaux lymphatiques**.

La lymphe canalisée absorbe l'excédent de lymphe interstitielle. Elle permet le retour des protéines, fabriquées dans les cellules, vers la circulation sanguine. Elle transporte les nutriments lipidiques issus de la digestion. La lymphe canalisée débarrasse l'organisme des agents infectieux (micro-organismes, toxines...) lors de son passage dans les **ganglions lymphatiques** grâce aux cellules immunitaires. La lymphe canalisée rejoint la circulation sanguine au niveau des veines sous-clavières.

15 Des pathologies de l'appareil cardio-vasculaire

Mémoriser

1 L'hypertension artérielle

La définition : **l'hypertension artérielle** est une pression artérielle anormalement élevée (à partir de 14/9).

Les causes médicales s'additionnent le plus souvent : problèmes rénaux, hérédité, problèmes hormonaux, dérèglement nerveux.

Les facteurs de risque : stress, tabagisme, consommation d'alcool, de café, apport élevé en sodium et en graisse, obésité, faible activité physique, âge...

Les signes sont souvent absents. Des vertiges, des maux de tête, des troubles de la vue, des suées, des palpitations doivent alerter.

Les conséquences peuvent être graves. L'hypertension provoque la sclérose ou des lésions de la paroi artérielle (athérosclérose) et est à l'origine d'accidents vasculaires cérébraux (AVC), d'infarctus, d'insuffisance organique suite à une diminution du débit sanguin (insuffisance rénale, respiratoire...).

Le traitement consiste en un contrôle régulier de la tension artérielle, car l'hypertension ne se guérit pas. Il est nécessaire de respecter des mesures de bonne hygiène de vie et le traitement hypotenseur associé.

2 L'infarctus du myocarde

La définition : **l'infarctus du myocarde** correspond à la nécrose (mort) d'un territoire du myocarde. C'est une urgence absolue avec la nécessité d'alerter le **SAMU**.

La cause : l'obstruction d'une artère coronaire empêche l'alimentation du myocarde en dioxygène, la contraction des cellules, et entraîne des anomalies du rythme cardiaque et parfois un arrêt cardiaque.

Les facteurs de risque : mode de vie (tabagisme, stress...), âge, obésité...

Les signes : douleur aiguë et persistante dans la poitrine qui irradie dans le bras gauche, le dos et la mâchoire. Il peut s'agir aussi de malaises, nausées, vertiges. Les signes doivent être connus pour alerter les secours.

Les conséquences : plus la nécrose est étendue, plus le risque de mortalité augmente. C'est la principale cause de mort subite.

Le traitement en urgence : plus la prise en charge par une équipe spécialisée est rapide, plus les chances de survie sont grandes. En cas d'arrêt cardiaque, il faut utiliser un défibrillateur.

La prévention repose sur l'hygiène de vie (activité physique, hygiène alimentaire...).

3 L'accident vasculaire cérébral (AVC)

La définition : **l'accident vasculaire cérébral (AVC)** désigne l'obstruction ou la rupture d'un vaisseau sanguin du cerveau. C'est une urgence absolue (appel du 15), car il est mortel dans la moitié des cas.

L'AVC entraîne la mort des cellules privées de dioxygène. Il est à l'origine de séquelles dont la gravité dépend du délai d'intervention. C'est la première cause de handicap acquis chez l'adulte.

Les facteurs de risque : l'âge (après 55 ans), puis les troubles cardiovasculaires (arythmie cardiaque, hypertension...) ; enfin le diabète, le tabac, l'alcool, la sédentarité...

Les signes : vertige, paralysie d'un membre, du visage, difficulté à parler, trouble de la vision, nausées, violents maux de tête, perte de connaissance.

Le traitement en urgence : dissoudre le plus rapidement possible le caillot, intervenir chirurgicalement en cas d'hémorragie.

4 Les phlébites

La définition : **la phlébite** est appelée aussi **thrombose veineuse**. C'est une inflammation d'une veine due à la présence d'un caillot de sang (thrombus) dans une veine superficielle (**phlébite superficielle**) ou dans une veine profonde (**phlébite profonde**), cette dernière est une urgence médicale absolue.

Le processus d'apparition repose sur trois facteurs :

– la stagnation du sang dans les veines due souvent à la présence de varices qui sont des veines dilatées suite à une insuffisance de leurs valvules ;

– l'altération de la paroi veineuse ;

– la modification de la composition du sang.

Les facteurs de risque sont nombreux : l'âge, l'obésité, l'immobilisation prolongée, les antécédents de varices, les troubles de la circulation sanguine.

Les signes cliniques sont peu nombreux. La phlébite superficielle s'accompagne d'une rougeur de la peau et d'une douleur. La phlébite profonde provoque des douleurs profondes dans la cuisse ou le mollet.

Les complications sont l'occlusion d'une artère ou d'une artériole pulmonaire par un thrombus qui a migré (appelé embole) via le cœur droit. C'est alors l'embolie pulmonaire qui perturbe les échanges gazeux.

Les traitements : dans le cas de phlébites superficielles, des soins locaux et un traitement anti-inflammatoire ; dans le cas de phlébites profondes, une hospitalisation en urgence avec traitement anticoagulant.

La prévention : la marche, le port de bas de compression, la sclérothérapie des varices, le suivi médical avec une échographie-Doppler.

16 L'appareil excréteur

Mémoriser

1 Les fonctions de l'appareil excréteur

- L'appareil excréteur, appelé le plus souvent appareil urinaire, élimine les déchets cellulaires et les substances toxiques transportées par le sang.
- Il régule le volume et la composition chimique du sang.
- Il sécrète des hormones.
- Il élabore l'urine et la transporte vers l'extérieur de l'organisme. La production d'urine (volume et composition) est appelée **diurèse**.

2 Les éléments anatomiques de l'appareil urinaire

L'appareil urinaire est situé dans l'abdomen. Il est formé de deux organes excréteurs, les reins, et des voies urinaires.

- **Les reins** sont situés sous le diaphragme de chaque côté de la colonne vertébrale, en dehors du péritoine. Ils sont de couleur rouge foncé et ont une forme de haricot. Ils pèsent chacun environ 140 grammes. Ils filtrent le sang et élaborent l'urine.
- **Les voies urinaires** sont les deux uretères, la vessie et l'urètre. Elles assurent le transport, le stockage et l'élimination de l'urine.

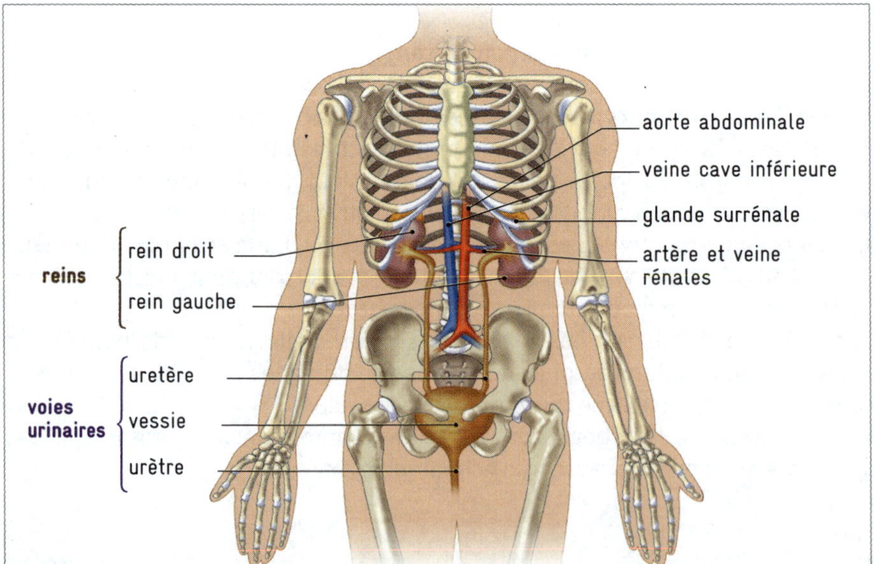

Fig. 1 La position des organes de l'appareil urinaire ou excréteur.

3 La structure du rein et les voies urinaires

3.1 La structure macroscopique du rein

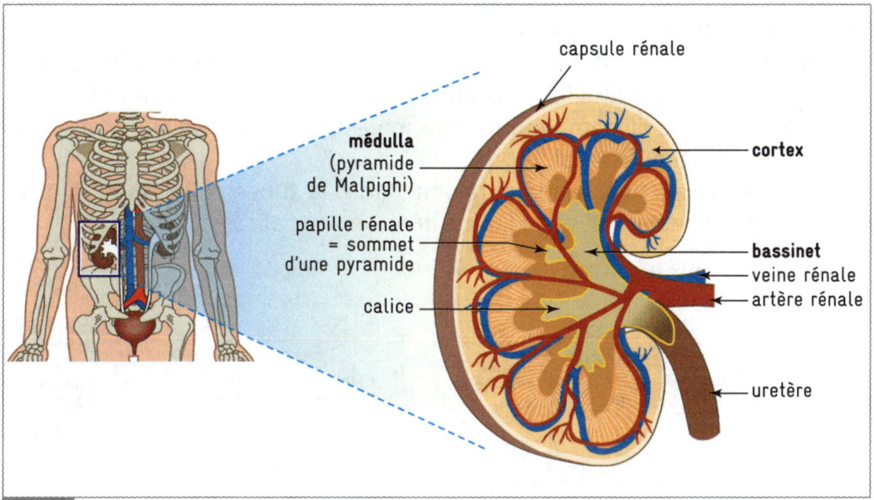

Fig. 2 La coupe longitudinale d'un rein

Chaque rein est entouré et protégé par une paroi conjonctive mince : **la capsule rénale**. Il est irrigué par une artère rénale et une veine rénale. Chaque rein est constitué de trois zones distinctes :

– **Le cortex** est la zone la plus externe, d'apparence pâle et granuleuse.

– **La médulla** est la zone centrale, qui se compose d'une série de cônes striés ou **pyramides de Malpighi**. Le sommet de chaque pyramide constitue la **papille rénale**. Chaque papille est percée de nombreux orifices, qui sont les extrémités des tubes collecteurs d'urine.

– **Le bassinet** est une cavité interne qui recueille l'urine collectée. Il se prolonge hors du rein par l'uretère.

Chaque rein est formé de structures microscopiques, **les néphrons** (un à deux millions) qui sont les unités de filtration du sang et dans lesquels s'élabore l'urine.

3.2 Les voies urinaires

- **Les deux uretères** conduisent l'urine des bassinets à la vessie. Ce sont des conduits d'environ 25 centimètres de longueur.
- **La vessie** stocke l'urine. C'est un réservoir musculo-membranaire, d'une capacité d'environ 300 millilitres, dont la paroi est extensible et contractile. Sa partie basse à la jonction avec l'urètre est fermée par un sphincter.
- **L'urètre** assure l'évacuation de l'urine hors de l'organisme au cours de la **miction**. Un second sphincter, dont la maîtrise est volontaire, ferme l'urètre. L'urètre mesure environ 16 cm chez l'homme et 4 cm chez la femme. Son orifice externe forme le **méat urinaire**.

4 La structure et les rôles du néphron

4.1 La structure du néphron

Un néphron mesure entre 3 et 4 centimètres de long, il est situé dans le cortex et la médulla. Il est constitué de deux parties :

– **Le corpuscule rénal** est formé d'une vésicule (poche), la **capsule de Bowman** (capsule glomérulaire rénale), qui entoure des capillaires sanguins pelotonnés en glomérule percé de nombreux orifices (pores). La capsule se poursuit par un tube sinueux, le tubule rénal.

– **Le tubule rénal**, tube sinueux rejoint l'un des **tubes collecteurs d'urine**. Chaque tube collecteur déverse l'urine dans un des calices du bassinet.

4.2 Les rôles du néphron

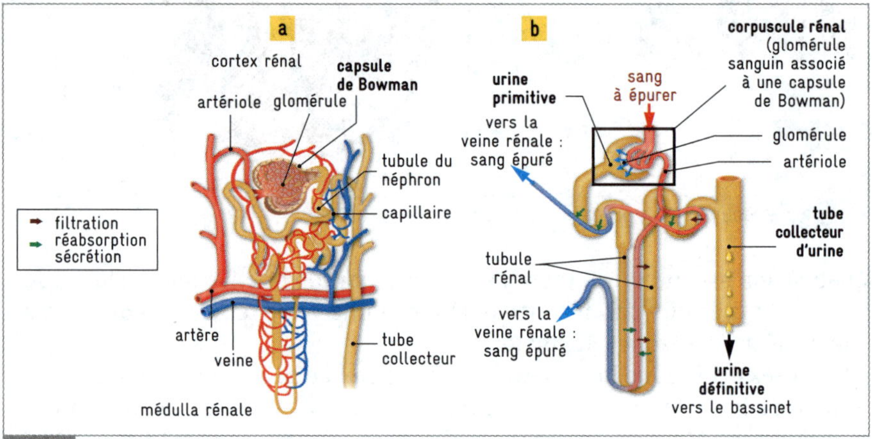

Fig. 3 La structure du néphron (a), les trois étapes de la formation de l'urine (b)

Le néphron assure la formation de l'urine par trois mécanismes.

La filtration glomérulaire

Le plasma est filtré dans le corpuscule rénal. Il passe des capillaires sanguins vers la capsule de Bowman à travers les pores. Ce filtrat, proche de la composition du plasma se nomme l'**urine primitive**.

La réabsorption tubulaire

Certaines substances indispensables comme l'eau, le glucose, les acides aminés, les ions passent de la lumière du tubule vers le sang.

La sécrétion tubulaire

D'autres substances toxiques ou en excès dans le sang (acide urique, ammoniaque, éléments minéraux) sont sécrétées vers l'intérieur des tubules. **L'urine définitive** alors élaborée, est recueillie par les tubes collecteurs et acheminée vers le bassinet puis rejoint la vessie par les uretères.

5 Les rôles du rein

Les reins ajustent en permanence la composition, le volume et le pH du sang en rejetant un volume de 1,5 à 1,8 litre d'urine par 24 h.
Les reins participent ainsi à l'homéostasie.

5.1 L'homéostasie

- L'homéostasie est l'état d'équilibre dans lequel se maintient l'organisme malgré les variations de l'environnement (température, humidité...) et des apports nutritifs. Cet équilibre est indispensable au maintien de la vie. Au cours du vieillissement, l'équilibre homéostasique devient plus fragile.
- Tous les appareils et systèmes participent à l'homéostasie mais elle est particulièrement dépendante du fonctionnement des reins.

5.2 Les rôles des reins

L'excrétion des déchets azotés

Les reins éliminent les déchets azotés (**urée, créatinine**) et les médicaments au cours des étapes de la filtration glomérulaire et de la sécrétion tubulaire, ce qui permet de maintenir la composition du milieu intérieur constante.

Le maintien de l'équilibre en eau et en soluté de l'organisme

En filtrant le sang et en exécrant une quantité plus ou moins importante d'eau et d'ions, le rein maintient constant le volume du sang (**volémie**) ainsi que la pression artérielle (paramètre de l'homéostasie).
Ce rôle de régulation est effectué par les mécanismes de réabsorption et de sécrétion qui sont sous le contrôle de l'hormone antidiurétique ADH.

L'équilibre acido-basique

Le rein participe à l'équilibre acido-basique de l'organisme. En éliminant les acides et les bases en excès, le rein avec les poumons, maintient la valeur du pH sanguin aux environs de 7,4.
Les acides sont formés au cours du métabolisme cellulaire. Les bases proviennent d'une alimentation riche en végétaux.

L'élaboration des hormones

Le rein fabrique **la rénine**, qui est à l'origine d'une autre hormone, l'**angiotensine**. Celle-ci intervient dans le maintien de la pression artérielle.
Il sécrète l'**érythropoïétine (EPO)**, qui stimule la formation d'hématies dans la moelle osseuse lors d'un manque de dioxygène musculaire. Le rein convertit la vitamine D en forme active (calcitriol) qui agit sur l'absorption du calcium alimentaire.

6 Les pathologies urinaires

6.1 Les infections urinaires

Les infections urinaires sont des maladies d'origine bactérienne.

Les néphrites

Ce sont des infections des reins. La **pyélonéphrite** touche le bassinet, c'est la complication d'une cystite à colibacilles. La **glomérulonéphrite** touche le glomérule, elle est provoquée par une infection à streptocoques. Les signes sont des douleurs lombaires, des céphalées intenses, des œdèmes.

La cystite

C'est une inflammation de la vessie due à des colibacilles ou à des entérobactéries d'origine fécale. Les signes sont des brûlures à la miction, une envie impérieuse et fréquente d'uriner.

L'urétrite

La définition : c'est une inflammation de l'urètre qui a pour origine une contamination fécale avec comme signes une gêne ou des brûlures à la miction.

Le traitement consiste en la prise d'antibiotiques adaptés, après identification par un examen cytobactériologique des urines (**ECBU**). Normalement, aucune bactérie n'est présente dans l'appareil urinaire.

La prévention repose sur des mesures d'hygiène : boire suffisamment, uriner souvent, éviter le port de vêtements serrés et avoir une hygiène du corps rigoureuse.

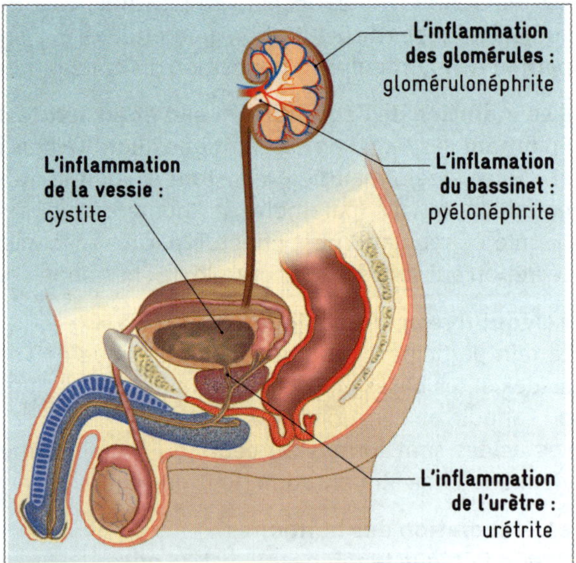

Fig. 4 Les différentes infections de l'appareil excréteur (chez l'homme)

6.2 L'insuffisance rénale

La définition : **l'insuffisance rénale** est une altération des fonctions du rein : celui-ci n'est plus en mesure d'assurer sa fonction de filtration et d'épuration du sang, ni ses fonctions liées au maintien de **l'homéostasie**.

Les signes : des troubles digestifs, une prise de poids rapide, des œdèmes, la présence de substances anormales dans le sang (urée, créatinine), une **diurèse** perturbée (**oligurie** ou **polyurie**...).

Les causes : liées le plus souvent aux pathologies telles que le diabète, l'obésité, l'hypertension... La maladie s'installe aussi à la suite de maladies rénales, les **néphrites**, qui elles-mêmes ont pour cause une infection, une obstruction des canaux rénaux appelée **lithiase rénale** (calculs rénaux), une tumeur, une prise de toxiques.

Les traitements : selon les causes, arrêt de traitements médicamenteux responsables, traitement chirurgical en cas de calcul, prise de diurétiques et régime alimentaire, traitement par dialyse, greffe de rein.

La prévention : une hydratation suffisante pour tous et, pour les personnes présentant des facteurs de risque : un suivi médical régulier, un régime alimentaire, un traitement médical.

6.3 L'incontinence urinaire

La définition : **l'incontinence urinaire** est l'incapacité à maîtriser la miction. Elle est normale chez le jeune enfant ; au-delà de 5 ans, appelée **énurésie**, elle doit être traitée.

Les causes : elle a pour origine un affaiblissement du sphincter externe de l'urètre ou une diminution du tonus musculaire de la zone uro-génitale au cours du vieillissement, les autres incontinences sont liées à la compression de l'urètre par une prostate hypertrophiée, des maladies neurologiques (Parkinson, séquelle d'accident...), la prise de certains médicaments.

Les traitements : la prise de médicaments, la rééducation, la chirurgie ou les traitements palliatifs (couches, protections...).

La prévention : la rééducation périnéale après l'accouchement, l'exercice physique, le contrôle de la masse corporelle, la prévention des troubles de la prostate, éviter de fumer...

17 L'appareil respiratoire

Mémoriser

1 La fonction de l'appareil respiratoire

L'appareil respiratoire assure continuellement l'entrée du dioxygène dans l'organisme. Il rejette le dioxyde de carbone provenant des cellules.

2 L'anatomie de l'appareil respiratoire

2.1 Les voies respiratoires

Les voies aériennes supérieures

Les fosses nasales retiennent les grosses poussières contenues dans l'air inspiré, grâce aux poils ; **le pharynx** est le carrefour des voies respiratoires et digestives ; **le larynx** permet le passage de l'air vers la trachée ; il est aussi l'organe de la voix ; **la trachée** amène l'air aux bronches.

Les voies aériennes inférieures

Les bronches droite et gauche pénètrent dans les poumons ; elles ont la même structure que la trachée ; **les bronchioles** se terminent par des sacs alvéolaires formés de nombreuses **alvéoles pulmonaires**.

2.2 Les poumons

Situés dans la cage thoracique, ce sont des organes mous, spongieux et élastiques. Le poumon gauche est divisé en deux **lobes**, le poumon droit en trois lobes. Les lobes sont eux-mêmes divisés en **lobules**.

La plèvre est une séreuse qui entoure et protège chaque poumon.

Les poumons sont posés sur le **diaphragme**, muscle plat intervenant dans les mouvements respiratoires.

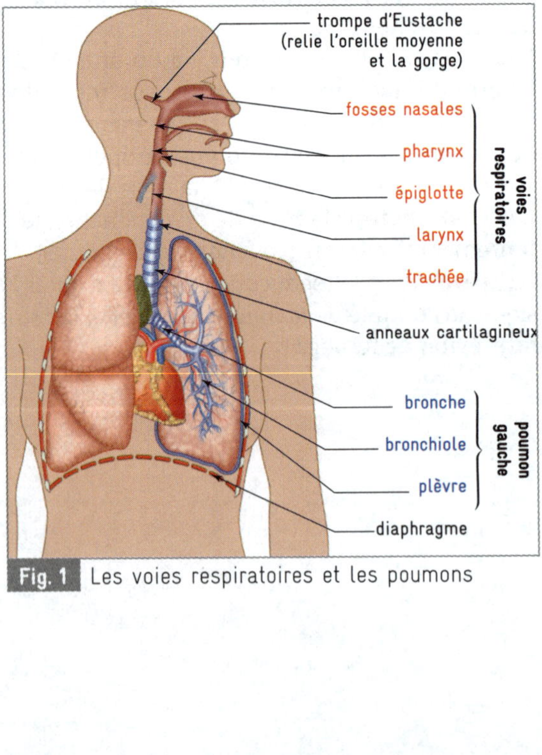

Fig. 1 Les voies respiratoires et les poumons

3 Les caractéristiques des voies respiratoires

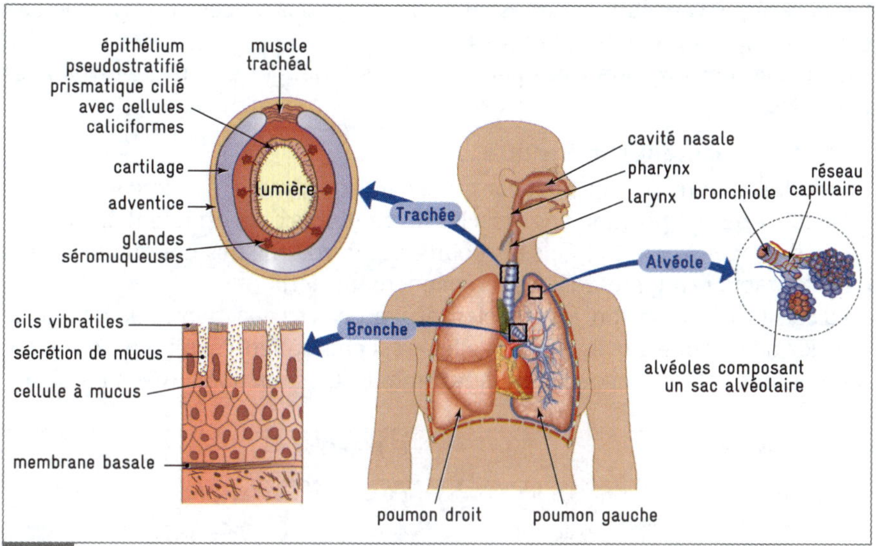

Fig. 2 Les voies respiratoires et leurs structures

Les voies respiratoires ont pour fonction de purifier, d'humidifier et de réchauffer l'air inspiré. Leur structure est adaptée à cette fonction.

Les fosses nasales

- Des poils, à l'entrée retiennent les grosses poussières. Leur paroi interne comporte de nombreux replis, les cornets, qui ralentissent et réchauffent l'air.
- Une muqueuse ciliée, très vascularisée, recouvre leurs parois et humidifie et purifie l'air inspiré : **le mucus**, liquide visqueux et épais arrête les poussières et les transporte par le mouvement des **cils vibratiles** vers l'extérieur.

La trachée et les bronches

Une **muqueuse ciliée** les tapisse. **Les cils vibratiles** rejettent le mucus chargé de fines poussières par des mouvements péristaltiques (600 à la minute) vers le pharynx, où il est dégluti. **Des muscles lisses** enserrent la paroi bronchique pour lui permettre de se contracter. **Le cartilage** renforce la structure de la paroi et l'empêche de s'affaisser.

Les bronchioles

Elles possèdent une paroi qui s'amincit de plus en plus jusqu'aux sacs alvéolaires.

La membrane des alvéoles pulmonaires

Constituée d'une seule couche de cellules, elle permet les échanges de gaz respiratoires entre l'air et le sang des capillaires. Une substance tensioactive, **le surfactant**, empêche les parois d'adhérer entre elles.

4 La mécanique ventilatoire

La mécanique ventilatoire représente l'ensemble des processus mis en jeu au cours des mouvements respiratoires.
Les mouvements respiratoires permettent les échanges gazeux au niveau des poumons.

4.1 Le mouvement respiratoire

Un mouvement respiratoire est composé d'une inspiration et d'une expiration.

- **Au cours de l'inspiration**, les muscles respiratoires se contractent. L'air chargé de dioxygène pénètre dans les poumons : le volume des poumons et de la cage thoracique augmente. C'est un phénomène actif.
- **Au cours de l'expiration**, les muscles respiratoires se relâchent. L'air chargé de dioxyde de carbone provenant des cellules est chassé vers l'extérieur : le volume des poumons et de la cage thoracique diminue. C'est un phénomène passif.

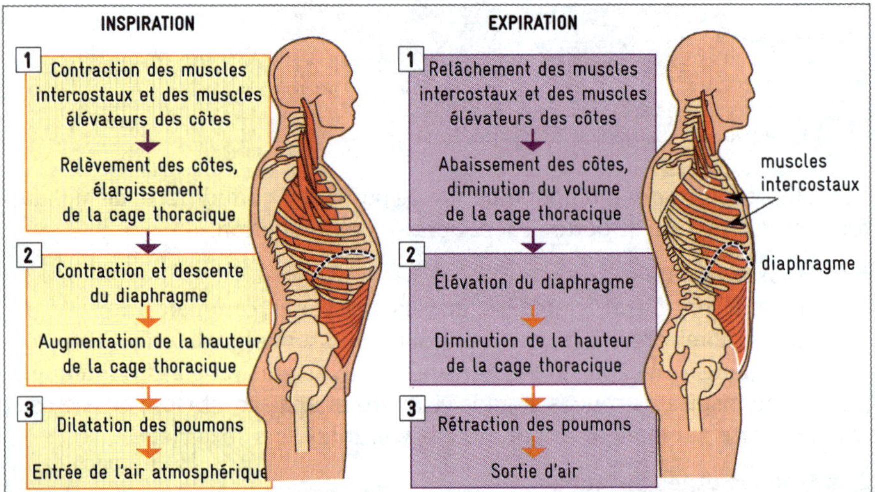

Fig. 3 Les phénomènes d'inspiration et d'expiration

4.2 Le rythme respiratoire

Le rythme respiratoire représente le nombre de mouvements respiratoires par minute. Il évolue avec le nombre d'alvéoles pulmonaires.

- À la naissance, il est de 40 à 60 mouvements par minute.
- À 5 ans, il est de 25 mouvements par minute.
- Chez l'adulte en bonne santé, il est de 15 à 17 mouvements par minute.
- En vieillissant, le rythme respiratoire diminue.
- Avec l'activité physique ou en cas d'insuffisance respiratoire, le rythme respiratoire augmente.

5 Les échanges et le transport des gaz respiratoires

5.1 Le principe de la diffusion des gaz

• Les mouvements du dioxygène et du dioxyde de carbone à travers les alvéoles pulmonaires et dans les tissus se font selon la loi de diffusion des gaz.

• **La loi de diffusion des gaz** : les gaz diffusent du milieu où la pression est la plus élevée vers le milieu où la pression est la plus faible.

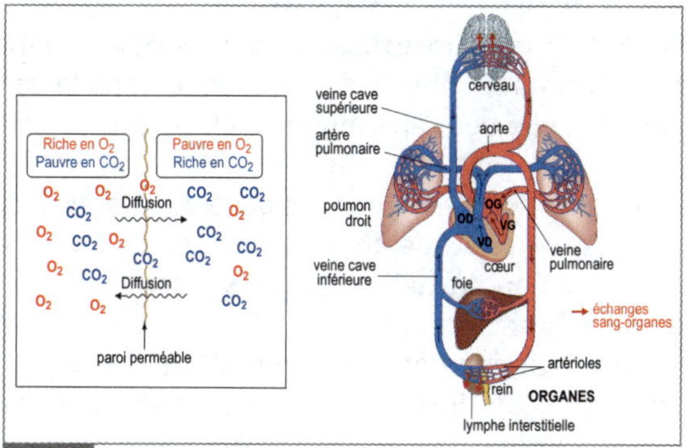

Fig. 4 La diffusion, le transport et les échanges gazeux respiratoires

5.2 Les échanges gazeux dans les poumons

• Les échanges gazeux, appelés **hématose**, s'effectuent à travers la paroi des alvéoles pulmonaires.

• Au cours de l'inspiration, le dioxygène de l'air diffuse dans le sang (loi de diffusion des gaz). Le sang prend une couleur rouge vif.

• Au cours de l'expiration, le dioxyde de carbone provenant des tissus passe du sang dans les alvéoles pulmonaires (loi de diffusion des gaz) et est rejeté par les voies aériennes.

5.3 Le transport des gaz respiratoires

• Le sang transporte les gaz dissous dans l'organisme.

• **Le dioxygène** se lie à la molécule d'hémoglobine des hématies pour former un complexe d'**oxyhémoglobine** (98,5 %), le reste est transporté sous forme dissoute dans le plasma.

• **Le dioxyde de carbone** est transporté sous forme d'ions bicarbonate, HCO_3^- (70 %), de **carbhémoglobine** (23 %) transporté par les hématies, et sous forme dissoute dans le plasma (7 %).

5.4 Les échanges gazeux dans les tissus

Le sang libère le dioxygène qui pénètre dans les cellules où il sera utilisé pour l'activité métabolique (loi de diffusion des gaz). Le sang devient rouge foncé. Il prend en charge le dioxyde de carbone, déchet cellulaire, (loi de diffusion des gaz) jusqu'aux poumons.

6 Les pathologies de l'appareil respiratoire

6.1 L'insuffisance respiratoire

La définition : **l'insuffisance respiratoire** est l'incapacité de l'appareil respiratoire à assurer l'entrée du dioxygène dans le sang et à évacuer le dioxyde de carbone. Elle peut être aiguë ou chronique.

Les causes sont diverses :

– perturbation des échanges gazeux : manque de dioxygène dans l'air, intoxication au monoxyde de carbone (insuffisance respiratoire aiguë) ;

– obstruction partielle des voies respiratoires (corps étranger, asthme, bronchiolite, bronchite...) ;

– dysfonctionnement des mouvements respiratoires...

Les signes de l'insuffisance respiratoire aiguë sont des sueurs, un pouls rapide et instable, la cyanose.

Les signes de l'insuffisance respiratoire chronique sont un essoufflement à l'effort, des maux de tête, un encombrement respiratoire permanent...

Le traitement consiste à rétablir la circulation de l'air et donc l'hématose : désencombrement des voies respiratoires par exemple.

La prévention consiste à traiter la pathologie d'origine.

6.2 L'asphyxie au monoxyde de carbone

La définition : **l'asphyxie au monoxyde de carbone** est une intoxication (insuffisance respiratoire aiguë).

La cause : le monoxyde de carbone, gaz inodore se fixe plus facilement que le dioxygène sur les hématies, provoquant un manque d'apport aux cellules en dioxygène à l'origine de l'asphyxie des tissus (**hypoxie**).

Les signes sont des vertiges, une perte de connaissance voire le décès.

Le traitement en cas d'asphyxie aiguë est l'administration de dioxygène.

La prévention passe par le contrôle du matériel de chauffage, l'aération...

6.3 L'asthme

La définition : **l'asthme** est une affection respiratoire chronique caractérisée par des difficultés à respirer (**dyspnée**). Le diamètre des bronchioles se rétrécit du fait de la contraction des muscles lisses, de l'hypersécrétion et de l'accumulation de mucus.

Les causes sont les allergènes (acariens, pollens) à l'origine de l'inflammation. Le froid, la fumée, les poussières sont des stimuli, il existe aussi des facteurs génétiques.

Les traitements passent par l'identification de l'allergène suivie d'une désensibilisation. L'utilisation d'anti-inflammatoire et de bronchodilatateur permet de faire face à la crise d'asthme.

La prévention passe par des mesures d'hygiène quotidienne (aspiration...).

6.4 La tuberculose

La définition : la tuberculose est une maladie infectieuse contagieuse due à la bactérie *Mycobacterium tuberculosis* appelée aussi bacille de Koch.
Elle touche les tissus des poumons.
Elle se transmet par voie aérienne par les gouttelettes de salive d'une personne contaminée. Il se développe une **primo-infection** suivie d'une « tuberculose maladie ». C'est une **maladie à déclaration obligatoire**.
Les signes sont une toux persistante, des rejets de mucosités et de sang, de la fièvre, puis à la radiographie un ulcère caverneux apparaît.
Le traitement consiste en une prise stricte d'antibiotiques avec mise en isolement, un suivi clinique et radiologique de l'individu est nécessaire.
La prévention est la vaccination par le BCG pour les personnes identifiées à risque et le personnel de santé. Elle n'est plus obligatoire pour tous.

6.5 La bronchiolite

La définition : la bronchiolite est une maladie virale contagieuse transmise par les mains et l'air contaminés. Elle touche les bronchioles des nourrissons.
La cause : le virus provoque l'inflammation et la sécrétion importante de mucus à l'origine du rétrécissement et de l'obstruction des bronchioles.
Les signes : un écoulement nasal, de la fièvre, une toux qui évoluent vers des difficultés respiratoires avec une respiration bruyante, haletante. Ces signes d'une insuffisance respiratoire nécessitent une consultation médicale.
Le traitement : hydratation de l'enfant, prise d'antipyrétique, médicaments antiviraux, bronchodilatateurs et kinésithérapie respiratoire si besoin.
La prévention repose sur des mesures d'hygiène individuelle : lavage des mains, aération de la chambre, limitation de contact avec des personnes enrhumées.

6.6 Les conséquences du tabagisme

Le tabagisme (consommation de tabac) affecte tout l'appareil respiratoire.

Les conséquences à court terme

- Le tabac agit sur les voies aériennes supérieures en modifiant l'épithélium de la gorge et du larynx.
- Le tabac agit sur les voies aériennes inférieures en paralysant les cils vibratiles.

Les sécrétions bronchiques et les particules tabagiques ne peuvent être évacuées, favorisant les infections pulmonaires et une irritation persistante du tissu épithélial.

Les conséquences à long terme

L'encombrement des bronches provoque une insuffisance respiratoire chronique, des maladies cardio-vasculaires. Des mutations des cellules épithéliales apparaissent à l'origine de cancer des bronches.

18 Les os

1 Le squelette

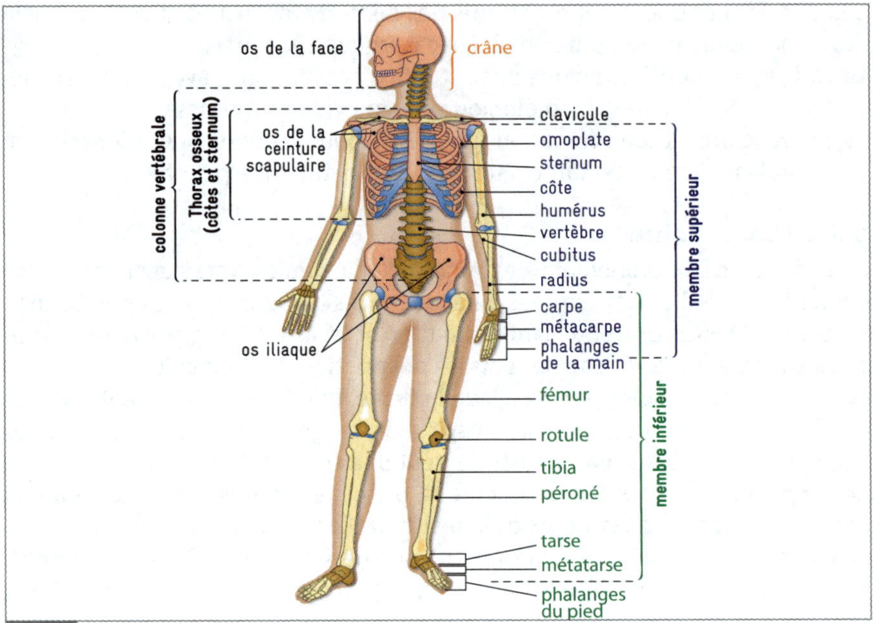

Fig. 1 Les os du squelette

1.1 Les caractéristiques et les fonctions

Le squelette

- L'organisation du squelette humain permet la station verticale. Il est formé de deux parties : le squelette axial et le squelette appendiculaire.
- Les os, avec les articulations, constituent le squelette.
- Le squelette comprend 206 os.

Les os

- Les os servent de **protection** aux organes internes (cerveau, cœur) et de support aux muscles.
- Les os participent aux **mouvements**.
- Les os sont des **lieux de stockage** d'éléments minéraux (calcium, phosphore) et assurent la **production des cellules sanguines** à partir de la moelle rouge.

L'ensemble os-muscles-articulations forme **l'appareil locomoteur**.

2.1 Le squelette axial

Le squelette axial comprend : les os de la tête, la colonne vertébrale, la cage thoracique.

Les os de la tête

La tête est composée de 22 os répartis en deux groupes : **les os du crâne** et **les os de la face**. Ce sont pour la plupart des os plats. Les os du crâne adulte sont reliés par des articulations soudées, **les sutures**, à l'exception de la **mandibule**, qui est mobile.

La colonne vertébrale

Elle comporte cinq segments principaux formant quatre courbures, visibles de profil. Également appelée **rachis**, la colonne vertébrale est formée de 33 os courts, **les vertèbres**, reliées entre elles par un disque intervertébral. Les vertèbres sont articulées entre elles par les apophyses articulaires et un disque articulaire.

La cage thoracique

La cage thoracique est formée du **sternum**, un os plat situé sur la ligne médiane antérieure du thorax ; de **12 paires de côtes** : 7 paires de vraies côtes reliées au sternum ; 3 paires de fausses côtes ; 2 paires de côtes flottantes.

2.2 Le squelette appendiculaire

Le squelette appendiculaire est formé des os des quatre membres et de deux ceintures osseuses.

La ceinture scapulaire

Elle est constituée dans la partie antérieure des clavicules, et dans la partie postérieure des omoplates (scapula).

Le membre supérieur

Il se répartit entre le bras, l'avant-bras et la main. **Le squelette du bras** est composé d'un seul os long : l'humérus. **Le squelette de l'avant-bras** est formé de l'**ulna** (appelé encore **cubitus**) et du **radius**. **Le squelette de la main** est composé : du **carpe** (8 os) qui forme le poignet ; du **métacarpe** (les 5 os en éventail de la paume) ; des **phalanges** (les 14 os des doigts).

La ceinture pelvienne

Elle forme le bassin. Elle comprend les deux **os iliaques** ou os coxaux, articulés entre eux sur la partie antérieure par un cartilage : la **symphyse pubienne**. Les os iliaques sont reliés au sacrum dans la partie postérieure.

Le membre inférieur

Il se répartit entre la cuisse, la jambe et le pied. **Le squelette de la cuisse** comprend l'os, le plus gros et le plus long du corps : **le fémur**. La rotule protège l'articulation du genou dans sa partie antérieure. **Le squelette de la jambe** comprend deux os longs : le tibia et le péroné. **Le pied** est composé du tarse (7 os), du métatarse et des phalanges des orteils (14 os).

2 La classification des os

On distingue trois formes d'os : les os plats, les os courts et les os longs.

- **Les os plats** (omoplate, os iliaque) : ils présentent deux faces planes et sont en général courbés. Ils peuvent aussi être longs et plats comme les côtes.
- **Les os courts** (vertèbre, rotule) : ils ont une forme plus ou moins irrégulière et cubique et sont généralement de petite taille. Ils assurent la stabilité posturale.
- **Les os longs** (fémur, humérus) : ils ont une forme allongée et cylindrique. Ils peuvent être de grande taille (fémur) ou de petite taille (phalange). La plupart de ces os contribuent à la mobilité, exceptée la clavicule qui stabilise l'épaule.

3 La structure d'un os long

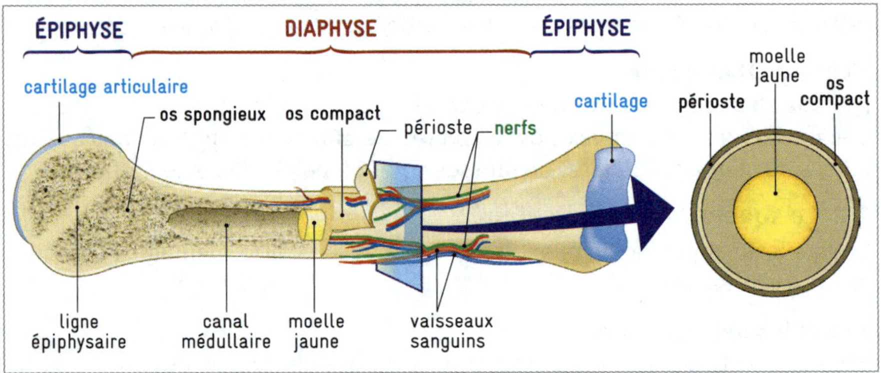

Fig. 2 La structure d'un os long : coupe longitudinale (a) et coupe transversale (b)

Les os longs possèdent une partie moyenne cylindrique, appelée la **diaphyse,** et deux extrémités appelées les **épiphyses**.
L'os est entouré d'une membrane richement innervée et vascularisée nommée le **périoste**. Sous le périoste se trouve de l'os dur appelé **os compact**.

3.1 La diaphyse

La diaphyse est essentiellement composée d'**os compact** suivi d'une mince couche d'**os spongieux** qui laisse place, au centre, à une cavité nommée le **canal médullaire**, remplie de **moelle jaune**.

3.2 Les épiphyses

Les épiphyses sont recouvertes en partie de **cartilage articulaire**.
Elles sont essentiellement composées d'**os spongieux** entouré d'une mince couche d'**os compact**.
L'os spongieux est composé d'un enchevêtrement de travées osseuses et de cavités contenant la moelle rouge, lieu de fabrication des cellules sanguines.

4 Le tissu osseux

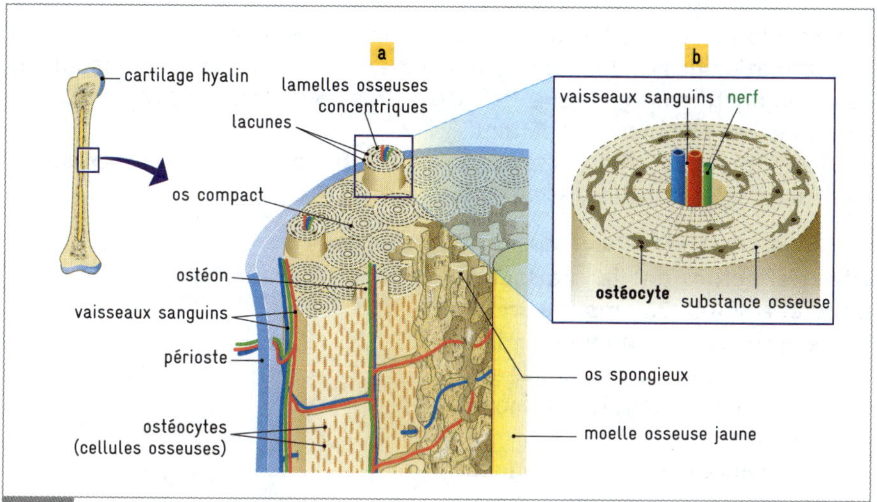

Fig. 3 La structure interne d'un os long (a) et le détail (b) d'une unité structurale (ostéon)

Le tissu osseux est un **tissu conjonctif dense, très vascularisé**. Il est composé d'une substance solide, la **matrice extracellulaire**, dans laquelle baignent de trois catégories de **cellules osseuses**. L'os compact est plus dense que l'os spongieux qui contient des cavités.

4.1 La matrice extracellulaire

La matrice du tissu osseux est composée de deux substances : l'osséine et des sels minéraux :

– **l'osséine**, substance organique, essentiellement composée de fibres de collagène, donne à l'os sa flexibilité ;

– **une substance minérale**, sous forme de **sels minéraux**, de **calcium** et de **phosphore**, qui donne à l'os sa rigidité et sa solidité.

4.2 Les cellules osseuses

- **Les ostéoblastes** sont des cellules jeunes, situées sous le périoste, qui élaborent et renouvellent en permanence la matrice osseuse en élaborant des couches successives de lamelles osseuses : les **ostéons** (unité structurale de l'os compact).
- **Les ostéocytes** sont des cellules arrivées à maturité qui entretiennent la matrice osseuse.
- **Les ostéoclastes** situés en bordure du **canal médullaire**, détruisent la matrice osseuse à mesure qu'elle se remanie.

5 Le développement osseux

5.1 La formation du squelette

La formation osseuse a lieu au cours de la vie embryonnaire.

• **La formation des os du crâne et de la face** s'effectue à partir **d'un moule de tissu conjonctif embryonnaire.** Ce tissu se transforme progressivement en ostéoblastes qui élaborent l'os définitif.

• **La formation des autres os** se fait à partir d'un **modèle cartilagineux** qui est remplacé par les lamelles osseuses.

5.2 La croissance des os après la naissance

Elle s'effectue de la naissance jusqu'à environ 25 ans. La croissance osseuse est contrôlée par deux glandes endocrines (l'hypophyse et la thyroïde) qui sécrètent les hormones de croissance.

• **La croissance osseuse en longueur** se fait à partir du cartilage de conjugaison qui persiste entre la diaphyse et l'épiphyse.

• **La croissance en épaisseur et en diamètre** est effectuée par les ostéoblastes situés sous le périoste.

• **Chez le nourrisson**, des zones de tissu conjonctif persistent, ce sont les **fontanelles**, qui se soudent au cours des deux premières années de la vie.

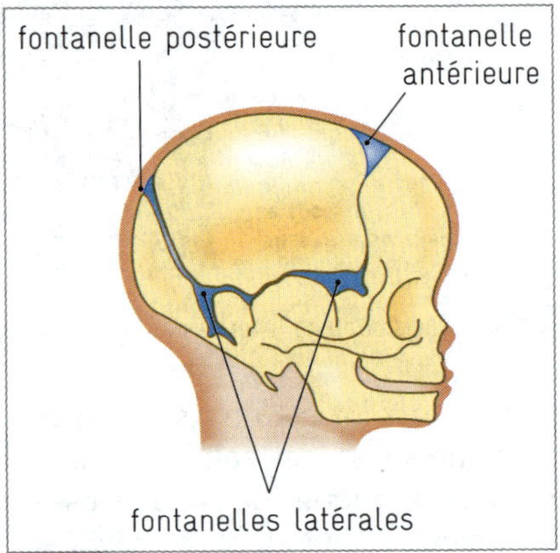

Fig. 4 Les fontanelles chez le nourrisson

5.3 Le remaniement osseux

• **À l'âge adulte**, le remaniement osseux consiste en un dépôt osseux et une destruction osseuse simultanés. Le remaniement est réalisé par un équilibre entre l'activité des ostéoblastes et des ostéoclastes, sous l'influence d'hormones et de stimulations mécaniques (activité physique).

• **En cas de fracture**, l'activité des ostéoblastes permet la réparation du tissu osseux.

6 Les facteurs de la croissance osseuse

• Une alimentation riche en calcium, phosphore et vitamine D est **nécessaire** à la croissance osseuse et à la solidité des os.

• La lumière du soleil, l'activité physique et un temps de sommeil suffisant **favorisent** la construction osseuse.

• Des hormones : hormones de croissance, œstrogènes, testostérone, calcitonine et parathormones **régulent** le processus de croissance et du remaniement osseux.

7 Des pathologies osseuses

7.1 Les fractures

La définition : **une fracture** est une rupture totale ou partielle de l'os. Elle est souvent provoquée par un traumatisme (choc, chute, coup, torsion).

Les différents types de fractures : si des fragments d'os déchirent les muscles et traversent la peau, il s'agit d'une fracture ouverte. Si l'os est brisé en plusieurs endroits, il s'agit d'une fracture multiple. Si l'os se brise en un seul endroit, il s'agit d'une fracture simple.

Le traitement repose sur la réduction des déplacements. Il peut s'agir d'un traitement chirurgical et/ou d'un traitement orthopédique, suivi d'une immobilisation plâtrée et d'une rééducation.

7.2 L'ostéoporose

La définition : **l'ostéoporose** est une maladie osseuse caractérisée par une diminution de la masse osseuse. Il s'agit d'un dysfonctionnement du remaniement osseux, les os deviennent poreux et fragiles. L'ostéoporose touche particulièrement les os du poignet, le col du fémur et les vertèbres.

Les facteurs favorisant sont l'âge, la baisse d'œstrogènes à la ménopause, le manque d'activité physique, le manque de calcium.

La prévention consiste en une alimentation équilibrée, la prise de vitamine D et de calcium, une activité physique régulière. **Le dépistage** s'effectue par un examen de la densité osseuse : l'ostéodensitométrie.

7.3 Les déformations de la colonne vertébrale

La scoliose est une déviation latérale du rachis, la colonne vertébrale forme un « S ». Fréquente chez les adolescents elle provient de mauvaises attitudes posturales.

La cyphose est une accentuation de la courbure dorsale. Elle est due à un tassement des vertèbres et à une perte de la masse musculaire. Le dos s'arrondit. Cette pathologie touche les personnes âgées.

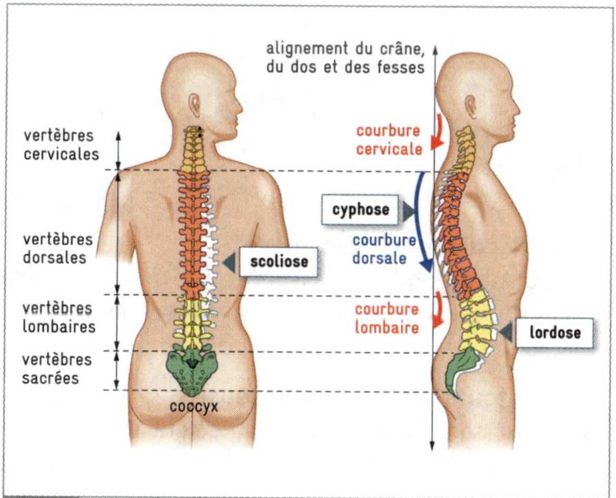

Fig. 5 Les déformations de la colonne vertébrale

La lordose est une accentuation de la courbure lombaire : la cambrure est exagérée. Elle peut être la conséquence du port de charges trop lourdes.

19 Les articulations

Mémoriser

Les articulations sont des zones de contact de deux ou plusieurs os. Leurs deux fonctions essentielles sont de relier les os entre eux et d'assurer la mobilité de certaines parties du squelette.

1 Le tissu cartilagineux

Le tissu cartilagineux est un tissu conjonctif ferme et non vascularisé, ce qui explique sa difficulté à se régénérer.

- **Le cartilage fibreux** compose les disques intervertébraux et les ménisques de l'articulation des genoux.
- **Le cartilage hyalin** recouvre les extrémités des os longs et forme les cartilages des côtes.

2 Les trois types d'articulations

Les articulations sont classées en trois catégories en fonction de leur structure anatomique et de leur degré de mobilité.

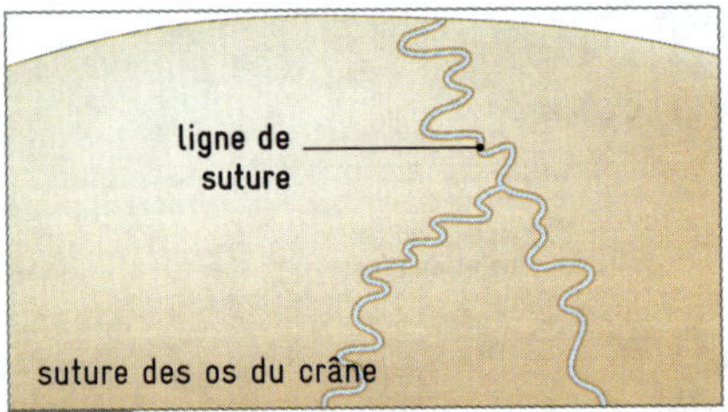

Fig. 1 Les sutures du crâne

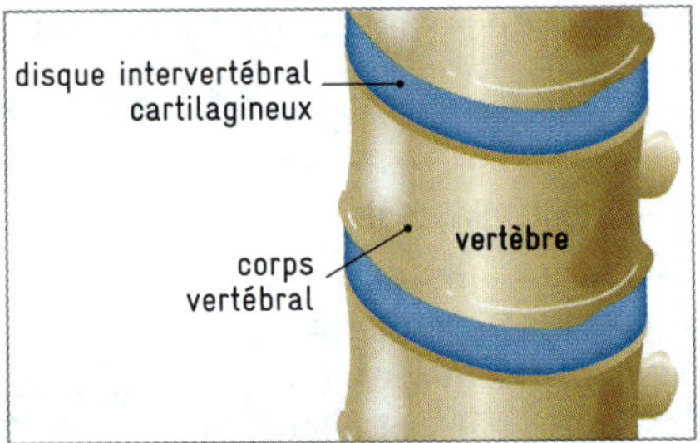

Fig. 2 Les disques intervertébraux

Les articulations fibreuses

Elles sont immobiles et assurent une grande cohésion entre les os comme les articulations entre les os du crâne, appelées sutures, l'articulation entre le tibia et le péroné.

Les articulations cartilagineuses

Elles sont semi-mobiles et permettent des mouvements très limités comme les articulations entre les vertèbres, l'articulation entre les deux os iliaques, appelée symphyse pubienne.

Les articulations synoviales

Elles sont très mobiles et permettent une grande amplitude de mouvements et une bonne stabilité comme l'articulation entre le fémur et la hanche, l'articulation des phalanges des doigts.

3 L'articulation synoviale

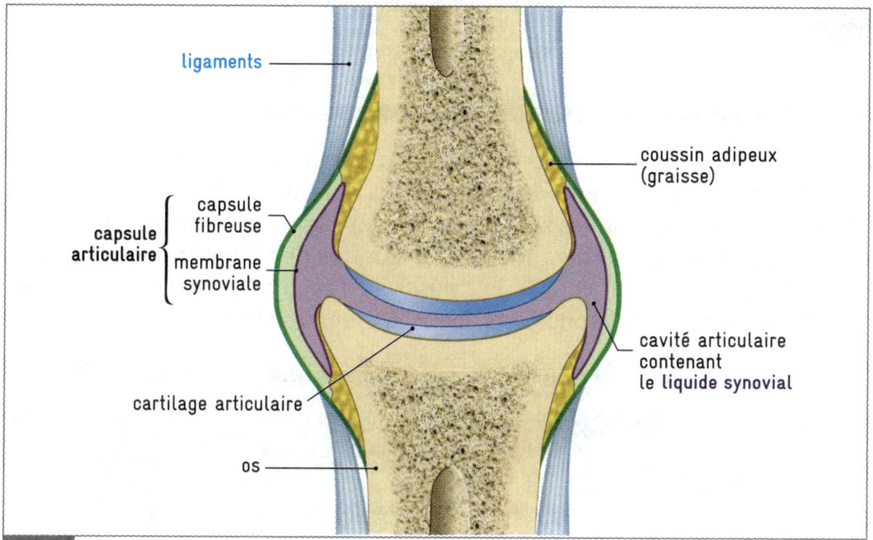

Fig. 3 L'articulation synoviale du genou

La plupart des articulations du corps humain sont des articulations synoviales.

3.1 Les composants de l'articulation

L'articulation synoviale présente deux surfaces articulaires lisses, une capsule articulaire tapissée d'une membrane, la synoviale, et des ligaments.
Ces différents éléments facilitent la mobilité de l'articulation, tout en assurant une bonne stabilité.

- **Les cartilages articulaires** protègent les extrémités de l'os.
- **La capsule articulaire** enveloppe complètement l'articulation et forme la cavité articulaire. Elle secrète un liquide incolore et visqueux, le liquide synovial, appelé synovie, qui lubrifie l'articulation, la nourrit.
- **Les ligaments** relient les os entre eux et stabilisent l'articulation. Ils s'insèrent dans le périoste des os ou à l'intérieur de la capsule articulaire.

Ils permettent les mouvements nécessaires, mais limitent les mouvements dangereux. Les ligaments sont très résistants.

3.2 La vascularisation et l'innervation de l'articulation

- Les vaisseaux sanguins et les nerfs sont nombreux au niveau des articulations synoviales.
- La vascularisation permet l'élaboration de la synovie.
- La présence de nombreux récepteurs sensitifs participe au tonus musculaire et au maintien de la posture.

20 Le tissu musculaire

Mémoriser

1 Les différents types de tissu musculaire

- **Le tissu musculaire** est le principal tissu des muscles. Les cellules qui le constituent, portent le nom de **myocyte** ou **fibre musculaire**. Des éléments contractiles, les myofibrilles sont présentes dans le cytoplasme des myocytes.
- **Les muscles ont des formes adaptées** à leur fonction. On distingue : les muscles en fuseau (biceps, triceps...) ; les muscles en éventail (grand pectoral...) ; les muscles en anneau : les sphincters, les orbiculaires de l'œil.

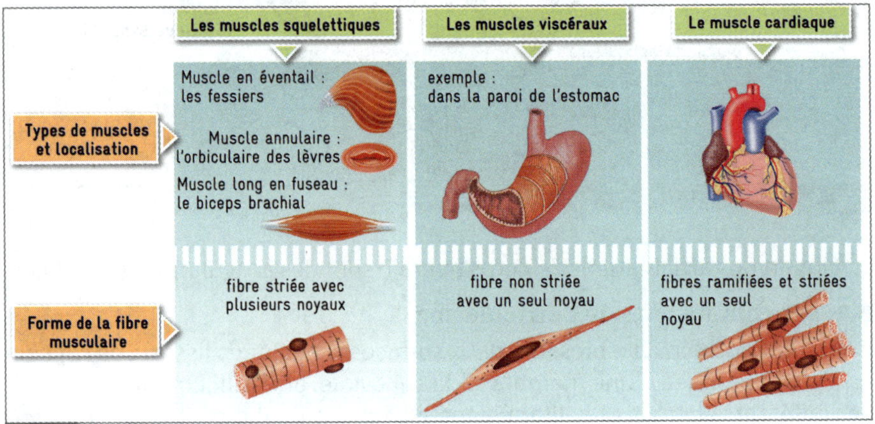

Fig. 1 Les trois types de muscles

1.1 Les muscles striés squelettiques

- **Les muscles striés squelettiques** permettent les mouvements du squelette et le maintien des postures (tonus musculaire). Ils produisent de la chaleur.
- Ils sont rattachés aux os par les tendons, un tissu fibreux et résistant.
- **Leur contraction est volontaire**. Ils sont sous le contrôle volontaire du cerveau, (hormis le tonus musculaire).

1.2 Les muscles lisses ou viscéraux

- Ils permettent le déplacement des substances dans les différentes voies de l'organisme.
- Les muscles lisses sont situés dans les parois des organes creux (tube digestif, vaisseaux sanguins, vessie...).
- **Leur contraction est involontaire**. Les muscles lisses sont sous le contrôle du système nerveux végétatif.

1.3 Le muscle cardiaque

- Le muscle cardiaque, ou myocarde, constitue en lui-même l'organe du cœur. Il propulse le sang dans les vaisseaux sanguins.
- Ses contractions sont rythmiques, automatiques et involontaires. Le myocarde est sous le contrôle du système nerveux végétatif.

3 Le muscle strié

3.1 La structure d'un muscle strié squelettique

La structure macroscopique

- Le muscle est constitué de nombreuses fibres musculaires.
- Chaque fibre musculaire est entourée d'une fine membrane conjonctive : l'**endomysium**.
- Les fibres musculaires sont regroupées en **faisceaux**.
- Chaque faisceau est entouré d'une membrane épaisse : le **périmysium** irrigué de vaisseaux sanguins.
- Le muscle est entouré d'une membrane épaisse, l'**épimysium**, qui se prolonge par les tendons ou les aponévroses, points d'attache sur les os.

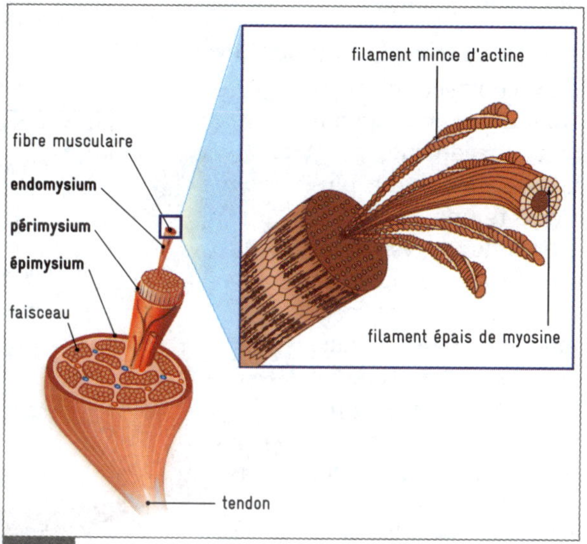

Fig. 2 La structure du muscle squelettique

La structure d'une fibre musculaire

- **La fibre musculaire** striée est une cellule de couleur rouge et de forme allongée. Chaque fibre possède plusieurs noyaux.
- **Le cytoplasme** des fibres musculaires, appelé **sarcoplasme**, est délimité par une membrane cytoplasmique élastique appelée le **sarcolemme**.

Il contient de nombreux filaments protéiques, les myofibrilles, organisées de façon répétitive. Elles forment ainsi des stries. L'unité de constitution de cette structure forme un **sarcomère** limité par deux stries Z.

- **Les myofibrilles** sont constituées de filaments épais de myosine et de filaments fins d'actine qui s'encastrent les uns entre les autres.

Les myofibrilles sont responsables des mouvements ou de la contraction des muscles striés.

3.2 Les propriétés du muscle strié squelettique

Les muscles striés squelettiques exercent des tractions qui déplacent les parties mobiles du squelette. Ils assurent cette fonction grâce à leurs quatre propriétés et aux enveloppes conjonctives qui les soutiennent.

- **Le muscle est excitable :** il réagit en se contractant à des stimulations mécaniques (piqûre), thermiques (froid), chimiques ou électriques.
- **Le muscle est élastique :** il reprend sa longueur initiale après avoir été étiré.
- **Le muscle est contractile :** sous l'effet d'une stimulation, il gonfle et se durcit. Il se raccourcit d'autant plus que ses fibres sont parallèles.
- **Le muscle est tonique :** au repos, il est légèrement contracté ; on parle de **tonus musculaire**.

3.3 La contraction musculaire

- **La contraction musculaire** est un phénomène mécanique.

Elle se déroule en plusieurs temps :

– **Un influx nerveux moteur** arrive au point de jonction entre un neurone et des fibres musculaires : la synapse neuro-musculaire appelée **plaque motrice.**

– **Le neurotransmetteur** libéré dans l'espace synaptique est l'**acétylcholine.**

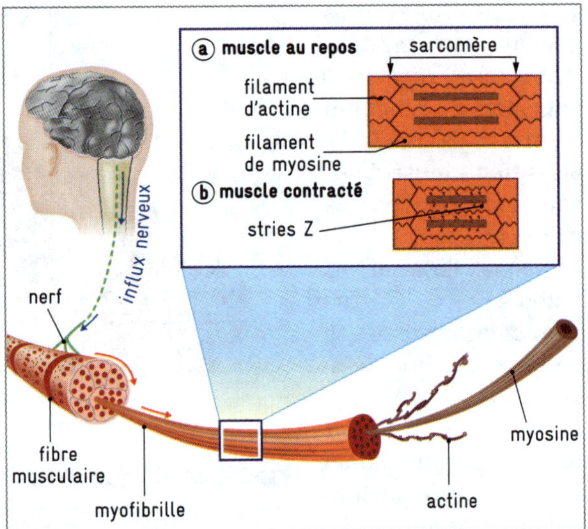

Fig. 3 La contraction musculaire

- **L'acétylcholine** se fixe sur les récepteurs spécifiques de la membrane de la cellule musculaire.

– **Un message électrique** est créé et se propage alors à l'intérieur du sarcoplasme (cytoplasme), il libère des ions calcium à l'origine d'une suite de réactions biochimiques. Celles-ci aboutissent au glissement des filaments d'**actine** entre les filaments de **myosine** grâce à l'énergie libérée par la molécule ATP (adénosine triphosphate).

– **Les myofibrilles** sont alors contractées. Lorsque la stimulation cesse les myofibrilles et donc les fibres musculaires et les muscles se relâchent.

– **La contraction d'un muscle** entraîne obligatoirement le relâchement d'un autre muscle, appelé le **muscle antagoniste** comme le triceps pour le biceps du bras. Ce phénomène permet la coordination des mouvements.

21 Les mouvements et la marche

Mémoriser

1 Les mouvements

Les mouvements mettent en jeu les os, les articulations et les muscles. L'amplitude des mouvements dépend des articulations.
Les mouvements sont définis par rapport à une position anatomique de référence. Les mouvements sont très nombreux : l'abduction, l'adduction, la rotation, la flexion, l'extension...

- **La flexion** consiste à plier ou rapprocher deux segments de membre l'un de l'autre en diminuant l'angle entre les deux os de l'articulation. Le biceps effectue la flexion de l'avant-bras, en entraînant par l'intermédiaire des tendons l'os **radius** par effet de levier, le point d'appui est l'articulation du coude. Le muscle antagoniste (triceps) se relâche alors.
- **L'extension** consiste à étendre ou à éloigner deux segments de membre l'un de l'autre en augmentant l'angle entre les deux os de l'articulation. Lors de l'extension du bras, le triceps se contracte et le biceps se relâche.

2 La marche

- **La marche** est un mode de locomotion automatisée qui permet le déplacement du corps sur les deux pieds. Elle correspond à une suite de pas associée à un mouvement alterné des membres supérieurs. La marche s'acquiert au cours de la deuxième année de la vie.

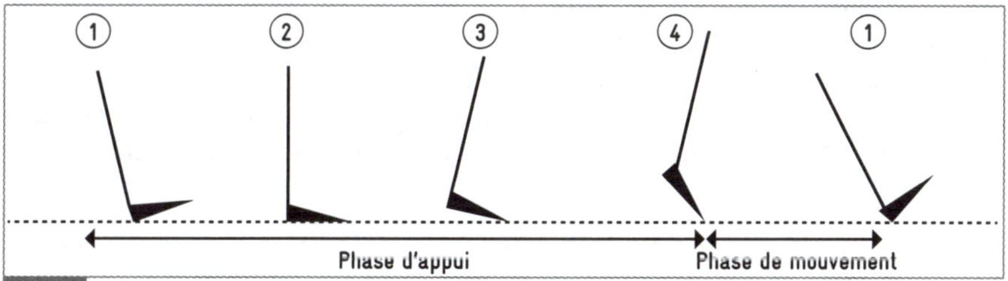

Fig. 1 Les différents appuis lors de la marche

- **Le déroulement du pas** s'effectue, pour un membre, en quatre phases :

① La jambe en mouvement se pose au sol par le talon.
② La voûte plantaire assure l'appui au sol (l'autre jambe passe en avant du pied en appui).
③ Le talon se soulève.
④ L'appui sur les orteils entraîne le soulèvement du pied.
La phase de mouvement est comprise entre le soulèvement du pied et son retour au sol.

22 Des pathologies de l'appareil locomoteur

Mémoriser

Les pathologies de l'appareil locomoteur sont nombreuses. Elles peuvent toucher un organe spécifique : l'os (pathologies traitées fiche 00), l'articulation ou le muscle ou bien affecter plusieurs de ces organes.

1 Les troubles musculo-squelettiques

La définition : **les troubles musculo-squelettiques (TMS)** sont des pathologies qui affectent les tissus mous : nerfs, ligaments, tendons, éléments situés autour des articulations. Les principales articulations concernées sont celles du coude, des poignets, des épaules et des genoux.

La cause est une sollicitation exagérée des muscles et des tendons lors de gestes répétitifs ou d'efforts excessifs et de certaines postures de travail.

Le traitement consiste en une mise au repos de l'articulation sollicitée, l'administration locale de médicaments anti-inflammatoires, la chirurgie...

La prévention doit agir sur les facteurs de risques : dépister les situations à risque puis aménager le poste de travail en conséquence...

2 Les traumatismes articulaires

2.1 L'entorse

La définition : **l'entorse** est une atteinte des ligaments qui peuvent être étirés, déchirés, partiellement ou totalement.

La cause est souvent une chute ou une torsion violente d'une articulation. Elle s'accompagne d'un œdème et d'une douleur vive.

Le traitement consiste à immobiliser l'articulation, du repos et de la rééducation. La guérison est longue car les ligaments ne sont pas vascularisés.

2.2 La luxation

La définition : **la luxation** correspond à la sortie violente de l'extrémité d'un os de son logement articulaire : l'os se déboîte de l'articulation. La luxation s'accompagne d'une entorse grave et d'une atteinte des tissus mous environnants.

Les causes sont des chocs violents (assez courant dans les sports de contact), les luxations de l'épaule, du pouce sont fréquentes.

Le traitement consiste à réduire la luxation (remise en place de l'os) et à immobiliser l'articulation. Les récidives sont possibles.

3 Les arthropathies ou rhumatismes

3.1 L'arthrose

La définition : **l'arthrose** est une arthropathie (rhumatisme) mécanique dégénérative. Elle est due à une usure du cartilage articulaire qui s'amincit, accompagnée d'une modification du tissu osseux.

La cause est inconnue. L'arthrose atteint surtout les articulations soumises à des pressions importantes. Les localisations les plus fréquentes sont la colonne vertébrale, la hanche, le genou et la main.

Les mécanismes d'apparition sont liés à une mauvaise régénération du cartilage qui devient plus fin et rugueux. Cela entraîne la formation d'excroissances osseuses, **les ostéophytes**.

Les signes de l'arthrose sont des douleurs et une raideur articulaire (surtout au réveil) accompagnées de déformations osseuses et d'une diminution de la mobilité.

Le traitement consiste à soulager la douleur. L'arthrose ne se guérit pas.

3.2 La polyarthrite rhumatoïde

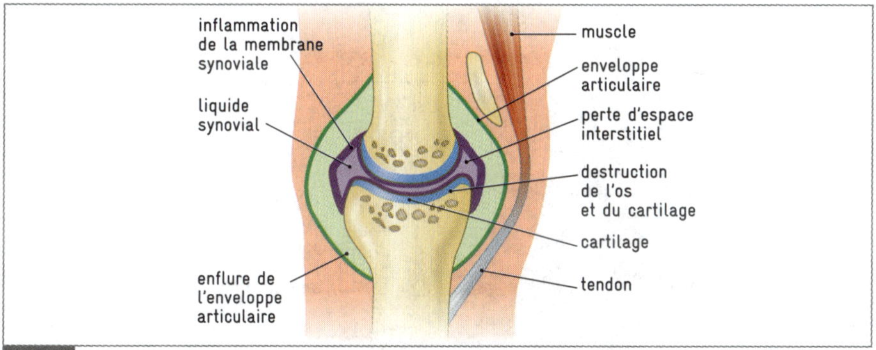

Fig. 1 Les altérations de l'articulation du genou causées par la polyarthrite rhumatoïde

La définition : **la polyarthrite rhumatoïde** est une arthropathie inflammatoire qui touche plusieurs articulations. Cette affection s'étend aux os, aux tendons et aux muscles. Il s'agit d'une maladie auto-immune, c'est-à-dire liée à un dérèglement immunitaire où les cellules immunitaires prennent comme cible les cellules de l'organisme, ici les cellules des articulations.

La cause est inconnue mais son apparition est liée au stress. L'inflammation de la membrane synoviale provoque la formation d'une grande quantité de liquide synovial à l'origine de douleur et d'une distension des ligaments, puis une usure prématurée des cartilages et des os s'installe.

Les signes de la maladie sont une déformation des articulations, une perte de mobilité et une destruction des articulations avec une grande fatigue. La maladie évolue par poussées.

Le traitement médicamenteux vise à ralentir le processus en agissant sur le système immunitaire et à soulager la douleur.

23 L'appareil digestif

Mémoriser

1 La fonction de l'appareil digestif

L'appareil digestif a pour fonction la **digestion** des aliments ingérés.
La digestion est l'ensemble des transformations subies par les aliments dans l'appareil digestif, afin de les rendre utilisables par l'organisme.

2 L'anatomie de l'appareil digestif

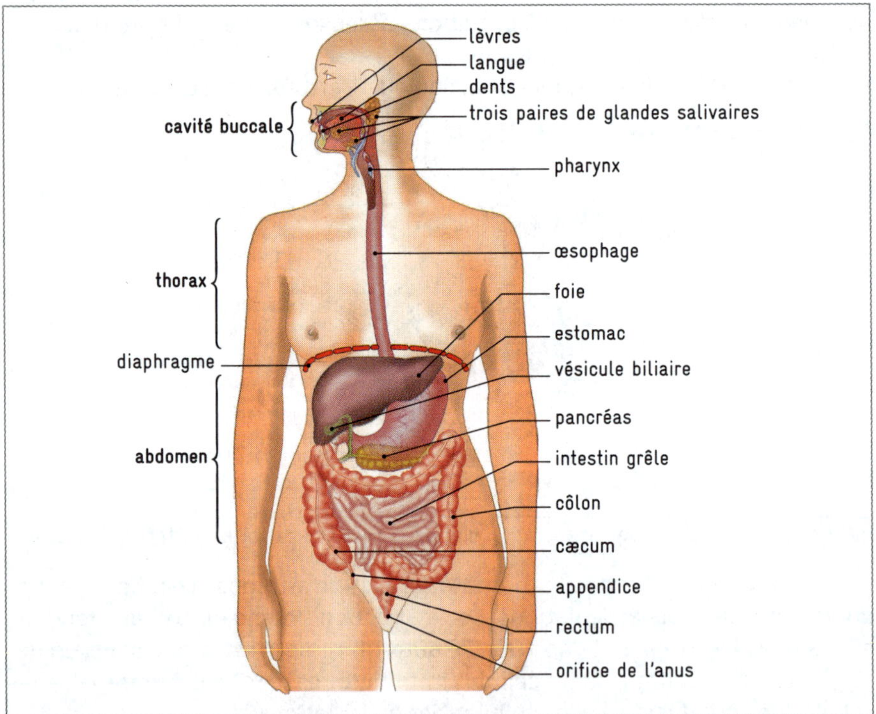

Fig. 1 L'organisation de l'appareil digestif

- **L'appareil digestif** est constitué du **tube digestif** et des **glandes digestives.**
- L'essentiel des organes de l'appareil digestif se situe dans la **cavité abdominale, sous le diaphragme.**
- **Les aliments** progressent dans le **tube digestif,** et les enzymes élaborées par les glandes digestives (glandes salivaires, foie, pancréas) s'y déversent.

3 La digestion

La digestion commence dans la bouche. L'ingestion des aliments est suivie, comme dans l'ensemble du tube digestif, d'actions mécaniques et chimiques.

3.1 La formation du bol alimentaire

• **Dans la bouche**, les aliments humidifiés, mastiqués par les dents et brassés par la langue sont réduits en petits morceaux, **le bol alimentaire**.

• **La salive** est sécrétée par trois paires de glandes salivaires. Elle est constituée d'eau et de protéines :

– **la mucine**, qui lubrifie la bouche et humidifie les aliments ;

– **l'amylase salivaire**, une enzyme qui hydrolyse (décompose) les glucides complexes (amidon et glycogène) en molécules glucidiques plus simples.

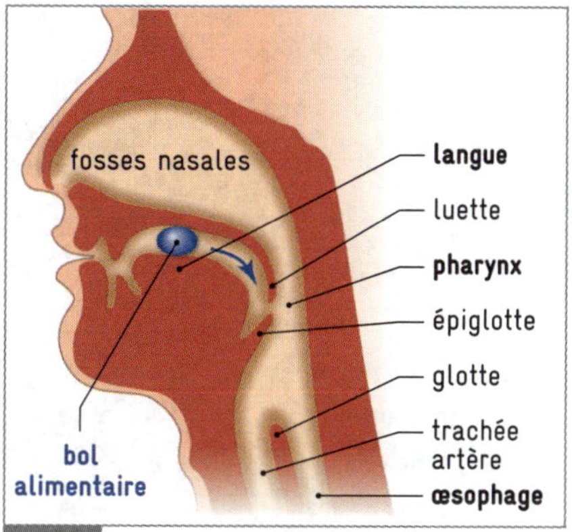

Fig. 2 La mastication

3.2 La déglutition

• **Le bol alimentaire** est poussé volontairement vers la base de la langue et projeté vers le pharynx, provoquant alors le réflexe de **déglutition**.

• **Les muscles de la paroi** du pharynx poussent le bol alimentaire dans l'**œsophage**, provoquant la fermeture de l'accès aux fosses nasales.

• **Le bol alimentaire** descend dans l'œsophage. Les muscles annulaires de l'œsophage, excités par le bol alimentaire, provoquent des **ondes péristaltiques** qui se propagent et poussent les aliments tout le long du tube digestif.

3.3 La digestion stomacale

• Le bol alimentaire traverse le sphincter du **cardia** pour pénétrer dans l'estomac, où il subit un brassage facilité par plusieurs couches musculaires.

• Les glandes de la paroi de l'estomac sécrètent du **mucus**, du **suc gastrique** et de **l'acide chlorhydrique**.

En effet, l'enzyme du suc gastrique, **la pepsine**, n'est active qu'en milieu acide, elle commence la **dégradation des protéines**.

• Les aliments transformés en **chyme** sont éjectés progressivement de l'estomac dans l'intestin grêle par le sphincter du **pylore**. Celui-ci évite le reflux vers l'estomac.

3.4 La digestion intestinale

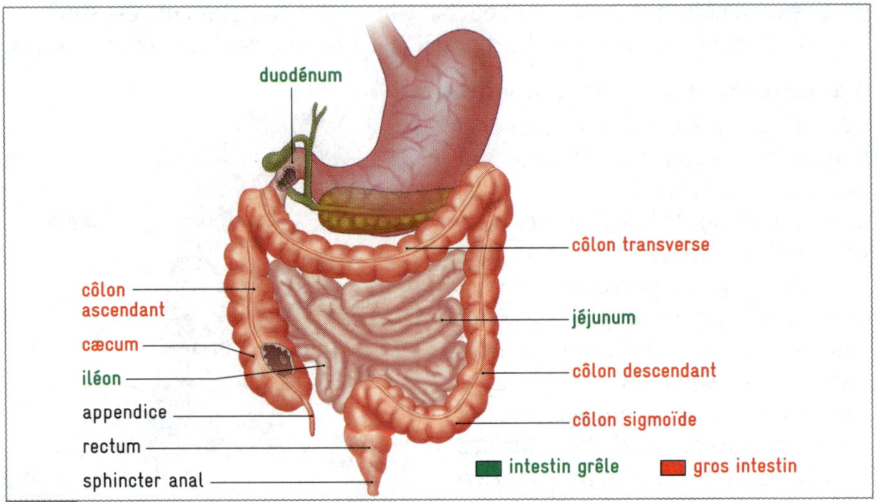

Fig. 3 Les différentes parties de l'intestin grêle et du côlon

Le **chyme** subit les dernières simplifications moléculaires dans l'intestin.

Dans l'intestin grêle

- Le passage du chyme dans le **duodénum** déclenche la sécrétion du suc pancréatique et la libération de la bile par la vésicule biliaire.
- **Les cellules glandulaires duodénales** secrètent aussi des enzymes intestinales contenues dans le suc intestinal. L'amylase, la trypsine, la lipase, la saccharase et la lactase terminent la simplification des aliments. Quand la digestion est terminée, le contenu de l'intestin grêle est une bouillie claire, le chyle.
- **Le chyle** est constitué de molécules simples, les nutriments, et de glucides complexes, les fibres alimentaires non transformées.

Dans le côlon

- **Les déchets**, d'abord liquides, durcissent par réabsorption de l'eau et des ions. Les déchets avancent dans le côlon grâce aux mouvements péristaltiques.
- **Les fibres alimentaires** augmentent le volume des selles. Des bactéries, qui constituent le **microbiote intestinal**, achèvent la dégradation en **matières fécales**. Celles-ci provoquent la distension du **rectum** et déclenchent l'expulsion des selles par l'anus, nommée **défécation**.

3.5 Le bilan de la digestion

- **Les glucides** : amidon, glycogène, saccharose et lactose sont simplifiés en sucres simples principalement du glucose, **les protéines** en acides aminés, les **lipides** en acides gras et glycérol.
- **L'eau, les vitamines** et **les fibres alimentaires** ne subissent aucune transformation.

4 L'absorption intestinale

L'absorption est le passage des nutriments à travers la paroi de l'intestin grêle vers le sang et la lymphe.

4.1 La structure de la paroi intestinale

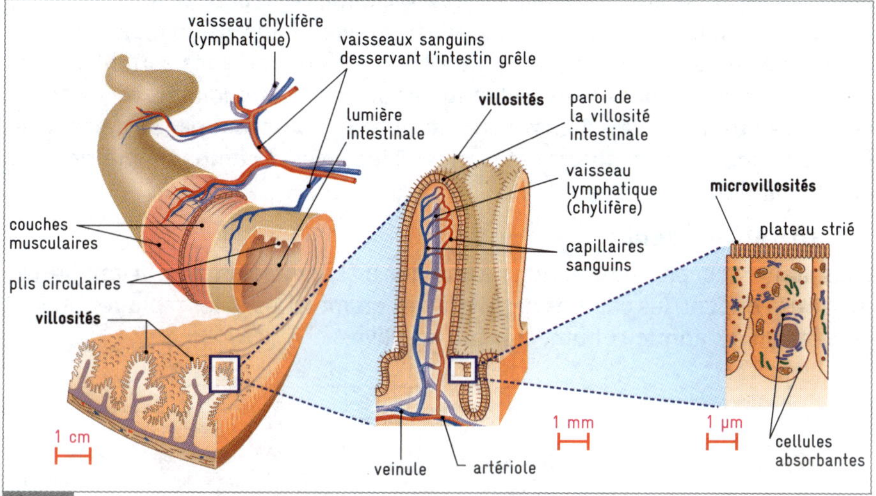

Fig. 4 La structure de la paroi intestinale

- **L'épithélium de la muqueuse intestinale** est composé de nombreux replis pourvus de petites saillies, les **villosités intestinales**. Les villosités sont irriguées par un réseau de capillaires sanguins et un capillaire lymphatique qui recueillent les nutriments absorbés.
- **La longueur de l'intestin grêle** et la présence des **villosités** pourvues de **microvillosités** facilitent la surface de contact avec le chyme et l'absorption des nutriments.
- **La finesse de la muqueuse intestinale** permet un passage assez rapide des nutriments et d'une partie de l'eau à travers la paroi.

4.2 Les deux voies d'absorption

- **Selon la taille des molécules,** les nutriments empruntent deux voies différentes d'absorption : la voie sanguine est empruntée par l'eau, les éléments minéraux, les oses, les acides aminés et les vitamines hydrosolubles ; la voie lymphatique est empruntée par les acides gras, le glycérol et les vitamines liposolubles.
- **La lymphe** rejoint la circulation générale au niveau de la veine cave supérieure.
- **La circulation sanguine** transporte les nutriments vers les différents organes, où ils diffusent dans toutes les cellules qui en tirent de l'énergie et créent leur propre matière. Ce phénomène est l'**assimilation**.

5 Les dents

L'ensemble des dents s'appelle la **denture**.

5.1 L'évolution de la denture

La denture temporaire est constituée de 20 dents appelées « **dents de lait** » réparties en trois catégories : **8 incisives, 4 canines et 8 prémolaires.**

Les quatre premières incisives apparaissent vers l'âge de 6 mois, puis les quatre autres vers 10 mois ; les quatre premières prémolaires sortent vers un an, suivies des canines (2 ans) ; et enfin les dernières prémolaires vers 2 ans et demi. Elles tombent vers 6 ans et sont remplacées plus tard par **32 dents « définitives »** réparties en quatre catégories : **8 incisives, 4 canines, 8 prémolaires et 12 molaires.**

5.2 Le rôle des dents

Elles assurent la première action mécanique de la digestion avec la langue. Les incisives coupent, les canines déchirent, les prémolaires et les molaires broient et écrasent les aliments humectés par la salive.

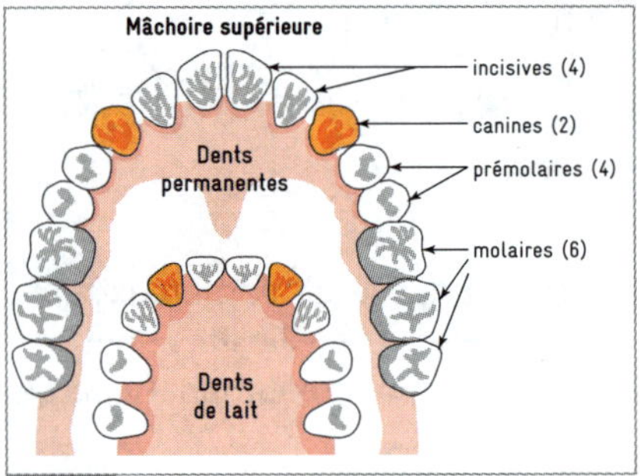

Fig. 5 L'évolution de la denture

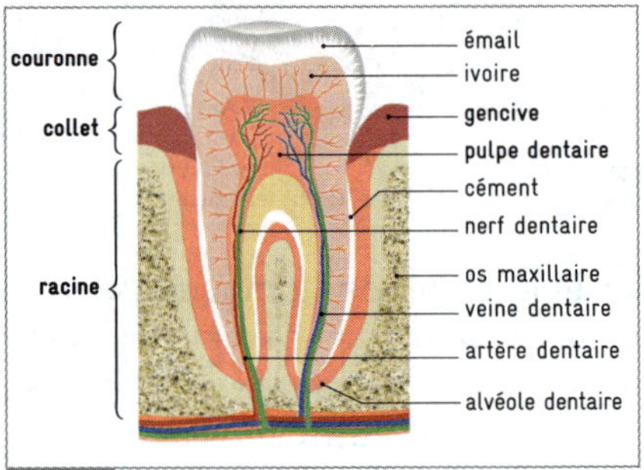

Fig. 6 La structure d'une dent

5.3 La structure d'une dent

- **La couronne**, partie visible de la dent, est recouverte d'émail dur et résistant. L'ivoire ou dentine, tissu situé sous l'émail est présent dans la couronne et se prolonge dans la racine.
- **Le collet** est une partie étroite située entre la racine et la couronne.
- **La racine** est enchâssée dans l'os de la mâchoire (os maxillaire). Selon la dent, la racine est simple, double ou triple. Elle est maintenue dans l'alvéole par le cément, tissu conjonctif calcifié, et par des ligaments alvéo-dentaires.
- **La pulpe dentaire** est la partie vivante de la dent située sous l'ivoire. C'est un tissu conjonctif mou, irrigué par des vaisseaux sanguins et un nerf.
- **La gencive**, ou parodonte, recouvre l'os des maxillaires.

6 Les spécificités de l'appareil digestif en fonction de la période de la vie

L'appareil digestif évolue au cours de la vie. Il présente des spécificités chez le jeune enfant et chez la personne âgée.

6.1 Les spécificités de l'appareil digestif du jeune enfant et leurs conséquences

- **La bouche** est dépourvue de dents, l'amylase salivaire n'est pas encore sécrétée ce qui impose une alimentation liquide à base de lait maternel ou de lait maternisé.
- **L'œsophage** très court, **le cardia** immature favorisent le reflux gastro-œsophagien.
- **L'estomac** a un volume réduit, 30 à 40 millilitres à la naissance et 200 à 300 millilitres à un an, ce qui nécessite une alimentation fractionnée en 6 à 8 prises par jour. L'acidité gastrique est trop faible pour protéger contre les contaminations et impose une hygiène rigoureuse.
- **Le foie** volumineux et immature augmente le risque d'hémorragie.
- **Le pancréas** ne produit pas encore d'amylase, il ne faut pas introduire de farine avant 4 à 6 mois.
- **L'intestin grêle,** très long par rapport au reste du corps, augmente le risque d'occlusion intestinale.
- **Le côlon** est stérile à la naissance, il se colonise peu à peu. Le manque de micro-organismes peut provoquer des coliques chez le nourrisson.
- **Le sphincter anal** n'est pas maîtrisé, de ce fait il y a une selle par repas.

6.2 Les spécificités de l'appareil digestif de la personne âgée et leurs conséquences

- **La perte de dents** ou la présence d'appareil mal supporté diminuent la capacité de mastication avec un risque de dénutrition..
- **Le réflexe de déglutition** diminue, le risque de fausse route est alors plus important.
- **Les sécrétions gastriques** (suc gastrique, acide chlorhydrique) diminuent, ce qui entraîne des difficultés à digérer les aliments protéiques et augmente le risque d'intoxication alimentaire.
- **Les sécrétions de la bile** par le foie et du suc pancréatique diminuent, cela augmente les difficultés à digérer une alimentation riche en lipides.
- Le transit intestinal est ralenti, il peut être accentué par la sédentarité avec un risque de constipation chronique.

24 Des pathologies de l'appareil digestif

Mémoriser

1 La carie dentaire

Les définitions

La plaque dentaire est un enduit mou et collant qui se dépose sur les dents. Elle est constituée de salive, de résidus alimentaires et de bactéries du microbiote buccal. La plaque dentaire mal éliminée se minéralise et se transforme en **tartre** responsable du déchaussement des dents.

La carie dentaire est une **maladie infectieuse** de la dent due à une destruction progressive de l'émail sous l'action de bactéries. Les bactéries présentes transforment les sucres en déchets acides qui attaquent l'émail jusqu'à atteindre la pulpe.

L'évolution de la carie dentaire

Stade 1 : attaque indolore de l'émail.

Stade 2 : attaque de la dentine avec une sensibilité au chaud et au froid.

Stade 3 : attaque de la pulpe, avec de violentes douleurs.

Stade 4 : destruction de la pulpe, l'infection peut se propager aux tissus environnants provoquant un abcès ou bien se propager à d'autres organes.

Les conditions d'une bonne hygiène dentaire

Une bonne hygiène dentaire passe par les étapes suivantes : un brossage de toutes les faces des dents avec un dentifrice au fluor, pendant 2 minutes, après chaque repas avec l'usage de fil dentaire ou d'une brossette, un contrôle dentaire deux fois par an ; une alimentation riche en calcium, phosphore et vitamine D ; renouveler régulièrement sa brosse à dents.

2 Les troubles digestifs

2.1 La diarrhée

La définition : la diarrhée correspond à des selles liquides, elle est due au passage trop rapide de selles dans le côlon sans que l'eau résiduelle ait été réabsorbée. Elle peut être passagère ou chronique.

L'origine peut être infectieuse, liée à une intolérance alimentaire ou médicamenteuse.

Le traitement sera adapté à l'origine de la diarrhée (traitement de l'infection, régime alimentaire...).

2.2 La constipation

La définition : la constipation est un ralentissement du transit intestinal. Elle correspond à des selles dures, restées longtemps dans le côlon, elle provoque une trop grande réabsorption de l'eau.

L'origine peut être un régime pauvre en fibres, pauvre en eau, la sédentarité, une grossesse...

Le traitement est adapté à la cause (régime riche en fibres, exercice physique, réhydratation...), prise de **laxatifs** en cas de constipation passagère sur avis médical.

2.3 Les vomissements

La définition : les vomissements sont des rejets involontaires et soudains du contenu de l'estomac, par la bouche.

Les vomissements sont dus à l'étirement extrême de l'estomac ou bien la présence en excès d'agents irritants : alcool, aliments épicés, médicaments, agents infectieux.

Les centres nerveux en réponse provoquent la contraction du diaphragme et des muscles abdominaux. Le contenu de l'estomac est repoussé vers l'œsophage, le pharynx et la bouche.

Les signes sont une pâleur, une salivation importante, une pesanteur stomacale. Les vomissements peuvent entraîner une **déshydratation**.

La prévention et les traitements sont en lien avec les causes : réduction de la consommation de graisses et d'alcool, d'épices ; prescription de médicaments contre la fièvre, les vomissements, les douleurs...

3 Les gastro-entérites

La définition : les gastro-entérites sont des infections provoquant l'inflammation simultanée de l'intestin grêle et du côlon.

Les gastro-entérites sont d'origine bactérienne, virale (le plus souvent) ou parasitaires (protozoaires).

La transmission s'effectue par contact direct avec une personne contaminée, des objets ou des surfaces souillées ou encore par des aliments contaminés (gastro-entérites bactériennes).

Les signes sont de la fièvre accompagnée de maux de tête, des selles liquides, des douleurs abdominales, des courbatures.

Les complications sont la déshydratation chez le jeune enfant, chez la personne âgée et la personne immunodéprimée.

Les traitements : boire par petites quantités, utiliser des solutés de réhydratation, ne pas boire de produits laitiers. La prise d'antibiotiques, de médicaments contre les spasmes, la fièvre, les vomissements peuvent être prescrits par le médecin.

25 La régulation de la glycémie

Mémoriser

1 Les définitions

• **La glycémie est la concentration de glucose dans le sang**. Elle est régulée principalement par des hormones pancréatiques : l'insuline et le glucagon qui agissent selon les apports alimentaires.
• **La glycémie normale** varie entre 0,7 et 1,1 gramme par litre de sang. Lorsque sa valeur est inférieure, il y a **hypoglycémie** ; si elle est supérieure, il y a **hyperglycémie**.
• **La glycémie postprandiale** (après un repas) est supérieure à la normale. **À jeun**, le corps est en légère hypoglycémie ; cependant dans les deux cas, très vite, la glycémie est régulée et revient à une valeur normale.
• **La glycosurie** est la présence anormale de sucres dans les urines, elle traduit un dysfonctionnement de la régulation de la glycémie : le diabète.

2 Les hormones régulant la glycémie

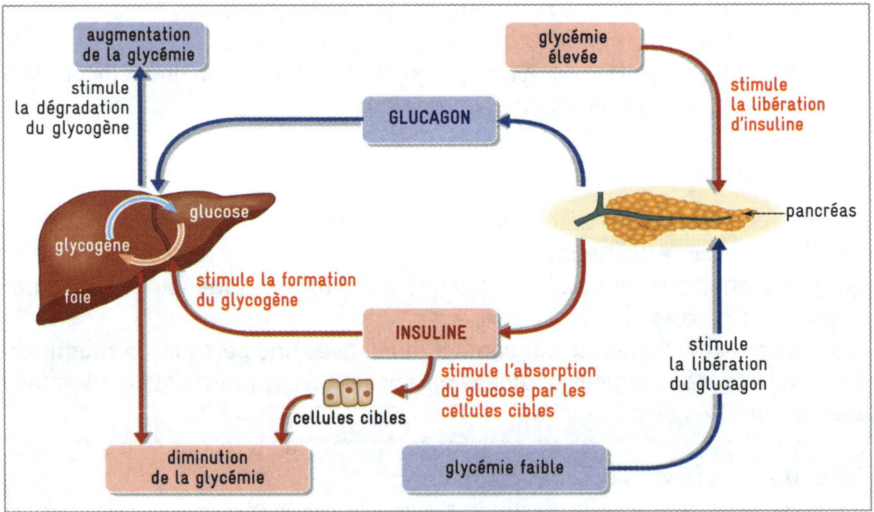

Fig. 1 La régulation de la glycémie par les hormones pancréatiques

2.1 La régulation de l'hyperglycémie

• **Une hyperglycémie** entraîne une **sécrétion d'insuline**. L'insuline stimule l'absorption du glucose par les myocytes, le stockage du glucose sous forme de glycogène dans le foie et celui des acides gras dans les tissus adipeux.
• **L'insuline** abaisse ainsi la glycémie, c'est une hormone hypoglycémiante.

2.2 La régulation de l'hypoglycémie

Une hypoglycémie a pour effet la sécrétion du glucagon, qui stimule la dégradation du glycogène du foie en glucose. Le glucose est libéré dans le sang : la glycémie augmente. **Le glucagon** est une hormone hyperglycémiante.

3 Le diabète

Le diabète pancréatique est une maladie endocrinienne évolutive.

3.1 Le diabète insulinodépendant (de type 1)

La définition : **le diabète insulinodépendant** (de type 1) est dû à la disparition progressive des cellules bêta du pancréas. La sécrétion d'insuline étant alors insuffisante, le sucre s'accumule dans le sang.

Le processus d'apparition : c'est une maladie pour laquelle l'hérédité est un facteur prédominant. Le diabète apparaît brutalement avant 40 ans.

Le traitement est à vie, il consiste en injection quotidienne d'insuline.

3.2 Le diabète non insulinodépendant (de type 2)

La définition : **le diabète non insulinodépendant** (de type 2) est dû à une anomalie des récepteurs cellulaires de l'insuline. La production d'insuline diminue au cours du temps. Le sucre s'accumule dans le sang.

Le processus d'apparition : les récepteurs d'insuline des cellules cibles ne sont plus activés, le glucose ne pénètre alors pas dans les cellules et s'accumule dans le sang, provoquant une hyperglycémie. Des facteurs sont identifiés : obésité, sédentarité, âge (plus de 45 ans).

Le traitement repose sur des mesures hygiéno-diététiques puis des médicaments antidiabétiques oraux et, si nécessaire, un traitement à l'insuline.

3.3 Les caractéristiques communes aux deux diabètes

Les signes biologiques : une **glycosurie,** une **polyurie** (augmentation du volume des urines) accompagnée d'une soif permanente, la **polydipsie**. Enfin, on remarque un amaigrissement et une fatigue liés au manque de glucose dans les cellules et un besoin de manger en grande quantité, la **polyphagie**.

Les complications : le diabète est à l'origine de l'altération des vaisseaux sanguins et donc de la mauvaise irrigation sanguine de certains organes : atteinte vasculaire de la rétine avec risque de cécité, atteinte cardio-vasculaire avec risque d'artérite, atteinte rénale, atteinte nerveuse.

La prévention des complications consiste à ramener la glycémie à une valeur la plus proche possible de la normale. Quatre types d'actions sont menés : une hygiène alimentaire adaptée, une activité physique d'entretien, une surveillance de la glycémie et des bilans médicaux systématiques (fond d'œil, mesure de la tension artérielle...).

26 L'organisation du système nerveux

Mémoriser

1 Les fonctions du système nerveux

Le système nerveux est un système de régulation de l'organisme. Le système nerveux remplit trois fonctions fondamentales :

– **L'information sensorielle :** le système nerveux capte les informations de l'extérieur ou de l'intérieur de l'organisme par des récepteurs sensoriels (récepteurs auditifs, visuels, récepteurs de la douleur dans les organes internes...), il transporte ces informations par des nerfs sensitifs.

– **L'intégration :** le système nerveux central analyse, interprète et définit la réponse à donner.

– **La réponse motrice :** le système nerveux donne (ou non) une réponse motrice. Celle-ci est transmise par des nerfs moteurs et est réalisée par des organes effecteurs (qui agissent) : les muscles ou les glandes.

2 Les deux parties du système nerveux

• **Le système nerveux central** (SNC) est responsable de l'intégration : il analyse et interprète la plupart des informations. Il se compose de l'encéphale et de la moelle épinière :

– l'encéphale est logé dans la boîte crânienne. Il est composé du cerveau, du tronc cérébral et du cervelet ;

– la moelle épinière est protégée dans le canal osseux de la colonne vertébrale.

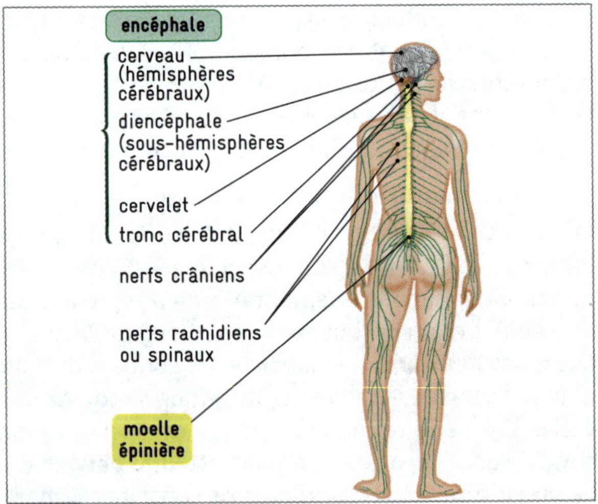

Fig. 1 Le système nerveux central et périphérique

• **Le système nerveux périphérique** (SNP) est principalement composé de nerfs qui transportent l'information, appelée influx nerveux :

– les nerfs crâniens relient l'encéphale aux organes ; ils sont au nombre de 12 paires ;

– les nerfs spinaux ou rachidiens relient la moelle épinière aux organes ; ils sont au nombre de 31 paires.

3 Les voies de transport de l'information nerveuse

Selon qu'ils appartiennent à la voie sensitive ou à la voie motrice, les nerfs transportent l'influx nerveux (l'information) dans **un seul sens** : soit des centres nerveux vers les organes, soit des organes vers les centres nerveux.

3.1 La voie sensitive

Elle transporte l'influx nerveux des terminaisons nerveuses aux centres nerveux. Elle porte aussi le nom de voie afférente. Elle est composée de nerfs sensitifs.

3.2 La voie motrice

Elle transporte l'influx nerveux des centres nerveux aux organes effecteurs (muscles, glandes, viscères). Elle porte aussi le nom de voie efférente. Elle est composée de nerfs moteurs.

La voie motrice comporte deux sous-systèmes : l'un est sous la dépendance de la volonté, il s'agit du **système nerveux somatique** ; l'autre système est indépendant de notre volonté, il est appelé **système neurovégétatif**.

4 Le système nerveux somatique

- **Le système nerveux somatique** appelé souvent **système nerveux volontaire** est composé des nerfs moteurs, qui transportent les informations du système nerveux central aux muscles squelettiques.
- **Le système nerveux cérébrospinal** regroupe tous les organes nerveux impliqués dans les actes volontaires. Il est dépendant de notre volonté.

Il intervient par l'intermédiaire de nerfs sensitifs somatiques, du système nerveux central (cerveau) et de nerfs moteurs somatiques jusqu'aux effecteurs que sont les muscles squelettiques.

5 Le système neurovégétatif

Le système neurovégétatif, ou **système nerveux autonome,** a pour fonction principale de maintenir l'homéostasie (l'équilibre du milieu intérieur) en régulant les fonctions vitales. Il a comme organes effecteurs : le cœur, les muscles lisses (tube digestif, appareil respiratoire...) et les glandes.

5.1 L'organisation du système neurovégétatif

Par l'intermédiaire des nerfs sensitifs viscéraux, le système nerveux central (principalement l'hypothalamus situé dans le diencéphale, mais aussi le tronc cérébral et la moelle épinière), est informé de l'état des viscères et de leurs besoins (par exemple, en dioxygène).

Le système nerveux central réagit par des influx nerveux moteurs qui sont transportés par un réseau de nerfs périphériques végétatifs.

5.2 Le fonctionnement du système neurovégétatif

- **Le système neurovégétatif** assure ainsi les mouvements involontaires des viscères (mouvements cardiaques et respiratoires, pression artérielle, sécrétions glandulaires, réflexe de miction).
- **Les nerfs périphériques végétatifs** sont organisés en deux voies qui agissent de façon opposée :

– **La voie sympathique** est mobilisée dans les situations actives et d'urgence, cela se traduit par exemple par une augmentation du rythme cardiaque.
– **La voie parasympathique** intervient en période de repos. Elle accomplit les fonctions métaboliques de base comme la digestion. Chaque organe est innervé par ces deux voies pour assurer l'équilibre des fonctions viscérales.

6 Le système nerveux central

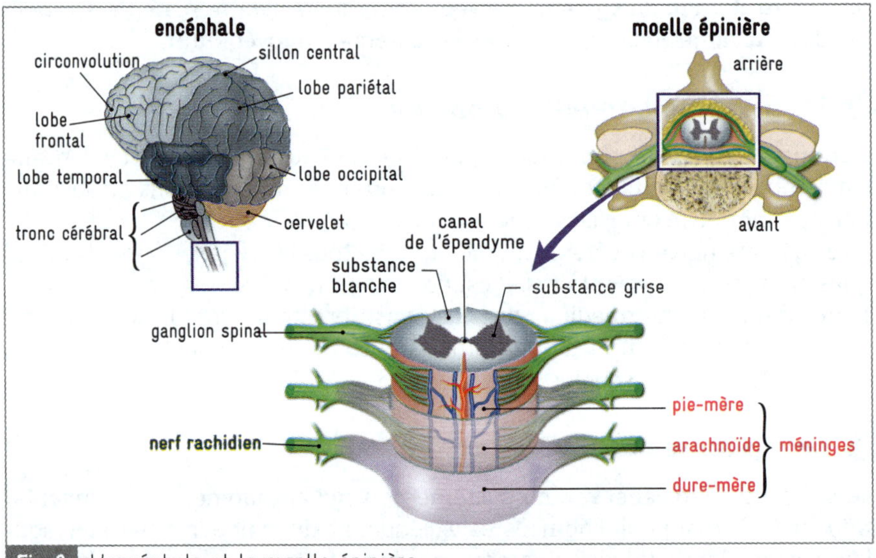

Fig. 2 L'encéphale et la moelle épinière

6. 1 Les méninges, les substances blanche et grise

- **Les méninges** sont trois membranes qui recouvrent l'encéphale et la moelle épinière : la **dure-mère** (méninge externe), **l'arachnoïde** (imprégnée de liquide céphalo-rachidien) et **la pie-mère** (en contact avec le tissu nerveux). Elles nourrissent et protègent le tissu nerveux : le liquide céphalorachidien amortit les chocs, soutient et épure le tissu nerveux.
- La disposition des cellules nerveuses, **les neurones** dans le système nerveux permet de distinguer deux structures : **la substance blanche** forme la partie interne du cerveau (avec quelques exceptions) et la partie superficielle de la moelle épinière ; **la substance grise**, à l'inverse, forme la partie superficielle du cerveau et la partie interne de la moelle épinière.

6.2 L'encéphale

La structure de l'encéphale

• **Le cerveau** est séparé en deux hémisphères cérébraux par un sillon central. La surface des hémisphères cérébraux est appelée **cortex cérébral** et délimite quatre lobes : le lobe frontal, le lobe pariétal, le lobe temporal et le lobe occipital.

• **Le cervelet** est situé dans la partie inférieure et postérieure de l'encéphale.

• **Le tronc cérébral** est placé entre le cerveau et la moelle épinière.

Les fonctions de l'encéphale

• **Le cortex cérébral** occupe la surface des lobes. Il comprend diverses zones appelées **aires corticales primaires et secondaires.** Ces aires sont responsables de la fonction motrice, de la fonction sensorielle et de fonctions plus élaborées : la fonction intellectuelle, le langage, les émotions et la mémoire. **Les aires primaires** réceptionnent et traitent les messages. **Les aires secondaires** interprètent ces messages.

• **Chaque hémisphère cérébral** contrôle le côté opposé du corps : ainsi l'hémisphère droit contrôle l'activité nerveuse du côté gauche.

• **L'hypothalamus** est le centre de régulation du système nerveux végétatif. Il contrôle le tronc cérébral et la moelle épinière.

• **Le tronc cérébral** règle le rythme respiratoire, cardiaque, c'est le centre réflexe visuel et auditif. C'est également la voie de transmission des influx nerveux sensitifs et moteurs.

• **Le cervelet** contrôle l'équilibre et la posture, la coordination des mouvements.

6.3 La moelle épinière

La structure de la moelle épinière

La moelle épinière est située dans la colonne vertébrale à l'intérieur du canal rachidien. Elle s'étend du tronc cérébral jusqu'aux vertèbres lombaires. Elle est formée de substance grise au centre entourée de substance blanche, elle est protégée par les méninges.

Les fonctions de la moelle épinière

• **La moelle épinière a un rôle de conduction** des informations sensitives captées par les récepteurs cutanés, tendineux et musculaires, ainsi que des ordres moteurs reçus de l'encéphale et destinés aux différentes parties du corps.

• **La moelle épinière est le siège d'actes réflexes** : elle est capable d'effectuer une réponse rapide et automatique sans participation du cerveau.

27 Des pathologies du système nerveux central

Mémoriser

1 Les démences séniles

La définition : **les démences séniles** sont des syndromes souvent évolutifs dans lesquels on observe un affaiblissement des fonctions intellectuelles ou cognitives, plus important qu'au cours d'un vieillissement normal. Elles touchent le raisonnement, la mémoire, la compréhension, la capacité d'apprentissage, l'orientation, le calcul, le langage et le jugement.

Le mécanisme : dans un premier temps, la conscience n'est pas touchée. Une altération du comportement social se joint souvent aux troubles des fonctions intellectuelles.

Les causes : les démences sont causées par des maladies et des traumatismes qui affectent principalement l'encéphale, comme la maladie d'Alzheimer, l'accident vasculaire cérébral, la maladie de Creutzfeldt-Jakob, la syphilis.

2 La maladie d'Alzheimer

La définition : **la maladie d'Alzheimer** est une atteinte dégénérative des tissus de l'encéphale conduisant à la démence. C'est la démence sénile la plus fréquente. Elle est progressive et irréversible.

Les facteurs favorisants : certaines pathologies à mi-vie comme le diabète, l'hypertension artérielle, l'accident vasculaire cérébral, l'hygiène de vie (tabac, alcool, sédentarité) jouent un rôle reconnu ; des facteurs génétiques pourraient s'y ajouter.

Les signes cliniques : ils apparaissent dans l'ordre suivant :

– troubles de la mémoire (tendance à oublier) ;

– désorientation dans le temps et dans l'espace, altération du jugement, troubles du langage (appauvrissement du langage, incohérence) ;

– difficultés dans les activités quotidiennes (s'habiller), perte de conscience du temps et du lieu, difficultés à reconnaître ses proches.

Les traitements médicamenteux : aucun ne guérit ni n'arrête le développement des lésions. Des médicaments agissent sur les neurotransmetteurs, atténuent les signes et ralentissent leur aggravation.

Les traitements non médicamenteux (ergothérapie, orthophonie) : ils visent à maintenir les activités de la vie quotidienne.

3 La maladie de Parkinson

La définition : **la maladie de Parkinson** est une affection neuro dégénérative qui mène à la destruction progressive de neurones du système nerveux central.

Le mécanisme d'apparition : il est lié à l'insuffisance de libération d'un neurotransmetteur, la dopamine, par les neurones du tronc cérébral du fait de la dégénérescence des neurones.

La dopamine participe au contrôle des mouvements corporels.

Il s'ensuit une perturbation de l'innervation cérébrale : d'une part, la suractivation de certains neurones, qui se traduit par des tremblements au repos, et d'autre part une forte inhibition du cortex cérébral caractérisée par une lenteur dans le début des mouvements.

Les facteurs favorisants : ils sont mal connus. Une interaction de facteurs génétiques et de facteurs environnementaux en serait à l'origine.

Les signes cliniques sont des tremblements au repos, un visage peu expressif, la rigidité des mouvements de la tête, des difficultés à la marche, des troubles de l'initiative motrice, l'instabilité posturale.

Les conséquences : une difficulté à se mouvoir et une amplification des autres signes cliniques qui n'affectent pas l'espérance de vie.

Les traitements : ils cherchent à compenser la perte de dopamine en inhibant sa dégradation ou en apportant une molécule voisine. La kinésithérapie permet d'améliorer le tonus musculaire. La maladie ne se guérit pas.

Il n'y a aucune recommandation préventive spécifique.

4 L'épilepsie

La définition : **l'épilepsie** est une affection neurologique chronique caractérisée par des crises répétées.

La cause : les crises d'épilepsie sont dues à une activité électrique anormale de certains groupes de neurones cérébraux (plus ou moins nombreux) empêchant l'activité des autres structures de l'encéphale.

Les signes sont différents selon la localisation des neurones touchés et leur nombre. La crise peut être localisée à un organe ou généralisée avec chute, perte de connaissance et convulsions.

En cas de crise d'épilepsie, la conduite à observer est la suivante :

– rester calme ;

– protéger la personne en mettant un vêtement sous sa tête, écarter les objets environnants pour éviter les blessures, mettre la personne en position latérale de sécurité et vérifier sa respiration et la coloration cutanée de la peau ;

– appeler le médecin ou le Samu ;

– réconforter la personne lorsqu'elle reprend connaissance et rester auprès d'elle.

28 Le neurone

Mémoriser

Le neurone, ou cellule nerveuse, est l'unité fonctionnelle du système nerveux. Le neurone ne se divise pas.

1 La structure du neurone

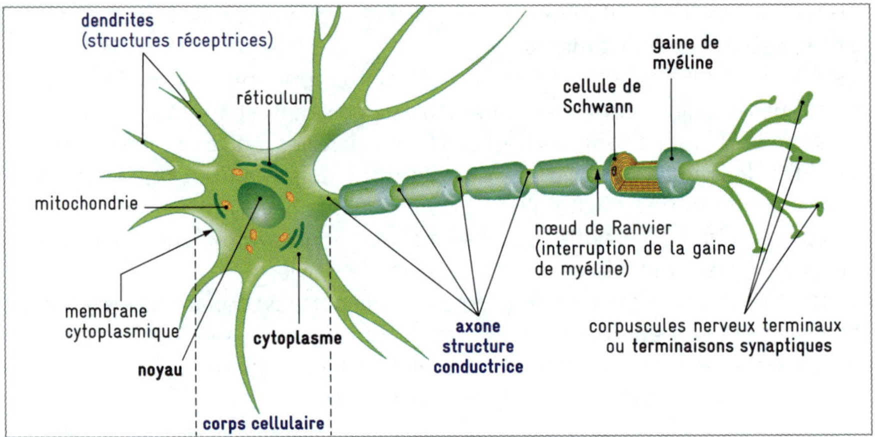

Fig. 1 La structure d'un neurone multipolaire

Le neurone est composé d'un corps cellulaire et de prolongements : un axone et des dendrites. Le corps cellulaire et les dendrites constituent la substance grise. L'axone entouré de myéline constitue la substance blanche.

- **Le corps cellulaire** est composé de cytoplasme contenant le noyau et les organites dont **l'activité intense** nécessite un apport permanent de glucose et de dioxygène. Regroupés dans le système nerveux central, ils forment les « noyaux » ; dans le système nerveux périphérique, ils forment les ganglions nerveux.
- **Les dendrites** sont des prolongements fins et courts du corps cellulaire. Ils assurent la **collecte des informations** (signaux électriques) et les transmettent au corps cellulaire.
- **L'axone** est un prolongement unique du corps cellulaire. Il est la **structure conductrice** du neurone. Lorsqu'il est long (il peut atteindre un mètre), il porte alors le nom de **fibre nerveuse**. L'axone transmet l'influx nerveux à d'autres neurones ou à d'autres cellules (musculaires ou glandulaires). Cette transmission d'information s'effectue par l'intermédiaire des corpuscules nerveux terminaux ou terminaisons synaptiques. Les axones, réunis en faisceaux et présents dans le système nerveux périphérique (SNP), portent le nom de **nerfs**.

2 Les propriétés du neurone

• **Le neurone est excitable**, c'est-à-dire capable de réagir à une stimulation chimique, visuelle, sonore, douloureuse...

• **Le neurone est conducteur**. La stimulation reçue par les dendrites est transformée en **influx nerveux** qui se propage du corps cellulaire à l'axone, puis jusqu'aux corpuscules nerveux terminaux ou **terminaisons synaptiques** où il est transmis à d'autres cellules.

3 La transmission de l'influx nerveux : la synapse

La transmission de l'information d'un neurone à un autre, ou d'un neurone à une autre cellule, s'effectue au niveau d'une jonction appelée **synapse**, le plus souvent par la libération d'une substance chimique, un neurotransmetteur.

• **Une synapse** est définie comme étant la **jonction fonctionnelle** entre deux neurones (synapse neuro-neuronale), ou entre un neurone et une cellule d'un muscle (plaque motrice), ou entre un neurone et une cellule d'une glande.

Elle est composée d'une **terminaison synaptique** d'un neurone pré-synaptique, d'une **fente synaptique** (espace entre deux neurones), d'une **région réceptrice post-synaptique** (dendrites) d'un neurone post-synaptique.

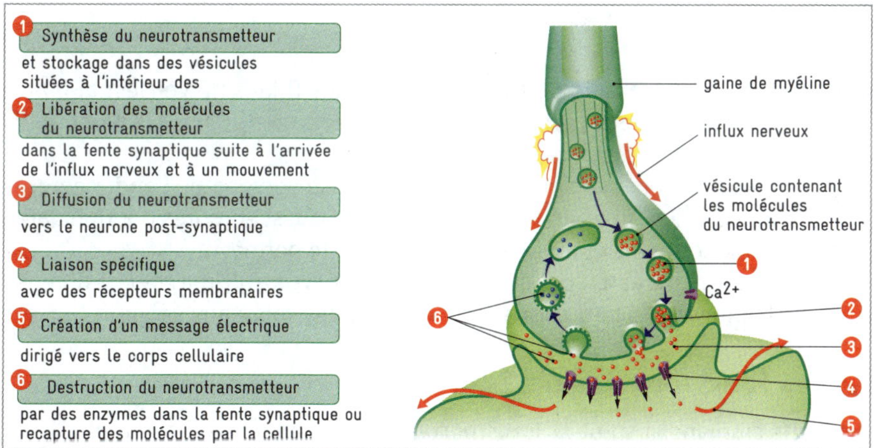

Fig. 2 Les différentes phases de la transmission synaptique (synapse neuro-neuronale)

• **Les neurotransmetteurs** sont des substances chimiques libérées dans la fente synaptique qui permettent la communication entre un neurone (activation ou inhibition) et une autre cellule.

L'acétylcholine est libérée par les synapses neuromusculaires ; **la sérotonine**, dans l'encéphale facilite le sommeil ; la **dopamine** provoque une sensation de plaisir.

29 Le nerf

Mémoriser

1 La structure d'un nerf

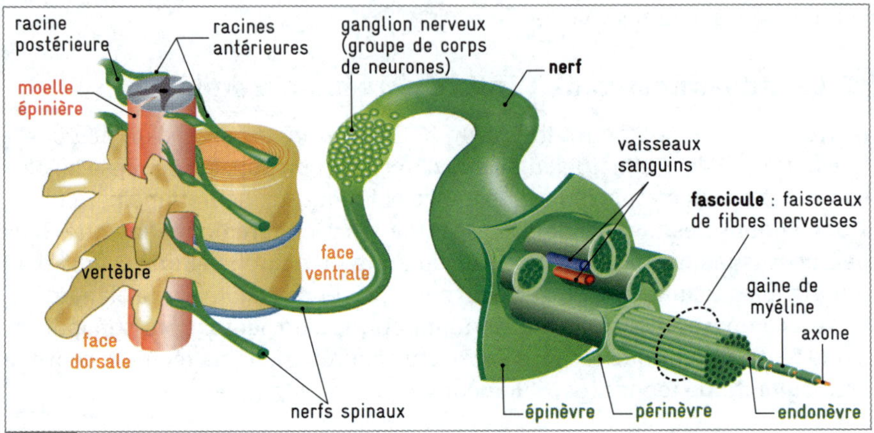

Fig. 1 La structure d'un nerf (nerf spinal)

- **Un nerf est un ensemble de faisceaux d'axones** (fibres nerveuses) appartenant au système nerveux périphérique et emballés dans du tissu conjonctif. Ils ont l'aspect de longs filaments de couleur ivoire.
- Les axones sont recouverts d'une couche de tissu conjonctif : **l'endonèvre**.
- Les axones sont groupés en **faisceaux**, qui sont aussi entourés par une gaine de tissu conjonctif plus épaisse que la première, **le périnèvre**.
- Enfin, tous les faisceaux sont aussi enveloppés par une ultime couche fibreuse épaisse, **l'épinèvre**. Le nerf contient également des vaisseaux sanguins.

2 Les fonctions des nerfs

Les nerfs crâniens et spinaux transmettent les informations nerveuses.

- **Les nerfs sensitifs (afférents)** transmettent des influx nerveux provenant des organes au système nerveux central.
- **Les nerfs moteurs (efférents)** transmettent les ordres provenant de l'encéphale et de la moelle épinière aux organes effecteurs.
- **Les nerfs mixtes** contiennent tout à la fois des fibres nerveuses sensitives et motrices. Tous les nerfs spinaux sont des nerfs mixtes.
- **Les propriétés du nerf** sont les mêmes que celles du neurone : **il est excitable et conducteur**. L'intensité de la stimulation dépend du nombre de fibres excitées.

30 Des pathologies nerveuses

Mémoriser

1 La douleur

La définition : **la douleur** est une sensation reconnue comme désagréable, pénible ou insupportable. La douleur est un signal d'alarme de la survenue d'une lésion, elle évite des dommages plus importants.
Les causes : une stimulation nociceptive, c'est-à-dire une information sensorielle potentiellement dangereuse (blessure, chaleur, froid, inflammation), est ressentie comme douloureuse.
Le processus : lors de blessure ou d'inflammation, certaines substances libérées informent les cellules nerveuses des tissus. L'information est transmise par l'intermédiaire des fibres nerveuses sensitives à la moelle épinière où l'information est modulée. Elle rejoint ensuite le cerveau qui la traite et envoie une réponse motrice adaptée (par exemple, l'éloignement de la source de la douleur).
Le traitement de la douleur cherche à limiter la transmission du signal envoyé au cerveau où se produit la perception douloureuse, en utilisant des antalgiques. En premier secours, l'application de compresses froides inhibe la douleur. Parfois des massages diminuent la douleur en activant la libération d'antidouleur naturel « les enképhalines ».

2 Les troubles de l'équilibre

La définition : **les troubles de l'équilibre** sont des troubles qui concernent la faculté à se maintenir en station verticale. Ils concernent la station verticale immobile : **équilibre statique** et la station verticale en mouvement, **l'équilibre dynamique.**
Les mécanismes d'apparition sont dus à un dysfonctionnement de l'oreille interne, des autres récepteurs de l'équilibre (yeux, muscles…), du cervelet ou bien du tronc cérébral ; les troubles apparaissent souvent au cours du vieillissement. Il se produit alors une désynchronisation des informations sensorielles perçues par le système nerveux central.
Les signes cliniques : vertiges, chutes (dans le cas du mal des transports : vomissements, nausées…).
Les traitements visent à limiter la désynchronisation des informations.
Les moyens de prévention : chez la personne âgée, proposer des activités physiques (atelier équilibre…), effectuer un bilan de santé, évaluer les dangers au domicile…

31 L'activité nerveuse

Mémoriser

Toute sensation perçue suscite une réponse, qui déclenche soit une action volontaire, soit une action réflexe.

1 L'activité nerveuse volontaire

L'activité volontaire est un acte pensé qui met en jeu avant tout le cortex cérébral. Elle va du simple geste à des activités très complexes. Elle peut être d'ordre moteur, intellectuel (création, raisonnement...) ou affectif.

1.1 Le processus d'un acte volontaire

La phase sensorielle

Elle correspond à une stimulation venant du milieu environnant. Elle met en jeu les organes des sens (la vue, l'ouïe, le toucher, le goût et l'odorat), ou des récepteurs profonds (propriocepteurs).

La phase de l'intégration

L'analyse des influx sensitifs (provenance, intensité et caractéristiques) s'effectue dans **les aires primaires**. **L'interprétation** a lieu **dans les aires secondaires** en fonction de l'expérience antérieure de l'individu, qui peut ainsi comprendre et réagir de façon appropriée. **L'élaboration de la réponse** donne naissance à un influx moteur, qui part des aires motrices.

La phase motrice

L'influx nerveux moteur rejoint le nerf spinal qui innerve les muscles, permettant le mouvement.

1 Les yeux voient la tasse

2 Les nerfs optiques transmettent un message nerveux sensitif.

3 Le cerveau reçoit les informations, les analyse et donne l'ordre de prendre la tasse.

4 Le message nerveux arrive à la moelle épinière.

5 Les nerfs du bras conduisent le message nerveux moteur.

6 Les ordres arrivent aux muscles qui se contractent : la main prend la tasse.

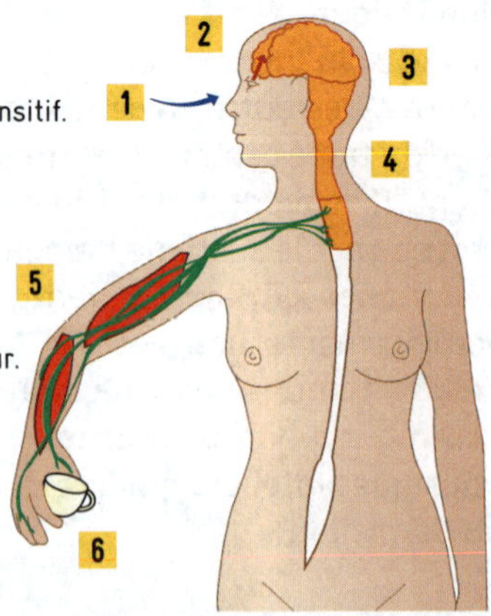

Fig. 1 Les différentes étapes d'un acte volontaire

2 L'activité nerveuse réflexe

Un réflexe est une réponse motrice involontaire, rapide et automatique à une stimulation. À une stimulation particulière, la réponse est toujours identique. Le circuit nerveux d'un acte réflexe s'appelle **l'arc réflexe.**

2.1 Les différents réflexes

• **Le réflexe inné** est une réponse automatique, prévisible, intégrée dans la physiologie du système nerveux. Il en existe plusieurs types.
Les réflexes végétatifs concernent les fonctions vitales (réflexe pupillaire, déglutition…) ; **les réflexes de défense** permettent de se protéger du danger (réflexe de retrait) ; **les réflexes archaïques** sont présents à la naissance pour quelques mois (réflexes de succion et d'agrippement…).

• **Le réflexe acquis,** ou conditionné, est aussi une réponse immédiate et automatique, mais qui résulte d'un apprentissage répétitif (vélo, conduite automobile…). Il doit être entretenu, sinon il régresse et disparaît.

2.2 Le processus d'un arc réflexe

L'arc réflexe est le cheminement en trois phases de l'influx nerveux, du lieu de la stimulation à celui de la réaction. Des réflexes impliquent l'encéphale, mais les réflexes médullaires s'effectuent indépendamment de l'encéphale.

• **La phase sensorielle** correspond à la captation de la stimulation par les récepteurs. Cette stimulation, convertie en influx nerveux, passe par un neurone sensitif jusqu'à la racine postérieure d'un nerf spinal.

• **La phase centrale du réflexe médullaire** s'effectue dans la moelle épinière. Elle correspond au passage de l'influx sensitif à un neurone moteur.

• **La phase motrice** correspond au parcours suivi par l'influx moteur dans un neurone moteur, de la racine antérieure du nerf rachidien jusqu'à l'organe effecteur (muscle concerné par exemple).

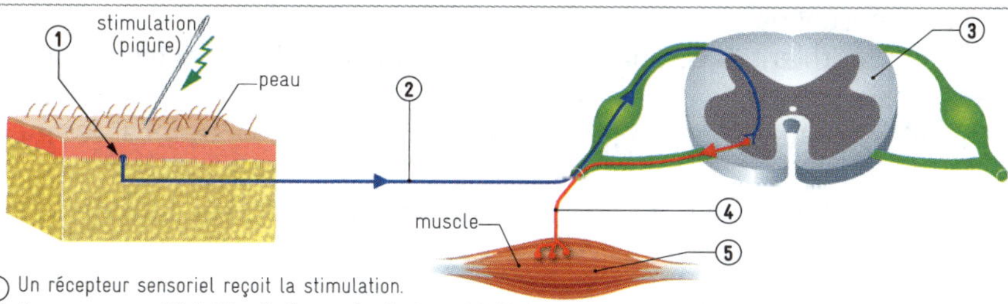

① Un récepteur sensoriel reçoit la stimulation.
② Un neurone sensitif (afférent) d'un nerf spinal conduit l'influx nerveux à la moelle épinière en passant par la racine dorsale.
③ La moelle épinière intègre l'information et renvoie rapidement un influx nerveux. Il peut y avoir une seule synapse ou plusieurs (interneurone ou neurones d'association).
④ Un neurone moteur (efférent) conduit l'influx nerveux à un effecteur en empruntant la racine ventrale de la moelle épinière.
⑤ Un effecteur produit la réponse : pour un muscle, une contraction ou un étirement ; pour une glande, une sécrétion.

Fig. 2 Le circuit de l'arc réflexe médullaire

32 L'œil

L'œil est l'organe sensoriel de la vision. Il participe également à l'équilibre du corps.

1 L'anatomie de l'œil

L'œil est composé du globe oculaire et d'organes annexes.

1.1 Les organes annexes

Les organes annexes protecteurs

Les orbites sont tapissées de graisse qui amortit les chocs.

Les sourcils, les cils et les paupières protègent l'œil des poussières et de la sueur.

La conjonctive tapisse l'intérieur des paupières et se replie sur le devant du globe oculaire pour se terminer au bord de la cornée. La cornée sécrète une substance qui empêche le dessèchement de l'œil.

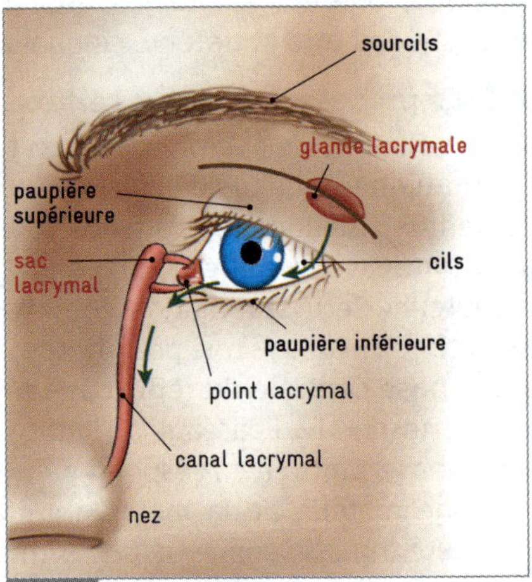

Fig. 1 Le parcours des larmes

Les organes sécréteurs

Il s'agit des glandes lacrymales, des glandes tarsales et des glandes cilaires.

Les glandes lacrymales, situées sous la paupière supérieure, libèrent les larmes qui nettoient la conjonctive avant de rejoindre le canal lacrymal et la cavité nasale.

Les glandes tarsales, situées à la base des cils, sont des glandes sébacées modifiées.

Les glandes ciliaires sont des glandes sudoripares modifiées, elles lubrifient l'œil par clignement réflexe des paupières.

Les muscles oculaires

Les six muscles oculaires sont situés à l'arrière de l'œil. Ils maintiennent l'œil dans l'orbite.

Ils assurent les mouvements coordonnés (rotations) des yeux et permettent ainsi de suivre le déplacement d'un objet.

1.2 Le globe oculaire

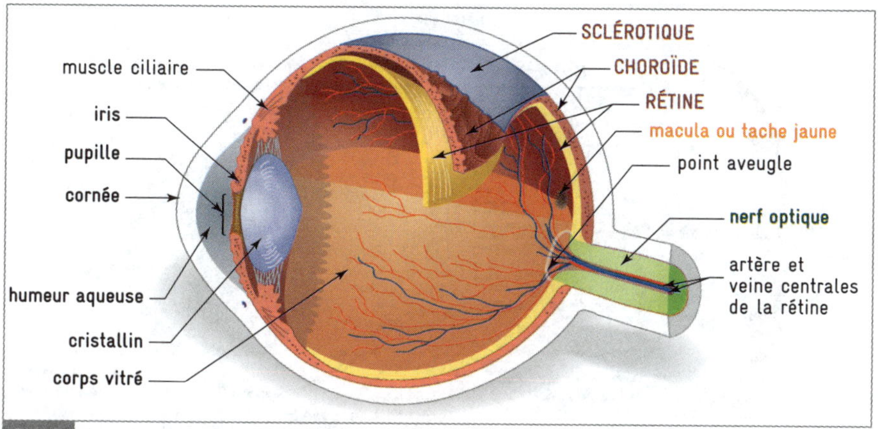

Fig. 2 La structure du globe oculaire

Le globe oculaire est logé dans la cavité de l'orbite.

Les membranes de l'œil

Trois membranes concentriques se superposent, de l'extérieur vers l'intérieur de l'œil : la sclérotique, la choroïde et la rétine.

- **La sclérotique** forme le « blanc de l'œil ». Elle protège et soutient les parties internes. À l'avant, la sclérotique se modifie pour devenir transparente et former la cornée. À l'arrière, elle est percée d'un orifice qui laisse passer le nerf optique.
- **La choroïde** très vascularisée, apporte les nutriments aux autres milieux. Vers l'avant, elle se modifie pour former l'**iris**, disque musculaire qui règle l'entrée de la lumière selon son intensité. L'iris donne la couleur aux yeux. Son orifice central, la **pupille**, laisse passer les rayons lumineux vers le **cristallin**.
- **La rétine** est une membrane interne fragile. Elle est composée d'une couche pigmentaire, riche en vitamine A, et d'une couche nerveuse de cellules photoréceptrices ou **photorécepteurs, les cônes** et **les bâtonnets. La macula** (ou tache jaune) est la zone centrale de la rétine où se concentrent les cônes. **Les axones** des cellules nerveuses se prolongent pour former le **nerf optique**. Le point de départ de ce nerf est dépourvu de cellules sensorielles : il porte le nom de **point aveugle**.

Les milieux transparents de l'œil

- **L'humeur aqueuse**, liquide incolore, est située entre la cornée et le cristallin à l'avant de l'œil.
- **Le cristallin**, placé à l'arrière de l'iris, est une lentille élastique biconvexe (bombée vers l'extérieur) capable de se déformer pour permettre l'accommodation.
- **Le corps vitré**, situé à l'arrière du cristallin, est un gel qui donne sa forme au globe oculaire et soutient la rétine.

2 La vision

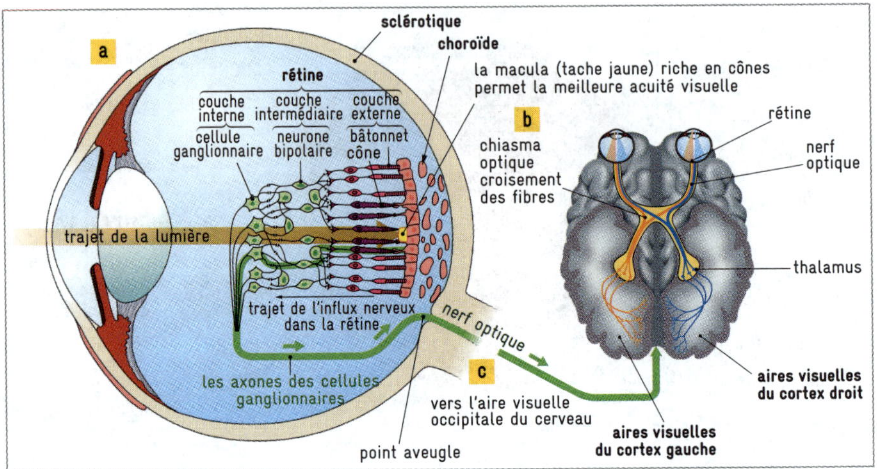

Fig. 3 Le phénomène de la vision

2.1 Le trajet des rayons lumineux

Les rayons lumineux traversent les larmes, la cornée et l'humeur aqueuse. Ils passent ensuite à travers la pupille, puis dans le cristallin et le corps vitré (Fig. 3 a). Arrivés sur la rétine, ils stimulent les photorécepteurs (cônes et bâtonnets).

2.2 La formation d'une image sur la rétine

Les extrémités des cônes et des bâtonnets proches de la choroïde contiennent des pigments. Ceux-ci captent la lumière, l'absorbent et se décolorent. Cette décoloration produit une suite de réactions qui permet de coder l'image en influx nerveux qui rejoint le nerf optique (Fig. 3 b).

- **Les cônes** sont responsables de la vision précise et de la vision des couleurs. Ils sont majoritaires sur la macula.
- **Les bâtonnets** sont responsables de la vision dans la pénombre et de la vision périphérique. Ils sont répartis sur l'ensemble de la rétine.
- **L'image** formée sur la rétine est nette grâce à trois actions réflexes : la **convergence des yeux**, réalisée par les muscles oculaires ; le **réflexe pupillaire** (dilatation plus ou moins grande de la pupille) ; **l'accommodation**, c'est-à-dire la modification de la courbure antérieure du cristallin.

2.3 La transmission de l'image au cerveau

Chaque **nerf optique** transmet l'image au cerveau sous la forme **d'influx nerveux.** Les influx nerveux rejoignent les **aires visuelles** situées dans les deux hémisphères cérébraux où les sensations sont analysées et interprétées (Fig. 3 c). Les aires visuelles permettent notamment de remettre les images à l'endroit, d'interpréter les couleurs, les formes, la brillance et le relief obtenu par la **vision binoculaire**.

3 Les anomalies de la vision

3.1 Des anomalies de la structure de l'œil

La myopie

La définition : **la myopie** est caractérisée par une baisse d'**acuité visuelle de loin**. Elle résulte le plus souvent d'une distance cristallin-rétine trop importante. L'image d'un objet éloigné se forme en avant de la rétine ayant comme signes, le plissement des yeux pour regarder au loin ou une vision de près excessivement rapprochée.

Les traitements sont **le port de verres correcteurs divergents** de forme concaves ou de lentilles de contact ou encore la chirurgie au laser.

La complication liée à la myopie est **le décollement de rétine**.

Le strabisme

La définition : **le strabisme** est un défaut de parallélisme des yeux. Le strabisme convergent est le plus courant. **L'enfant louche**. Un déséquilibre congénital des forces des muscles oculaires en est responsable.

Les conséquences peuvent être une diminution définitive de la vision de l'œil.

Les traitements doivent être précoces : **port d'un cache-œil, port de lunettes, séances d'orthoptie**, chirurgie dans les cas les plus sévères.

3.2 Les effets du vieillissement

La presbytie

La définition : **la presbytie** est une **perte progressive du pouvoir d'accommodation** de l'œil liée à l'âge (dès 45 ans) rendant la **vision rapprochée floue**. La diminution de la souplesse du cristallin et l'atrophie des muscles ciliaires en sont responsables. **La vision de près** devient floue. La personne doit s'éloigner de plus en plus du texte qu'elle lit. La presbytie se corrige par **le port de verres convergents**, de lentilles de contact, parfois de traitement laser.

La cataracte

La définition : **la cataracte** est l'opacité du cristallin qui rend la **vision floue**. **Son apparition** est due à un apport insuffisant en nutriments aux fibres profondes du **cristallin** provoquant son **opacité**. **L'âge** mais aussi **l'hérédité**, l'alcool, le tabac, **l'exposition au soleil**, l'hypertension, le diabète prédisposent à la cataracte.

Les signes cliniques sont un cristallin opaque, des sensations d'éblouissement au soleil, qui peuvent évoluer vers la **cécité** ou un **glaucome**.

Le traitement consiste à retirer et remplacer le cristallin défaillant par un cristallin artificiel. La prévention passe par le port de verres filtrants.

3.3 Une pathologie dégénérative

La définition : **la dégénérescence maculaire liée à l'âge (DMLA)** est une maladie évolutive invalidante, caractérisée par un **vieillissement trop rapide** d'une partie de la rétine, **la macula**. La déformation des lignes droites ou la présence d'une tache noire au centre du champ visuel sont les signes de la DMLA.

Les traitements, injections médicamenteuses, chirurgie laser cherchent à ralentir l'évolution de la maladie.

33 L'oreille

Mémoriser

1 Les fonctions de l'oreille

- L'oreille est l'organe de l'audition.
- L'audition permet l'apprentissage de la parole et la communication entre individus.
- L'oreille est sensible à l'intensité des sons et à leur fréquence, allant des sons graves aux sons aigus.
- Elle participe aussi à l'équilibre du corps.

2 L'anatomie de l'oreille

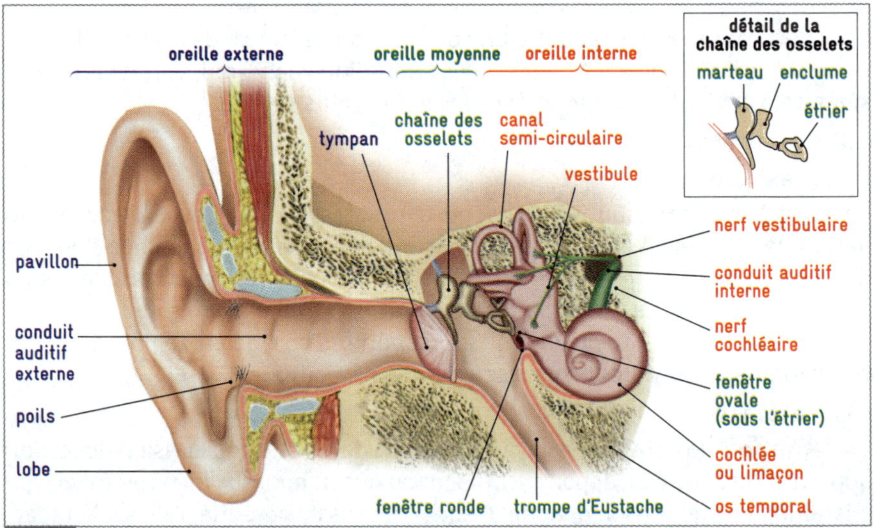

Fig. 1 La structure de l'oreille

2.1 L'oreille externe

L'oreille externe est composée du pavillon, du conduit auditif externe et du tympan.

- **Le pavillon** de l'oreille possède de nombreux replis cutanés et cartilagineux, qui dirigent les sons vers le conduit auditif.
- **Le conduit auditif externe** est situé dans l'os temporal. Il se termine par la membrane du tympan. Le conduit auditif est recouvert de poils et d'une sécrétion cireuse, le cérumen. Les poils et le cérumen retiennent les poussières.
- **Le tympan** est une membrane fine, translucide, capable de vibrer.

2.2 L'oreille moyenne

• **L'oreille moyenne** est une cavité remplie d'air, recouverte d'une muqueuse. Elle est située derrière le tympan.

• **La trompe d'Eustache**, un conduit aplati et fermé, relie l'oreille moyenne au pharynx. Son ouverture au cours de la déglutition permet de rééquilibrer la pression de l'air de chaque côté du tympan, et ainsi sa vibration.

• **La paroi la plus interne** est percée de deux orifices (la fenêtre ovale et la fenêtre ronde) recouverts d'une membrane qui relie l'oreille moyenne à l'oreille interne.

• **Une chaîne d'osselets** (le marteau, l'enclume et l'étrier) relie le tympan à la fenêtre ovale.

2.3 L'oreille interne

L'oreille interne est située à l'arrière de l'oreille. Elle est constituée d'une suite de cavités osseuses et membraneuses. Elle comprend trois parties : **la cochlée**, qui contient les cellules sensorielles de l'audition, **le vestibule** et **les canaux semi-circulaires** qui abritent les récepteurs de l'équilibre.

3 L'audition

3.1 Le trajet des sons dans l'oreille externe et dans l'oreille moyenne

• **L'oreille externe capte les sons** au niveau du pavillon. Ils sont dirigés dans le conduit auditif externe et viennent frapper la membrane du tympan qui se met à vibrer.

• **L'oreille moyenne amplifie les sons** : le tympan transmet les vibrations aux osselets, puis la chaîne des osselets amplifie les vibrations et les transmet à la fenêtre ovale.

La cochlée a été déroulée pour faciliter la compréhension.

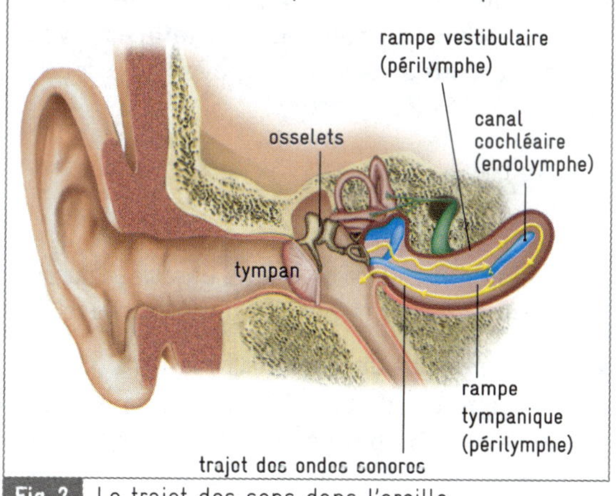

Fig. 2 Le trajet des sons dans l'oreille

3.2 Le trajet des sons dans l'oreille interne

• **L'oreille interne** transforme les sons en influx nerveux : les vibrations transmises par la fenêtre ovale modifient la pression des liquides contenus dans la cochlée et se propagent dans les membranes jusqu'à l'organe de Corti.

• **L'organe de Corti** porte les cellules ciliées réceptrices de l'audition. Les vibrations des membranes entraînent le fléchissement des cils portés par les cellules réceptrices auditives. Ce fléchissement déclenche une activité spécifique des cellules auditives, qui se traduit par la production d'un message nerveux.

3.3 La transmission au cerveau et le traitement des stimulations

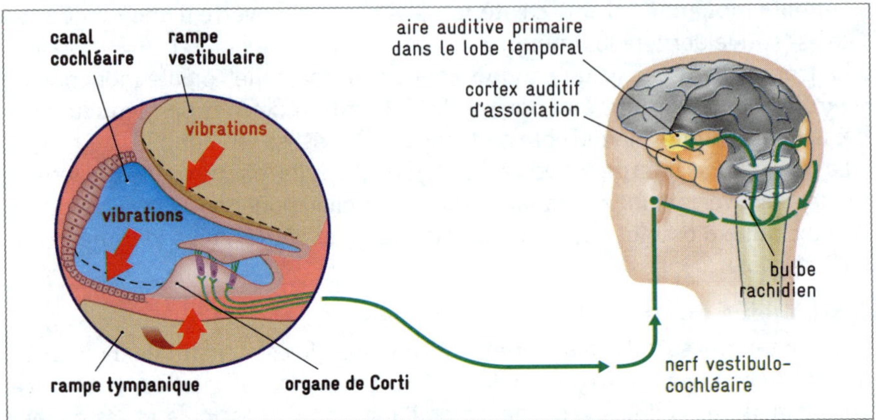

Fig. 3 Le trajet du message nerveux des cellules ciliées au cerveau

- **Les voies sensorielles nerveuses** acheminent le message nerveux au cerveau. **Le nerf cochléaire**, situé dans le conduit auditif interne, transporte l'influx nerveux jusqu'au cerveau.
- **L'interprétation des sons** s'effectue dans les aires auditives primaires et associatives du cerveau. **Les influx nerveux** sont analysés selon l'intensité et la hauteur des sons (graves ou aigus). Ils sont ensuite interprétés en paroles, musiques ou bruits.

4 L'équilibre

Les organes de l'équilibre

L'équilibre dépend de plusieurs organes : l'oreille interne, les yeux et de récepteurs somatiques disséminés dans les muscles et les tendons.

Les récepteurs de l'oreille interne

- **Les récepteurs de l'oreille interne** sont situés dans le **vestibule** et dans les **canaux semi-circulaires.** Ils forment **l'appareil vestibulaire.** Ils permettent de maintenir la posture, de se situer dans l'espace, de réagir aux mouvements de la tête, qu'on soit immobile ou en mouvement.
- **Les influx nerveux** sont transmis à l'encéphale par le nerf cochléaire. Ils rejoignent le tronc cérébral où ils sont associés aux influx nerveux en provenance des yeux et des récepteurs somatiques (les propriocepteurs).
- **Les centres nerveux** coordonnent alors une réponse adaptée (activités des muscles squelettiques, des yeux...) pour maintenir ou rétablir l'équilibre et la posture.

5 Les otites et les surdités

5.1 Les otites

La définition : l'otite est une inflammation ou infection de l'oreille.

- **L'otite externe** touche le conduit externe et le tympan.

Les mécanismes d'apparition : bouchon de cérumen, infection du conduit auditif liée à la présence d'eau.

Le facteur favorisant : mécanisme de défense locale perturbé (humidité...).

Les signes cliniques : douleur, écoulement, perte auditive, démangeaisons...

Les évolutions potentielles : atteinte de la peau, du cartilage environnant...

Les moyens de prévention : agir sur les causes comme éviter l'humidité.

Les traitements : antalgiques, antibiotiques.

- **L'otite moyenne** touche l'oreille moyenne.
- **L'otite aiguë** est une infection le plus souvent infantile qui fait suite à une rhinopharyngite. Les virus ou bactéries remontent par la trompe d'Eustache.
- **L'otite séreuse** est due à l'accumulation de liquide épais stérile autour des osselets. Elle est causée par un dysfonctionnement de la trompe d'Eustache.

Les facteurs favorisants : infections rhinopharyngées, vie en collectivité.

Les signes cliniques : douleur vive ayant pour origine une pression sur le tympan, hypoacousie.

Les évolutions potentielles : rupture du tympan, surdité de transmission, mastoïdite.

Les moyens de prévention : en cas de rhume, se moucher souvent, se laver le nez, la vaccination contre *Haemophilus influenzae* chez le jeune enfant.

Les traitements : antalgiques, paracentèse (incision du tympan).

5.2 Les surdités

La définition : la surdité est une diminution ou une perte totale de la perception auditive.

- **La surdité de transmission** altère la transmission des sons vers l'oreille interne. C'est une surdité partielle, l'audition peut être récupérée.

La cause la plus courante est l'otite moyenne.

Les moyens de prévention sont de soigner le plus rapidement les otites.

- **La surdité de perception** touche l'oreille interne, les voies sensorielles (nerf cochléaire par exemple) ou les aires sensorielles auditives du cerveau.

Les causes sont multiples : la destruction irréversible des cellules ciliées liée aux traumatismes sonores, des causes génétiques, la rubéole ou la syphilis contractées en début de grossesse maternelle...

Les moyens de prévention de la surdité s'appuient :

– sur une démarche collective par le respect de la législation en matière d'exposition aux bruits (machine moins bruyante, isolation...), l'éducation ;

– sur une démarche individuelle : réduction volontaire de l'exposition au bruit, port de protection individuelle.

34 Les explorations et les moyens de diagnostics

Mémoriser

Les explorations anatomiques et fonctionnelles permettent d'observer les structures internes et de repérer d'éventuels dysfonctionnements. Les moyens de diagnostics deviennent de plus en plus nombreux et complexes.

1 Les examens biologiques

Les examens biologiques permettent d'évaluer l'état de santé d'une personne en comparant les valeurs mesurées à des valeurs de référence.

1.1 L'analyse de sang

Elle comprend couramment un hémogramme appelé numération formule sanguine (NFS voir livret p. 8). Des analyses biochimiques, comme le dosage de la glycémie, de l'urée, sont des moyens de diagnostic de certaines pathologies.

1.2 L'analyse de liquide céphalorachidien

L'analyse du liquide céphalorachidien (LCR) est effectuée après une ponction lombaire. Elle est utilisée en cas de suspicion de méningite (recherche de micro-organismes), d'une autre affection du système nerveux central comme la sclérose en plaques.

1.3 L'analyse d'urine et de selles

- **Une analyse d'urine** permet de déceler le dysfonctionnement des reins. **L'examen cytobactériologique des urines** (ECBU) permet de mettre en évidence la présence de bactéries dans les urines normalement stériles.
- **La coproculture** est une analyse bactériologique des selles utilisée lors de troubles digestifs prolongés. La recherche de sang est réalisée dans le dépistage du cancer colorectal.

2 Les examens par endoscopie

L'endoscopie permet à l'aide d'un fibroscope (tube lumineux optique) d'examiner l'intérieur des cavités, le plus souvent en utilisant les voies naturelles comme dans l'endoscopie digestive. Elle permet aussi de prélever un échantillon de tissu (biopsie).
L'endoscopie a également un intérêt thérapeutique (électrocoagulation...).

3 Les examens par enregistrement graphique

3.1 Le principe

Les examens par enregistrement graphique traduisent l'activité d'un organe par un tracé sur un écran ou un document papier.

3.2 L'électrocardiogramme

L'électrocardiogramme (ECG) est l'enregistrement de l'activité électrique du cœur à l'aide d'électrodes posées sur la poitrine. Il est utilisé pour diagnostiquer les troubles du rythme cardiaque.

3.3 L'électroencéphalogramme

L'électroencéphalogramme (EEG) est l'enregistrement de l'activité électrique du cerveau à l'aide d'électrodes posées sur le cuir chevelu. Il est utilisé en neurologie pour le diagnostic de troubles (sommeil, épilepsie...) et en services de réanimation.

4 Les examens par imagerie

4.1 La radiographie et la scannographie

- **La radiographie** utilise les **rayons X** qui sont absorbés selon la densité des tissus où les structures les plus denses apparaissent pâles. La technique utilise un film photosensible (cliché).
- **La scannographie** utilise aussi les **rayons X** couplés à l'informatique. Cet examen permet d'examiner l'organisme en minces couches. Il est utilisé pour déceler les troubles du cerveau et abdominaux.

4.2 L'échographie

L'échographie utilise des ondes sonores inoffensives de haute fréquence : les ultrasons qui sont réfléchis sur les organes explorés et renvoyés vers un analyseur (échographie lors du suivi de la grossesse).

4.3 La scintigraphie et l'imagerie par résonance magnétique

- **La scintigraphie** utilise des atomes radioactifs qui sont injectés en faible quantité dans l'organisme. Ces atomes rejoignent des tissus spécifiques selon leur nature. Elle sert au diagnostic de tumeur localisée, comme les tumeurs osseuses.
- **L'imagerie par résonance magnétique** (IRM) utilise un champ magnétique qui produit des images en deux dimensions ou en trois dimensions. Cette technique permet l'exploration précise de tous les organes.

35 La diversité du monde microbien

Mémoriser

Les micro-organismes sont classés en famille selon leur structure.

1 Les différentes familles de micro-organismes

Les bactéries

Ce sont des micro-organismes unicellulaires de formes variées. Elles peuvent se regrouper en colonies visibles à lœil nu. Elles vivent dans tous les milieux. Les **cyanobactéries** au métabolisme spécifique vivent dans l'eau.

Les protozoaires

Les protozoaires sont des micro-organismes unicellulaires. Ils vivent dans le sol et dans l'eau. Certains sont à l'origine de maladies, les **parasitoses**, comme le paludisme, la toxoplasmose, la dysenterie.

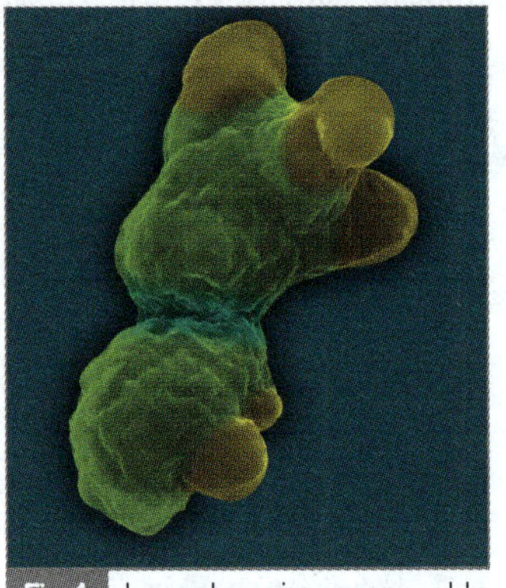

Fig. 1 Le protozoaire responsable de la dysenterie : *Entamoeba histolytica* (MEB x 1 400)

Les algues microscopiques

Ce sont des micro-organismes unicellulaires ou pluricellulaires qui vivent dans l'eau où elles jouent un rôle essentiel dans la chaîne alimentaire.

Les champignons microscopiques

Ils regroupent les moisissures et les levures. Ils colonisent le sol, l'air, les animaux, les plantes et parfois l'Homme. Certains sont utiles : à l'origine de vaccins, de la fabrication de fromages ; d'autres sont sources de maladies : les **mycoses**.

Les moisissures pluricellulaires se développent rapidement.

Les levures, unicellulaires, sont de forme ovale ou filamenteuse.

Les virus

Les virus ne sont pas des cellules. Ils doivent obligatoirement pénétrer dans une cellule pour vivre. Ce sont des **parasites obligatoires** responsables de maladies, **les viroses,** comme la grippe, l'hépatite, la varicelle, le sida.

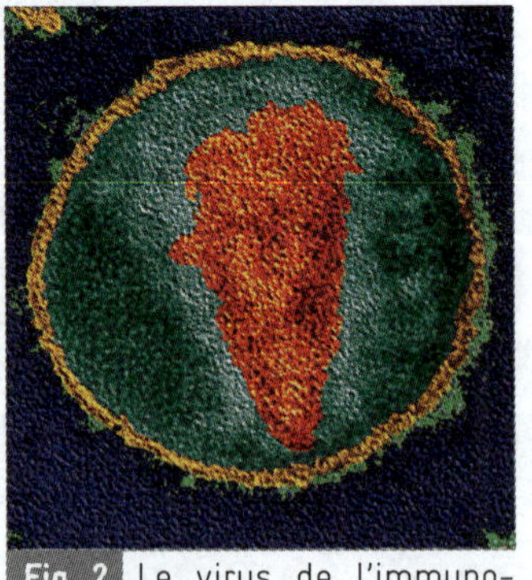

Fig. 2 Le virus de l'immunodéficience humaine (VIH, MET x 80 000)

2 Les micro-organismes utiles

Les micro-organismes utilisés dans l'alimentation depuis toujours

Ils transforment par **fermentation** certains aliments en d'autres aliments aux qualités organoleptiques différentes. La levure *Saccharomycès cerevisiae* est utilisée pour l'élaboration du pain et des boissons fermentées ; *Lactobacillus bulgaricus,* dans la fabrication des yaourts.

Les micro-organismes utilisés industriellement

Ils sont obtenus par **manipulation génétique** et cultivés dans des **bioréacteurs**. L'acide citrique donnant une saveur acidulée aux aliments est obtenu à partir d'une moisissure : *Aspergillus niger.*

Les micro-organismes utilisés dans l'industrie pharmaceutique

Ils participent à la fabrication de **médicaments** : antibiotiques, vaccins, vitamines, hormones, comme par exemple *E. coli* qui est manipulé génétiquement pour produire de l'insuline prescrite dans le traitement contre le diabète.

3 Une mycose : le muguet

Une mycose est une infection due à un champignon microscopique.

La définition : **le muguet** est une **mycose buccale**, c'est-à-dire une infection de la bouche.

L'agent responsable : *Candida albicans* est une levure.

Les signes cliniques : rougeur de la muqueuse buccale (inflammation) qui est douloureuse, suivie des signes caractéristiques : taches blanchâtres sur la langue et les parois buccales.

Les facteurs favorisants : déséquilibre du microbiote local (nouveau-né, personnes immunodéprimées).

Le traitement : médicament spécifique contre les champignons (antifongique).

La prévention : règles d'hygiène rigoureuse (désinfection des tétines...).

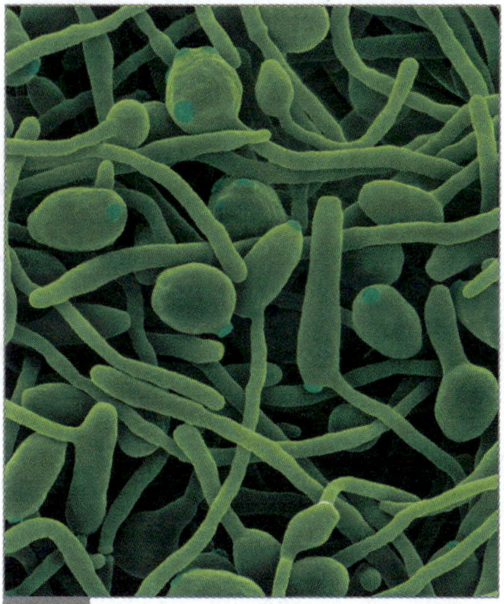

Fig. 3 La levure responsable du muguet : *Candida albicans* (MEB x 800)

36 La cellule eucaryote et la cellule procaryote

Mémoriser

Les micro-organismes peuvent être classés en deux types cellulaires, les cellules eucaryotes et les cellules procaryotes.

1 Les points communs aux deux types de cellules

- Les cellules eucaryotes et procaryotes possèdent **une membrane cytoplasmique** qui entoure le cytoplasme.
- **Toutes les cellules contiennent** du matériel génétique : **l'acide désoxyribonucléique (ADN)** détenu par un ou des chromosomes et porteur de l'information nécessaire au fonctionnement et à la reproduction de la cellule.

2 La cellule eucaryote

- La cellule eucaryote possède **un noyau délimité par une membrane.**
- Le noyau contient **des paires de chromosomes identiques.** C'est une cellule **diploïde.**
- La cellule eucaryote se reproduit par **mitose.**
- Les protozoaires, les algues et les champignons microscopiques sont des micro-organismes eucaryotes.

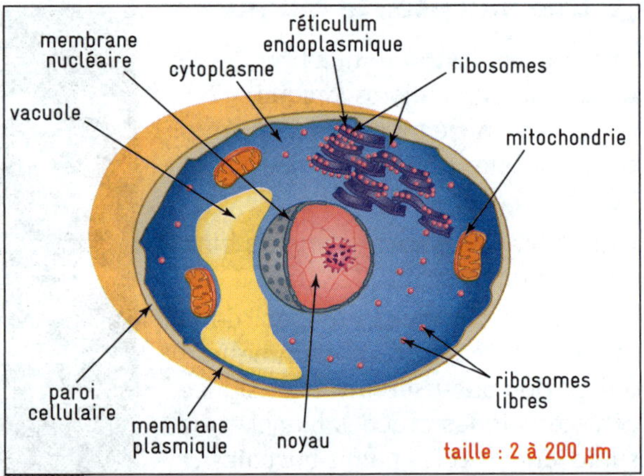

Fig. 1 Une cellule eucaryote : une levure (avec présence d'une paroi)

3 La cellule procaryote

- La cellule procaryote ne possède pas de noyau mais un **chromosome unique** situé dans le cytoplasme. C'est une cellule **haploïde** (voir fiche 38).
- La cellule procaryote se reproduit par **division** (une cellule mère se partage en deux cellules filles).
- La membrane cytoplasmique est toujours doublée d'une **paroi** rigide.

Les bactéries sont des cellules procaryotes.

37 La classification des bactéries

Mémoriser

Les bactéries se différencient les unes des autres par leur **dimension**, leur **forme**, leur **mode de groupement** et par la présence ou non d'**éléments** tels que flagelle, pili, capsule. Ces différences sont des critères morphologiques de classification.

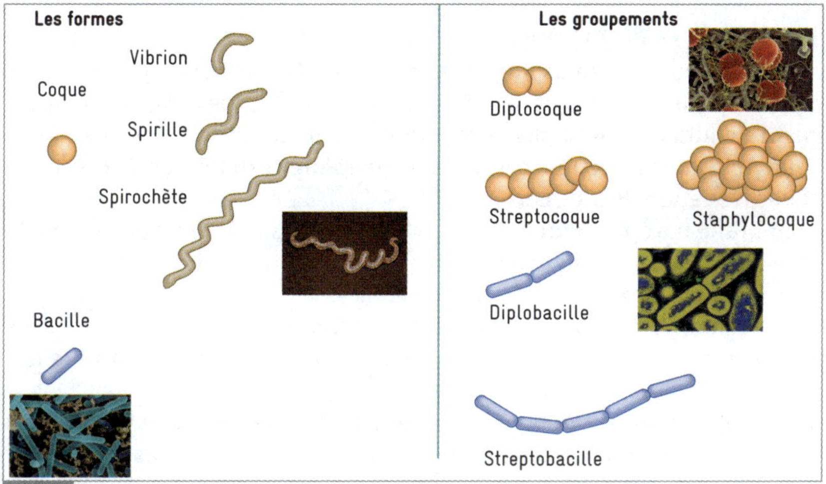

Fig. 1 Les différentes formes et regroupements de bactéries

La dimension et la forme des bactéries

La longueur d'une bactérie varie de 0,2 à 8 micromètres, son diamètre de 0,2 à 2 micromètres.

Il existe trois formes de bactéries : la **forme sphérique** des **coques**, la forme en **bâtonnet** des **bacilles** comme *Lactobacillus acidophilus* présents dans les produits laitiers, et la **forme en spirale** des **spiralées** comme **le vibrion** du choléra.

Le mode de groupement des bactéries

Les bactéries s'assemblent en groupements caractéristiques (sauf les spiralées) ce qui facilite leur identification, par deux : diplocoques comme par exemple *Nesseria meningitis* responsable de la méningite, ou en diplobacilles ; en chaînette (streptocoques, streptobacilles) ; en grappe pour les coques : staphylocoques comme le staphylocoque doré (*Staphilococcus aureus*, présent dans les voies respiratoires supérieures).

D'autres modes de classification

Il existe d'autres classifications prenant en compte les conditions de vie (voir fiche 39).

38 L'ultra-structure des bactéries

Mémoriser

L'ultra-structure bactérienne est l'ensemble des éléments qui composent la cellule. La cellule bactérienne est une cellule procaryote c'est-à-dire sans membrane autour de l'élément nucléaire.

1 Les éléments d'une cellule bactérienne

1.1 Les éléments permanents

- **Les éléments permanents** sont présents chez toutes les bactéries.
- **La couche visqueuse**, enduit gélatineux, recouvre la surface des bactéries.
- **La paroi cellulaire**, enveloppe semi-rigide est la structure la plus externe, elle a un rôle de protection contre les agressions extérieures (substances chimiques, variation de pression...).
- **La membrane cytoplasmique** mince et résistante, située sous la paroi règle les échanges avec le milieu extérieur (entrée de nutriments, élimination des déchets), elle participe à la respiration cellulaire.
- **Le cytoplasme**, gel protéique contenant de nombreuses inclusions de réserve (glycogène, lipides, pigments) et les ribosomes qui assurent la synthèse des protéines.
- **L'élément nucléaire** est dépourvu de membrane (cellule procaryote). Il est constitué d'un seul chromosome (long filament d'ADN). L'ADN est le support de l'information génétique.

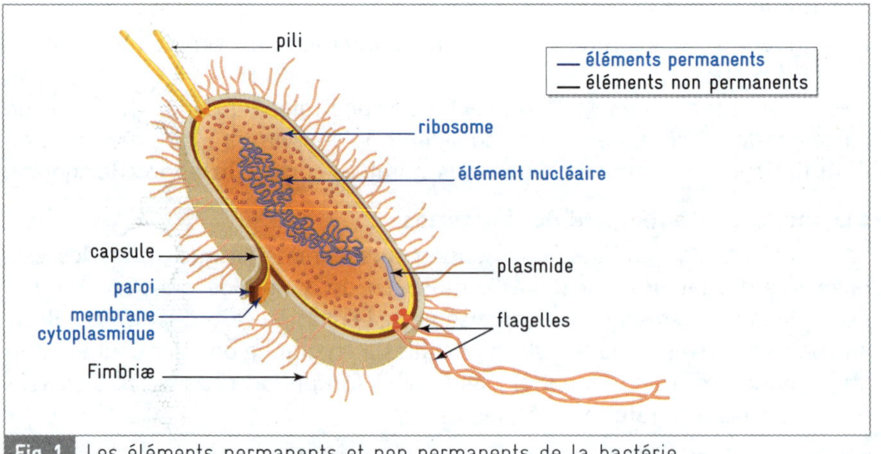

Fig. 1 Les éléments permanents et non permanents de la bactérie.

1.2 Les éléments non permanents

Les éléments non permanents n'existent que chez certaines espèces bactériennes.

- **Les éléments non permanents** sont toujours impliqués dans le pouvoir pathogène des bactéries.
- **La capsule**, structure externe, entoure la paroi, elle résiste à la phagocytose (ingestion et digestion par les cellules immunitaires), elle est un élément majeur du pouvoir pathogène.
- **Les flagelles, les fimbriae et les pili** permettent à la bactérie de se déplacer, d'adhérer sur un support et d'y introduire des éléments toxiques. Les pili communs participent à la formation de biofilm.
- **Les plasmides**, matériel génétique situé dans le cytoplasme, confèrent à certaines bactéries la résistance aux antibiotiques.

2 La coloration de Gram

Les colorations caractéristiques

La coloration de Gram **permet de classer les bactéries en deux groupes. Les** Gram + **prennent une** coloration violette **caractéristique et les** Gram – **prennent une** coloration rose. **Elle s'appuie sur la structure chimique de la paroi bactérienne.**

Les 4 étapes de la coloration de Gram après fixation du frottis :

– **coloration au violet de gentiane** : la lame est recouverte de colorant pendant une minute ;
– **mordançage ou fixation** : une solution d'iode fixe le violet de gentiane puis lavage à l'eau ;
– **décoloration** : la lame est lavée avec une solution alcoolique et rincée à l'eau ;
– **traitement à la fuchsine** : la lame est recouverte de fuchsine puis lavée à l'eau et séchée.

Le rôle déterminant de la paroi dans la coloration de Gram :

- Les Gram + possèdent une paroi pauvre en lipides et imperméable à la solution alcoolique. Elles retiennent le violet de gentiane et apparaissent en violet foncé.
- Les Gram – dont la paroi est riche en lipides, sont décolorées par la solution alcoolique et elles apparaissent en rose après coloration par la fuchsine.

39 Les conditions de vie et la multiplication des bactéries

Mémoriser

1 Les conditions de vie

Les bactéries ont besoin de substances nutritives et d'énergie pour vivre et se multiplier. **Les bactéries peuvent être classées** selon la manière dont elles couvrent leurs besoins.

1.1 Les besoins nutritionnels en carbone

- Les bactéries **autotrophes** fabriquent tous leurs composants contenant des atomes de carbone à partir du dioxyde de carbone présent dans l'air ou dans leur milieu. Les bactéries autotrophes vivent dans le milieu naturel : l'eau, le sol...
- **Les bactéries hétérotrophes** synthétisent leurs composants carbonés seulement à partir de substances organiques (sucres, acides aminés). Ces bactéries dégradent les plantes (aliments végétaux, feuilles mortes), les animaux morts (viande par exemple) ou les constituants d'hôtes vivants.

1.2 Les sources d'énergie

- **Les bactéries phototrophes transforment l'énergie des rayons lumineux** en énergie chimique qu'elles utilisent pour la synthèse de leurs constituants.
- **Les bactéries chimiotrophes** utilisent directement les substances dont elles se nourrissent pour en tirer l'énergie. Elles sont les plus répandues.

1.3 Les besoins en dioxygène

- **Les bactéries aérobies strictes** sont des bactéries qui vivent obligatoirement en présence d'air (Fig. 1 ①).
- **Les bactéries anaérobies strictes** sont des bactéries qui ne peuvent vivre en présence d'air (Fig. 1 ②).
- **Les bactéries aéro-anaérobies** se développent en présence ou en absence d'air. Elles s'adaptent en utilisant la source de dioxygène disponible (Fig. 1 ③).

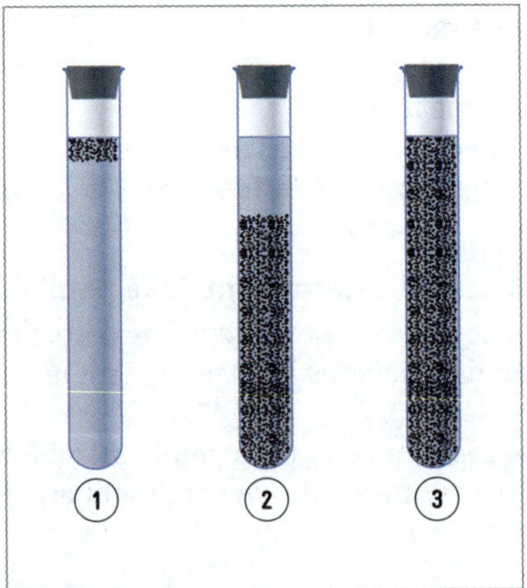

Fig. 1 Les différents types respiratoires des bactéries

2 La multiplication des bactéries

Une bactérie se reproduit par un processus simple asexué en se divisant en deux cellules. Cette division s'appelle **division binaire** ou **scissiparité**.

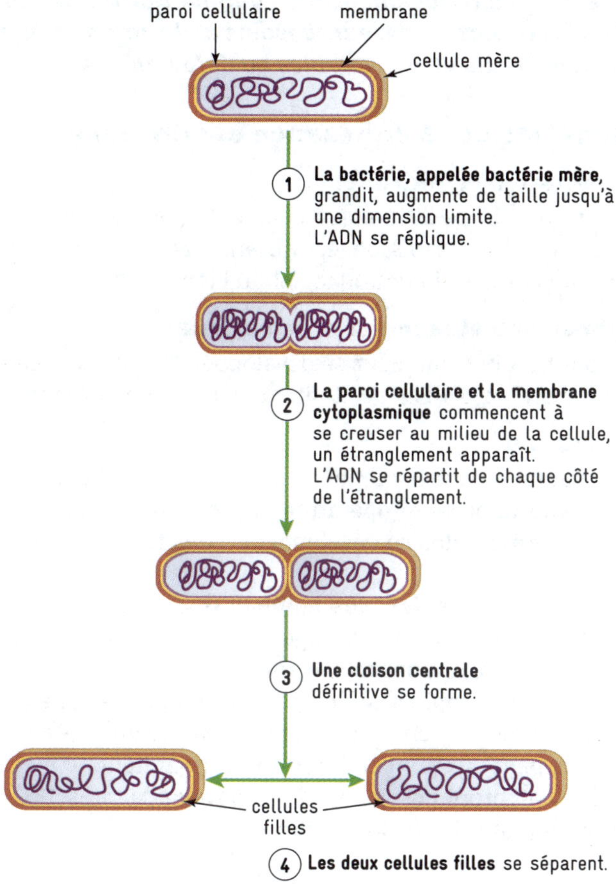

Fig. 2 La division binaire des bactéries

- **Le temps de génération** est le temps nécessaire à une bactérie mère pour donner deux bactéries filles (doublement de la population). En laboratoire, *Escherichia coli* met 20 minutes à se reproduire.
- **Le taux de croissance horaire** est le nombre de divisions par heure. Pour *Escherichia coli*, il est de 3.

BIOLOGIE ET MICROBIOLOGIE APPLIQUÉES

40 La croissance bactérienne et la sporulation

Mémoriser

La croissance des bactéries aboutit à l'augmentation de leur nombre. Elle dépend de la couverture de leurs besoins et de paramètres environnementaux qui peuvent lui être favorables ou défavorables.

1 Les paramètres de la croissance bactérienne

1.1 La concentration en nutriments

Les bactéries ont besoin de différents nutriments (eau, glucides, protéines,...) pour assurer leur vie et leur croissance. L'absence d'un nutriment peut stopper la croissance, d'où l'intérêt du nettoyage et du bionettoyage.

1.2 La teneur en eau et la pression osmotique

Les bactéries ont besoin d'eau pour se développer. L'absence d'eau ou la concentration élevée en sucre ou en sel limitent le développement microbien.

1.3 La température

Il existe pour chaque espèce bactérienne une température à laquelle sa croissance est maximale, appelée **température optimale de croissance**.

- **Les bactéries thermophiles** se développent à des températures élevées (40 à 60 °C).
- **Les bactéries mésophiles**, les plus nombreuses, se développent dans une zone de 20 à 40 °C. Les bactéries pathogènes appartiennent presque toutes à ce groupe comme *E. coli*, responsable de diarrhées.
- **Les bactéries psychrotrophes** se développent dans une zone de 0 à 35 °C, elles altèrent les aliments conservés à basse température. *Pseudomonas* ou *Listeria* se développent aux températures des réfrigérateurs.
- **Les bactéries psychrophiles** peuvent se développer dès 0°C, peu nombreuses, elles vivent dans les régions froides.

1.4 Le pH

La plupart des bactéries se développent à un **pH proche de la neutralité** entre 6,5 et 7,5 (*E. coli*), certaines à un pH inférieur à 6,5 *(Lactobacillus)*, d'autres à des pH supérieurs à 7,5 comme le vibrion du choléra.

2 La croissance en milieu non renouvelé

La croissance bactérienne est étudiée en plaçant les bactéries dans un milieu liquide nutritif non renouvelé. On peut dénombrer la population bactérienne et tracer **la courbe de croissance** en fonction du temps. La croissance se déroule en quatre phases : **la phase de latence, la phase exponentielle, la phase stationnaire et la phase de déclin.**

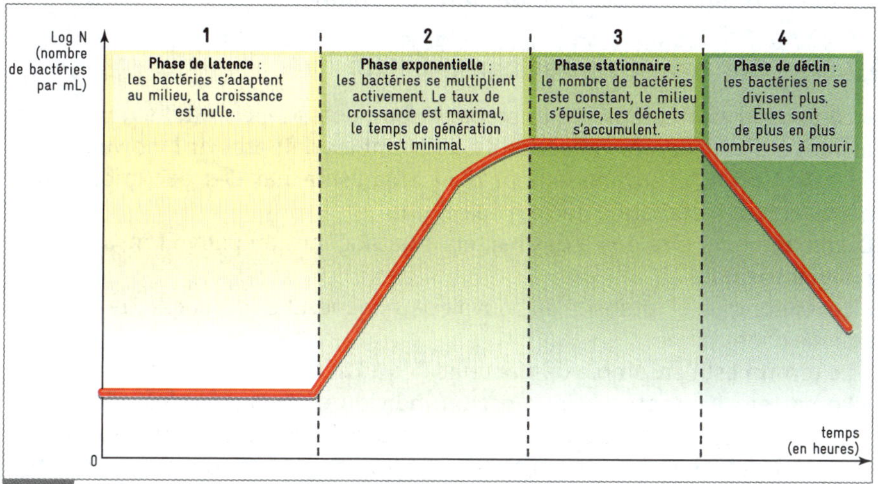

Fig. 1 Les phases de la croissance bactérienne dans un milieu non renouvelé

3 La sporulation

• **La sporulation** est la transformation de certaines cellules bactériennes (Gram +) à l'état végétatif en une forme de résistance, **la spore**.

• **La spore** est entourée de plusieurs tuniques, elle ne contient pas d'eau, ce qui lui donne ces propriétés de résistance.

• **Les conditions favorisant la sporulation**

La sporulation s'effectue lorsque les **conditions de vie sont défavorables** : température élevée, absence de dioxygène pour les bactéries aérobies, absence de nutriments, d'eau, pH extrême.

• **Les propriétés des spores**

– Absence de reproduction.
– Résistance aux agents physiques (hautes températures, radiations...).
– Résistance aux agents chimiques (désinfectants, antiseptiques, antibiotiques).
– Résistance à la carence en nutriments et en eau.
– Facilité de dissémination dans l'environnement.

4.1 Le pouvoir pathogène des bactéries

Mémoriser

Certaines bactéries sont capables de provoquer des maladies dont la gravité dépend de nombreux facteurs parmi lesquels le pouvoir pathogène du micro-organisme et l'état de santé de l'individu.

1 Des définitions pour comprendre

- **Le pouvoir pathogène** est la propriété que possèdent certains micro-organismes à provoquer une infection en déjouant les défenses de l'individu.
- **L'infection** est l'envahissement d'un organisme par des bactéries pathogènes et leur installation au sein de celui-ci.
L'infection peut être due à des bactéries pathogènes au **pouvoir invasif** ou au **pouvoir toxique**.
- **La virulence** est l'intensité du pouvoir pathogène. Elle est spécifique à chaque souche bactérienne.
- **Le terrain** est l'ensemble des facteurs liés à l'hôte et à son environnement.
- **Le porteur asymptomatique** est un individu qui héberge des micro-organismes pathogènes sans présenter les signes de la maladie. Il constitue un réel danger puisqu'il peut transmettre les micro-organismes pathogènes à d'autres personnes à son environnement au cours de ses activités.

2 Les caractéristiques des bactéries pathogènes

2.1 Les bactéries pathogènes spécifiques

- **Les bactéries pathogènes spécifiques** provoquent une maladie infectieuse, que l'hôte soit un individu sain ou affaibli. Elles doivent pénétrer dans l'organisme pour exercer leur pouvoir pathogène.
- **Des exemples de bactéries pathogènes spécifiques** : les bactéries responsables de la tuberculose, de la diphtérie, de la typhoïde...

2.2 Les bactéries pathogènes opportunistes

- **Les bactéries pathogènes opportunistes** ne provoquent pas de maladie dans leur habitat normal et chez un sujet sain, mais deviennent pathogènes chez un sujet aux défenses immunitaires affaiblies. Ce sont le plus souvent des bactéries commensales de la peau et des muqueuses (*E. coli*).
- **Un certain nombre de facteurs** rend l'individu plus sensible à une infection : l'âge (très jeune ou âgé), un déficit immunitaire (sida), l'alcoolisme, une prise d'antibiotiques.

3 Le pouvoir invasif des bactéries

Le pouvoir invasif est la capacité qu'ont des bactéries pathogènes à proliférer à l'intérieur des tissus de leur hôte.

3.1 Les facteurs favorisant le pouvoir invasif

- **Le nombre de bactéries** (charge bactérienne) qui pénètrent dans l'organisme est déterminant. Plus la charge bactérienne est élevée, plus il y a de risque d'infection d'où l'intérêt de pratiquer l'antisepsie.
- **La virulence** de la souche bactérienne est aussi un facteur déterminant.
- **La présence d'éléments non permanents** : les **fimbriae, les pili, les flagelles** facilitent l'adhésion des bactéries sur les tissus. Certaines **protéines sécrétées** par les bactéries détruisent les tissus infectés. La présence de **capsule** permet aux bactéries de résister aux défenses de l'organisme.

3.2 Des exemples de bactéries invasives

Les bacilles de la peste, certaines entérobactéries ont un pouvoir invasif important ainsi que le bacille de la pneumonie (présence d'une capsule et de fimbriae).

4 Le pouvoir toxique des bactéries

Le pouvoir toxique correspond à la capacité, pour certaines bactéries de fabriquer des poisons appelés toxines.

Une toxémie est une infection caractérisée par la présence de toxines dans le sang. Il existe deux sortes de toxines : les exotoxines et les endotoxines.

4.1 Les exotoxines

- **Leurs caractéristiques** : les exotoxines sont produites pendant la vie des bactéries (surtout par des bactéries Gram +). Ce sont des protéines qui diffusent rapidement dans le sang. **Elles sont détruites par la chaleur**.
- **Leurs effets physiopathologiques** sont très spécifiques, par exemple la toxine tétanique a pour cible les cellules nerveuses, celle du choléra, la muqueuse gastroduodénale. Les exotoxines ont un **pouvoir toxique élevé**.

4.2 Les endotoxines

- **Leurs caractéristiques** : les endotoxines sont les constituants de la couche externe de la paroi de bactéries Gram –. Les endotoxines sont libérées à la mort de la cellule bactérienne. Ce sont des macromolécules de lipides complexes. **Elles résistent à la chaleur**.
- **Leurs effets physiopathologiques** ne sont pas spécifiques. Les endotoxines produisent toutes les mêmes effets : frissons, fièvre, douleur généralisée. Seule leur intensité diffère. C'est le cas des toxines des bactéries responsables de la fièvre typhoïde, des méningocoques de la méningite. Elles ont un **pouvoir toxique faible**.

42 L'infection bactérienne

Mémoriser

1 Des définitions

- **L'infection** est définie comme l'invasion de l'organisme par des micro-organismes pathogènes et leur implantation dans celui-ci.
- **Un réservoir** est le lieu habituel de vie des micro-organismes, il peut s'agir de réservoirs humains (maladies telles que la diphtérie, les infections à streptocoques...) ; de réservoirs animaux (maladies de Lyme...) ; du sol (bactéries et spores du tétanos) ; de l'eau (choléra...).
- **Une infection transmissible** se traduit par le passage de micro-organismes d'un réservoir à un hôte. Elle peut se faire directement d'un individu à un autre ou par des intermédiaires appelés **vecteurs**.
- **Une maladie contagieuse** est une infection qui se transmet très facilement d'un individu à un autre.
- **Les signes cliniques** sont mesurables et observables. Ils apparaissent au cours de la phase d'état de la maladie. Il peut s'agir de fièvre, de diarrhées, d'œdèmes, de vomissements...
- **Les symptômes** sont les modifications perçues par le malade.

2 Les différentes voies de pénétration des micro-organismes dans le corps humain

La contamination peut s'effectuer par **les voies naturelles** ou lors de **lésions** de la peau et des muqueuses.

- **La voie cutanéo-muqueuse** : la pénétration des micro-organismes s'effectue lorsque la peau ou une muqueuse est blessée ou irritée.
- **La voie digestive** : la pénétration des micro-organismes se fait au cours d'une prise alimentaire ou d'eau contaminées à l'origine de toxi-infections alimentaires ou de maladies infectieuses alimentaires.
- **La voie sanguine** : les micro-organismes pénètrent dans le sang par l'intermédiaire de vecteurs qui les transportent comme par exemple des dispositifs médicaux, des objets souillés coupants...
- **Les voies uro-génitales** : des infections sexuellement transmissibles peuvent être contractées au cours de rapports sexuels, les voies urinaires peuvent être contaminées par les selles par exemple.
- **Les voies respiratoires** : elles sont le siège de fréquentes infections telles qu'une rhinopharyngite, la grippe ou bien une bronchite...

3 Les différentes étapes de la maladie infectieuse

L'incubation

L'incubation est l'intervalle compris entre la pénétration des micro-organismes et l'apparition des premiers signes de la maladie. C'est une période silencieuse pendant laquelle le risque de contagion est possible.

La période d'invasion

La période d'invasion est une période où les signes généraux (fièvre, douleurs) apparaissent. L'individu a une sensation de malaise.

La période d'état

La période d'état est la phase aiguë de la maladie accompagnée de **signes cliniques spécifiques** (éruption cutanée, pour la varicelle par exemple).

La période de déclin

La période de déclin correspond à la diminution des signes de la maladie.

La période de convalescence

L'organisme se rétablit pendant la période de convalescence.

4 Les caractéristiques de l'infection bactérienne

L'infection locale

Les bactéries colonisent un espace limité de l'organisme. L'organisme réagit par une réaction locale : la réaction inflammatoire.
La réaction inflammatoire se traduit par une **rougeur**, un gonflement **(œdème)**, une **douleur** et une sensation de **chaleur**. Elle a pour fonction de détruire l'agent pathogène sur place. Elle est une des composantes de **l'immunité non spécifique**.

L'infection loco-régionale

L'infection loco-régionale est une infection locale qui s'est étendue. Elle atteint les vaisseaux lymphatiques environnants puis les ganglions lymphatiques régionaux. Là, les lymphocytes et les anticorps apportent une **réponse spécifique (immunité spécifique)** avant que les micro-organismes gagnent la circulation sanguine. L'inflammation des ganglions provoquée alors est appelée **adénopathie**. Elle se traduit par une augmentation du volume des ganglions lymphatiques régionaux.

L'infection générale

L'infection générale est caractérisée par une atteinte de tout l'organisme. Elle se manifeste par de la fièvre élevée. Les bactéries ou leurs toxines se sont propagées au sang.
On parle de **septicémie** lorsque les micro-organismes se multiplient dans le sang, et de **toxémie** si des toxines sont présentes dans le sang. Le système immunitaire met alors en œuvre des moyens spécifiques, **l'immunité spécifique** : les lymphocytes B, les lymphocytes T et les anticorps.

43 Les virus

1 Les définitions

• Un virus est un micro-organisme qui vit au dépend d'une cellule. C'est un parasite cellulaire.

• Le parasitisme obligatoire qualifie le processus de reproduction des virus. En effet, les virus dépendent obligatoirement d'une cellule vivante pour se reproduire.

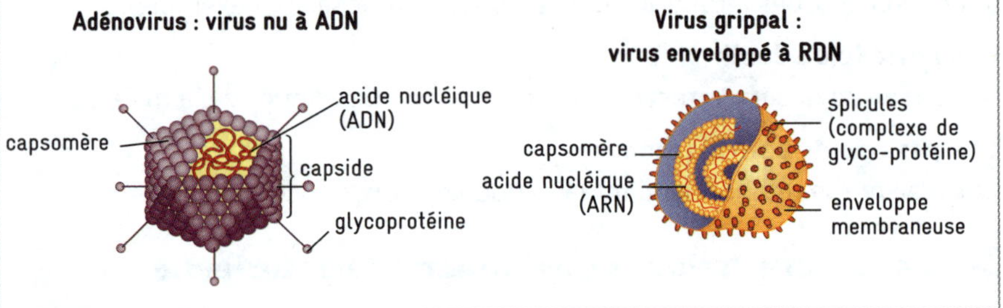

Fig. 1 Deux exemples de virus

2 Les caractéristiques structurales d'un virus

• **Un virus** est constitué d'un seul acide nucléique (ADN ou ARN), le génome, qui constitue son patrimoine génétique.

• **La capside** est une coque de protection de nature protéique. Elle renferme et protège l'acide nucléique. La capside est constituée d'unités structurales de base : **les capsomères**.

• **La nucléocapside** constitue l'ensemble génome et capside.

• **Les virus enveloppés** possèdent une enveloppe autour de nucléocapsides.

• **Les virus nus** ne possèdent pas d'enveloppe.

3 La reproduction d'un virus à ADN

1 **L'attachement** : le virus se fixe sur la membrane de la cellule hôte.

2 **La pénétration** du virus s'effectue à travers la membrane cellulaire.

3 **La décapsidation** détruit la capside et libère le génome : l'ADN.

4 **La synthèse du virus** comporte plusieurs phases. **La réplication de l'ADN** viral est effectuée dans le noyau, ensuite **la synthèse des protéines** de la capside a lieu dans le cytoplasme, et enfin **l'assemblage du virus** à ADN s'effectue dans le noyau. Le virus est alors complet.

5 **La libération du virus** hors de la cellule hôte se fait par destruction de la membrane cellulaire. Les virus enveloppés forment leur enveloppe à partir de la membrane cellulaire.

3 Des maladies virales

1.1 L'hépatite B

La maladie : l'hépatite B est une maladie endémique au niveau mondiale. Elle se transmet par le sang et les liquides biologiques (sperme, sécrétions vaginales, salive).

L'agent responsable est un virus enveloppé à ADN, appelé VHB, qui a pour cible les cellules du foie. Son délai d'incubation est de 30 à 180 jours.

Les signes cliniques sont le plus souvent inexistants ; quelquefois de la fatigue, des nausées, une jaunisse (ictère) et une coloration foncée des urines. Le plus souvent, ce sont des analyses sanguines qui révèlent une contamination passée.

Des complications peuvent survenir : l'hépatite devient chronique et reste asymptomatique, le virus peut provoquer une évolution vers une **cirrhose** ou un **cancer**.

La conduite à tenir est de consulter en cas de doute pour un dépistage sanguin en vue de suivre un traitement adapté.

La prévention consiste à se faire vacciner selon le calendrier vaccinal et à limiter le risque de transmission en se protégeant lors de rapports sexuels et en utilisant du matériel stérile (tatouage, toxicomanie).

1.2 La grippe

La maladie : la grippe saisonnière sévit durant l'hiver. C'est une infection des voies respiratoires. Le virus a pour cible les cellules ciliées de la trachée et des bronches.

La contagion débute avant les symptômes et dure jusqu'à la guérison.

L'agent responsable est un virus enveloppé à ARN, *Influenza*, de type A, B ou C. Le virus de la grippe modifie constamment sa structure, ce qui lui permet d'échapper aux défenses de l'organisme.

Les signes cliniques sont de la fièvre, des douleurs articulaires, de la toux...

Les complications sont graves chez les personnes fragiles. Elle peut entraîner des bronchiolites, une pneumonie ; provoquer de l'asthme, des troubles cardiaques...

La conduite à tenir est de consulter un médecin pour prévenir les complications et lutter contre les signes, penser à se rehydrater, se reposer.

Les antibiotiques sont sans effet sur le virus lui-même.

La prévention est la vaccination annuelle, dès le début du mois d'octobre. La vaccination annuelle est nécessaire compte tenu de la variabilité du virus, elle limite la mortalité chez les personnes à risque.

Des mesures d'hygiène s'imposent pendant la période épidémique pour limiter la transmission : lavage des mains, bionettoyage des surfaces, limiter les contacts avec les personnes atteintes.

44 L'immunité innée

L'immunité est l'état de résistance de l'organisme aux antigènes. L'immunité innée ou immunité non spécifique permet à l'organisme de réagir rapidement aux agressions extérieures.

1 Les antigènes et l'immunité innée

1.1 Les antigènes

Les antigènes sont des agents infectieux (virus, bactéries), des substances étrangères (venin) ou bien des cellules altérées. Ce sont des substances reconnues comme étrangères par les marqueurs biologiques.

1.2 L'immunité innée

L'immunité innée met en jeu :
– des moyens de protection naturelle : la **peau et les muqueuses** ;
– des moyens de défense spontanée, qui constituent la **réaction inflammatoire**.

2 La barrière cutanéo-muqueuse

La peau et les muqueuses forment la première ligne de défense de l'organisme contre les micro-organismes pathogènes et les produits toxiques.

2.1 Une barrière physique

Les cellules jointives de l'épithélium, la présence de kératine et de poils (narines, oreilles) constituent une barrière physique.

2.2 Une barrière chimique

- **Les sécrétions de la peau** (sébum, sueur) et des muqueuses (mucus, larmes...) ralentissent la croissance des micro-organismes. Elles constituent une barrière chimique.
- **Le mucus** emprisonne les micro-organismes. Le mucus des voies respiratoires les achemine grâce aux **cils vibratiles** de la paroi bronchique vers le pharynx.
- **Les larmes** et la **salive** possèdent une enzyme, le lysosyme, capable de détruire certains micro-organismes.
- **Le suc gastrique** contient de l'acide chlorhydrique concentré et des enzymes qui empêchent le développement de la plupart des micro-organismes pathogènes.

2.3 Une barrière biologique

L'ensemble des micro-organismes qui vivent habituellement sur la peau est appelé **microbiote commensal**. Il empêche la prolifération de micro-organismes pathogènes. Il forme une barrière biologique.

3 La réaction inflammatoire

• **La réaction inflammatoire est la deuxième ligne de défense de l'organisme.** Elle agit lorsque la barrière cutanéo-muqueuse a été franchie (plaie...)
• **La réaction inflammatoire** a pour fonction d'éviter la propagation de l'agent infectieux dans l'organisme et de faciliter la réparation des tissus.

3.1 Les caractéristiques de la réaction inflammatoire

La réaction inflammatoire est caractérisée par :
– une **rougeur**, qui est la conséquence d'un afflux de sang dans la plaie ;
– une **chaleur** anormale, qui provient de l'afflux de sang ;
– un **œdème** lié au passage du plasma sanguin dans les tissus ;
– une **douleur** dans le tissu lésé, due à la compression des fibres nerveuses.

3.2 Le processus de la réaction inflammatoire

Étape 1 : le chimiotactisme

Le chimiotactisme est le processus d'alerte : les cellules lésées libèrent des médiateurs chimiques (kinine, histamine) qui attirent les cellules immunitaires, les phagocytes.
Les phagocytes sont :
– soit des cellules des tissus, les histiocytes (mastocytes, macrophagocytes, cellules dendritiques) ;
– soit des leucocytes qui sont les granulocytes neutrophiles (polynucléaires) et les monocytes transportés par le sang.

Étape 2 : la diapédèse

La diapédèse est l'infiltration des leucocytes (granulocytes, monocytes) présents dans le sang entre les cellules de la paroi vasculaire pour rejoindre le tissu endommagé. Les monocytes se transforment alors en macrophagocytes.

Étape 3 : la phagocytose

La phagocytose est l'ingestion et la digestion des antigènes effectuées par des granulocytes neutrophiles et les macrophagocytes. Elle permet l'élimination des antigènes et des débris cellulaires. La phagocytose se déroule en quatre étapes :

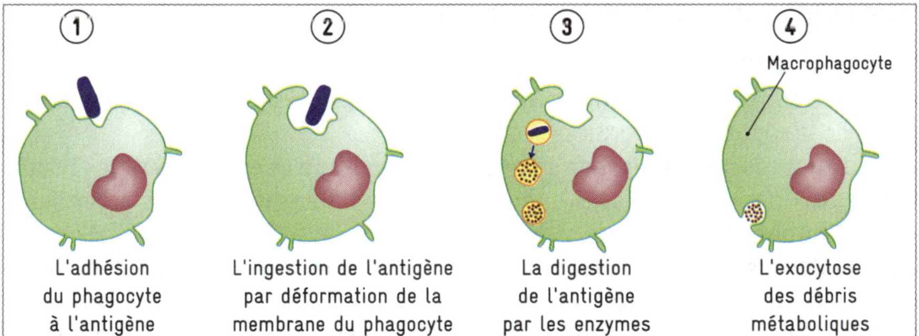

Fig. 1 Les étapes de la phagocytose

45 L'immunité adaptative

Mémoriser

L'immunité adaptative ou spécifique constitue la troisième ligne de défense de l'organisme. Elle prend le relais lorsque l'immunité innée a échoué.

1 Les deux types d'immunité

Selon la nature de l'antigène, la réponse immunitaire sera :
– **une réponse cellulaire** (action de cellule à cellule) effectuée par les lymphocytes T ;
– **une réponse humorale** (de molécule à molécule) effectuée par les anticorps issus des lymphocytes B.

1.1 L'immunité cellulaire

• **L'immunité cellulaire** est assurée par les lymphocytes T qui sont alertés par les macrophagocytes. Ils se répartissent en deux groupes : le premier groupe agit, l'autre groupe devient des cellules-mémoires.

• **Les lymphocytes T** (du premier groupe) **détruisent** les cellules infectées par les virus ou d'autres parasites intracellulaires, les cellules cancéreuses ou les cellules étrangères.

• **Les lymphocytes T agissent par contact**, en perforant la membrane cellulaire. Les cellules ainsi détruites sont éliminées par phagocytose.

1.2 L'immunité humorale

Les lymphocytes B

• **L'immunité humorale** est assurée par les lymphocytes B qui reconnaissent directement les antigènes ou sont alertés par les macrophagocytes.
Ils se répartissent en deux groupes : le premier groupe intervient, l'autre groupe devient des cellules-mémoires.

• **Les lymphocytes B** (du premier groupe) évoluent en cellules spécifiques, les plasmocytes, qui sécrètent des **anticorps**.

Les anticorps

• **Les anticorps** (ou immunoglobuline Ig) sont les molécules effectrices (actives) de la réponse humorale.

• **Les anticorps reconnaissent de manière spécifique et combattent** les bactéries, les toxines et les virus qui circulent librement dans les liquides organiques (sang, lymphe, mucus).

• **Les anticorps, après avoir reconnu un antigène spécifique** forment avec lui **un complexe antigène-anticorps** ou complexe immun. Ce complexe neutralise les antigènes, ne les détruit pas mais les livre aux phagocytes qui s'en chargeront.

2 La mémoire immunitaire

Le processus de la mémoire immunitaire

- La **mémoire immunitaire** est constituée des cellules-mémoires (lymphocytes B et lymphocytes T) qui sont élaborées lors du **premier passage d'un antigène.**
- **Les cellules mémoires** déclencheront une **réaction immunitaire secondaire** rapide, efficace et prolongée lors d'un contact ultérieur avec le même antigène.

Les conséquences de la mémoire immunitaire

- **La contraction d'une maladie infectieuse** et les cellules mémoire qui en résultent permettent d'acquérir une **immunité adaptative naturelle**.
- **La vaccination** (introduction volontaire d'antigènes atténués) provoque la formation de cellules-mémoires et une **immunité adaptative artificielle**.
- **L'allergie** est une réponse inadaptée de la mémoire immunitaire.

3 L'allergie

La définition : l'allergie ou hypersensibilité est une réponse exagérée du système immunitaire à des substances antigéniques (appelés alors allergènes) qui n'ont pas toujours de toxicité propre.

L'allergie se déclare chez des sujets sensibilisés, c'est-à-dire ayant déjà été exposés à un allergène. Des facteurs génétiques seraient impliqués dans les processus allergiques.

Les principaux allergènes : les allergènes respiratoires (pollen, tabac), ingérés (cacahuètes), transcutanés (cosmétiques), médicamenteux (antibiotiques...).

La réaction anaphylactique s'effectue en deux étapes : la sensibilisation et la réaction allergique.

Étape 1 : **la sensibilisation** : il s'agit de la pénétration des allergènes suivie de la fabrication anormalement élevée d'anticorps. Ces derniers se fixent sur les mastocytes des tissus et les granulocytes sanguins.

Étape 2 : **la réaction allergique** se déclenche lors d'une nouvelle pénétration d'allergènes. Ceux-ci se fixent sur les anticorps placés sur les cellules immunitaires et provoquent la libération d'histamine. L'histamine augmente la perméabilité des vaisseaux sanguins. Les signes cliniques apparaissent : œdème, rougeur, démangeaisons....

Le choc anaphylactique est une manifestation sévère de la réaction anaphylactique. Lorsque des allergènes sont introduits directement dans le sang, ils provoquent une libération massive d'histamine, qui à son tour entraîne une baisse de la pression artérielle. C'est une urgence médicale.

Les moyens thérapeutiques utilisés contre les allergies sont la désensibilisation, la prise d'antihistaminique et l'éviction de l'allergène.

46 La vaccination

La vaccination est un procédé médical préventif. Elle assure une protection individuelle et collective contre un certain nombre de maladies infectieuses.

Le principe de la vaccination

Le principe de la vaccination repose sur la capacité de mémoire de l'immunité adaptative. Elle consiste à introduire dans l'organisme, sous forme de vaccin, des antigènes dont le pouvoir pathogène a été atténué. Le vaccin provoque la formation de cellules-mémoires spécifiques prêtes à agir en cas d'introduction d'agents pathogènes. Elle permet d'éviter ou d'enrayer des épidémies.

Les caractéristiques de la vaccination

- **La vaccination** se caractérise par une efficacité après quelques semaines, une durabilité (plusieurs années) et une action spécifique contre une infection donnée. C'est une méthode préventive.
- **Les vaccins obligatoires** (diphtérie, tétanos, poliomyélite) luttent contre des infections particulièrement graves et toujours présentes. Le vaccin contre la tuberculose est maintenant réservé aux populations à risque. D'autres vaccins (rougeole, rubéole, oreillons, grippe) sont fortement recommandés.
- **Le calendrier vaccinal** fixe chaque année les vaccinations en fonction de l'âge, de la couverture vaccinale antérieure, des risques infectieux et des progrès scientifiques.
- **Les rappels** de certains vaccins sont indispensables pour entretenir la mémoire immunitaire qui diminue au cours du temps.

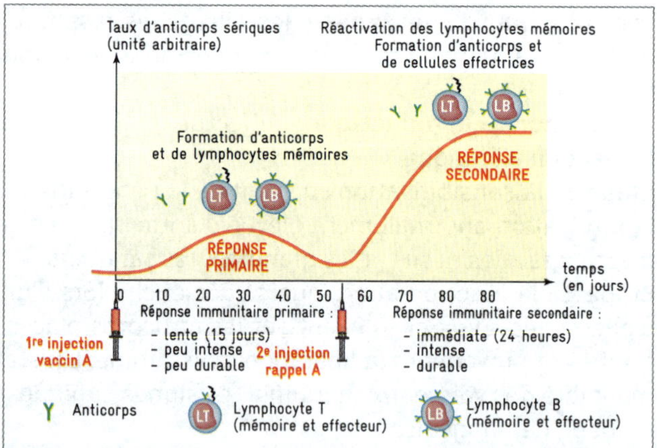

Fig. 1 La production d'anticorps au cours de la vaccination

Les différents vaccins et leur classification

Les vaccins sont obtenus par différents procédés, ils sont classés en vaccins atténués (poliomyélite, rougeole-oreillons-rubéole ou ROR, fièvre jaune), vaccins inactivés (grippe, rage, choléra), vaccins sous-unités (méningites bactériennes, tétanos, diphtérie).

47 Les antibiotiques

Mémoriser

Les antibiotiques sont des substances produites par des bactéries ou des champignons microscopiques qui inhibent la croissance d'un autre micro-organisme.

Le spectre d'activité d'un antibiotique

Le spectre d'activité d'un antibiotique correspond à l'ensemble des espèces microbiennes sensibles à son action. Les antibiotiques agissent sur les bactéries et les champignons. Ils peuvent avoir une action bactéricide, bactériostatique, fongicide ou fongistatique. Ils sont sans effet sur les virus.

L'antibiogramme

- **La définition** : l'antibiogramme est un test de laboratoire qui permet de mesurer l'efficacité de plusieurs antibiotiques sur une souche microbienne à partir d'un prélèvement biologique (gorge, urine...).
- **Le rôle d'un antibiogramme** est de permettre le choix de l'antibiotique le plus adapté, en cas d'infection.
- **L'antibiotique actif** se repère par la zone claire dépourvue de colonie microbienne qui entoure le disque imprégné d'antibiotique.

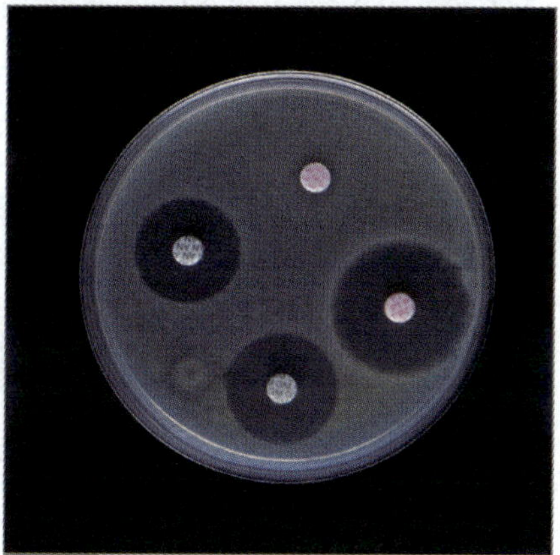

Fig. 1 Un antibiogramme

La résistance bactérienne aux antibiotiques

- **La définition** : la résistance bactérienne est la capacité qu'ont acquise certaines bactéries à survivre aux effets des antibiotiques qui les détruisaient ou les inhibaient auparavant.
- **Les conséquences de la résistance aux antibiotiques** sont la difficulté à soigner certaines infections (tuberculose par exemple), un risque accru d'hospitalisation et d'infections nosocomiales...

Les risques liés à la multi-résistance aux antibiotiques

Les risques sont la diffusion de bactéries multi-résistantes (BMR) par des porteurs, les infections nosocomiales, des souches bactériennes de plus en plus résistantes, des choix thérapeutiques restreints, des risques de décès et des conséquences économiques comme l'allongement de la durée des séjours hospitaliers et le recours à d'autres médicaments.

48 Les maladies infectieuses de l'enfant

Mémoriser

Le développement des maladies infectieuses est lié au manque de maturité du système immunitaire chez l'enfant.

1 Les principales maladies virales de l'enfant

1.1 Les caractéristiques des maladies virales éruptives

- **Les maladies virales éruptives** sont la rougeole, la varicelle et la rubéole. Elles sont toutes contagieuses.
- **Les cellules de la peau** sont les cellules cibles de ces maladies. Les lésions sont des macules planes et rouges, des vésicules petites et gonflées de liquide séreux, des papules fermes ou des pustules contenant du pus.
- Les maladies virales éruptives ont pour réservoir l'être humain et se transmettent par les sécrétions respiratoires.

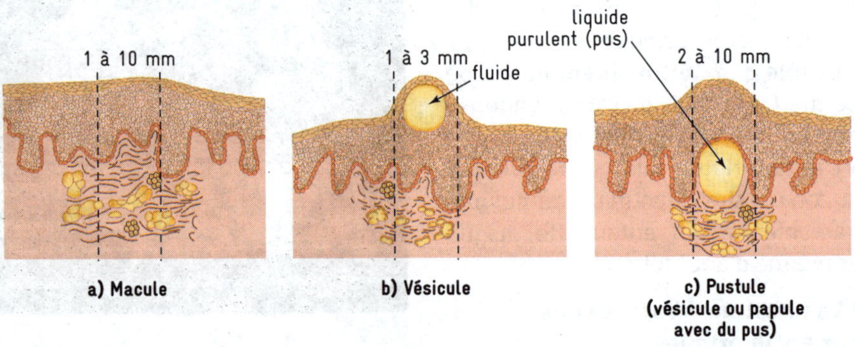

Fig. 1 Les lésions cutanées liées aux maladies infectieuses

1.2 La rougeole

La rougeole est extrêmement contagieuse.

L'agent responsable : le virus enveloppé à ARN du genre *Morbillivirus*.

Les signes cliniques sont des maux de gorge, une fièvre élevée, des lésions caractéristiques dans la bouche (taches rouges avec un petit point blanc au centre), puis une éruption cutanée maculaire importante.

Les complications possibles : des surinfections bactériennes se traduisant par des otites, des encéphalites ou bien des pneumonies.

Les moyens de prévention : la vaccination est recommandée, elle est obligatoire dans les structures d'accueil.

1.3 La varicelle

La varicelle est l'infection infantile la plus répandue.

L'agent responsable : le virus à ADN nommé *Varicelle Zona virus.*

Les signes cliniques sont une éruption maculaire puis vésiculaire sur tout le corps et les muqueuses. Les vésicules contiennent le virus et la dissémination se fait également au cours des démangeaisons qui sont importantes.

Les complications : une surinfection purulente des lésions et une complication tardive sous forme de **zona** (réactivation du virus).

La prévention : l'éviction, le vaccin n'est pas recommandé en routine.

1.4 La rubéole

La rubéole est contagieuse dès l'incubation.

L'agent responsable : virus enveloppé du genre *Rubivirus.*

Les signes cliniques : une éruption maculaire discrète, seule une recherche sérologique peut affirmer le diagnostic.

Les complications : sont un risque tératogène élevé et un risque de retard de croissance pour le fœtus chez la femme enceinte.

La prévention : la vaccination est efficace pour une durée de 10 à 20 ans.

1.5 Une maladie virale non éruptive : les oreillons

Les oreillons sont une maladie virale des glandes salivaires parotides situées devant et derrière les oreilles.

L'agent responsable : un virus enveloppé à ARN du genre *Rubulavirus.*

Les signes cliniques sont un gonflement douloureux des glandes parotides avec de la fièvre. La contamination se fait par la salive et les sécrétions respiratoires.

Les complications possibles : une méningite bénigne, une orchite (inflammation des testicules chez l'homme), une ovarite (inflammation des ovaires chez la femme).

La prévention : la vaccination est recommandée, elle est obligatoire dans les structures d'accueil, le renforcement des mesures d'hygiène (lavage des mains), le bionettoyage des objets en contact avec la bouche et le nez sont impératifs.

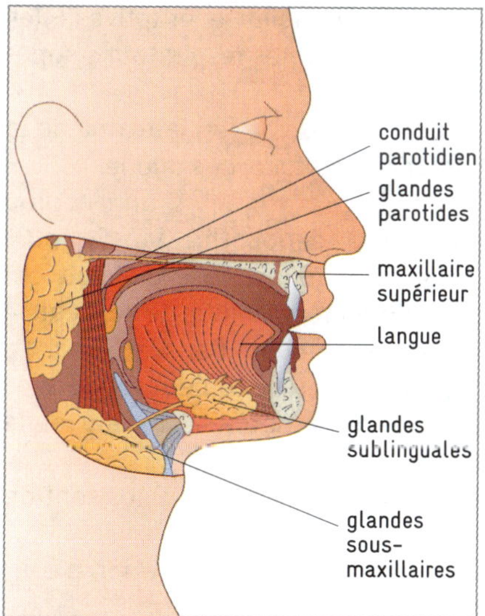

Fig. 2 La situation des glandes salivaires

2 Des maladies bactériennes

2.1 La coqueluche

La définition : la coqueluche est une maladie respiratoire très contagieuse. Elle touche toute la population, du nourrisson pas encore vacciné à l'adulte dont la vaccination est trop ancienne.

Les cellules cibles sont celles de l'épithélium de la trachée et des bronches.

La transmission s'effectue par voie aérienne d'un individu à un autre (toux, éternuements).

L'agent responsable : les exotoxines et les endotoxines de la bactérie Gram – *Bordetella pertissis.* Cette bactérie possède une capsule qui renforce sa résistance aux traitements.

Les signes cliniques : une toux sèche et de la fièvre s'installent, puis apparaissent des quintes de toux caractérisées par des crises de suffocation et des reprises respiratoires profondes en forme de « chant de coq » ainsi que des vomissements.

La prévention : la vaccination est fortement recommandée (première injection à deux mois). Une nouvelle vaccination est proposée aux jeunes adultes ayant un projet parental.

2.2 La scarlatine

La définition : la scarlatine est une maladie contagieuse éruptive. Elles touchent les voies respiratoires supérieures.

L'agent responsable : la toxine de la bactérie *Streptococcus pyogenes*.

Les signes cliniques : une angine rouge, une adénopathie dans le cou.

L'érythème rouge, rose qui suit est dû à l'hypersensibilité de la peau à la toxine circulant dans le sang. La langue prend une couleur rouge avec un aspect framboisé. La peau et la langue desquament.

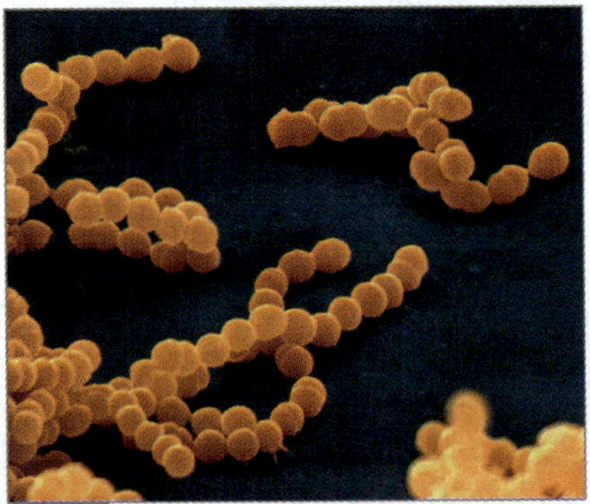

Fig. 3 *Streptococcus pyogenes* (MEB x 13 000)

Les complications possibles sont des atteintes rénales, cardiaques et articulaires.

La prévention : la vaccination n'existe pas. La maladie est à déclaration obligatoire.

3 Les méningites bactériennes et virales

Les méningites sont d'origine virale ou bactérienne. Elles diffèrent par leur gravité.

3.1 Les caractéristiques communes des méningites

- **Les méningites** sont des infections des membranes qui enveloppent l'encéphale et la moelle épinière appelées méninges.
- **Le liquide céphalorachidien infecté** contenu dans les méninges exerce alors une pression sur les tissus nerveux.

3.2 Les méningites bactériennes

Les méningites bactériennes sont les méningites les plus graves.

Les agents responsables : trois bactéries encapsulées au fort pouvoir pathogène en sont les principales responsables : *Streptococcus pneumoniae, Haemophilus influenzae*, et *Neisseria meningitidis* (appelé aussi méningocoque). Ils pénètrent par les voies respiratoires. D'autres bactéries pathogènes, certaines opportunistes sont aussi mises en cause comme *Listeria monocytogenes*.

Les signes cliniques surviennent après une infection locale (angine, otite...). Ce sont une fièvre élevée, des céphalées importantes, une raideur de la nuque suivie de nausées et de vomissements, parfois de convulsions.

L'apparition de taches hémorragiques sous la peau (appelées purpura) est un critère de gravité nécessitant une hospitalisation d'urgence.

Les complications sont des atteintes neurologiques graves, en particulier la surdité ou une évolution rapide mortelle.

La prévention par vaccination est recommandée contre *Haemophilus influenzae, Streptococcus pneumoniae* et certaines souches de méningocoques selon le calendrier vaccinal, l'antibiothérapie préventive est appliquée aux sujets contacts.

3.3 Les méningites virales

Les méningites virales habituellement les plus courantes sont bénignes.

Les agents responsables : les entérovirus mais aussi les virus des oreillons, de la varicelle et de la rougeole.

Les signes cliniques sont les mêmes que ceux des méningites bactériennes.

La prévention : une application de mesures strictes d'hygiène particulièrement en collectivité.

49 Les infections nosocomiales et les infections associées aux soins

Mémoriser

1 Les définitions

• **Une infection nosocomiale** est une infection contractée dans un établissement de santé, qui apparaît dans un délai supérieur à 48 h après l'admission ou dans un délai supérieur à la période d'incubation lorsque celle-ci est connue. Pour les infections du site opératoire, le délai est porté à 30 jours suivant l'intervention, en cas de prothèse ou d'un implant, le délai est porté à un an.

• **L'infection associée aux soins (IAS)** survient au cours ou au décours de la prise en charge (diagnostique, thérapeutique, palliative, préventive ou éducative) d'un patient, si elle n'était ni présente, ni en incubation au début de la prise en charge.

L'infection associée aux soins concerne le patient, malade ou non, ainsi que les professionnels de santé et les visiteurs.

• **L'accident d'exposition au sang (AES)** correspond à une exposition à du sang ou à un autre liquide biologique par contact cutané (peau lésée), percutané (piqûre, coupure,...) ou muqueux (contact avec les yeux...).

La prévention de ce risque professionnel repose sur les précautions « standard » et la surveillance médicale du personnel.

L'application des précautions « standard », a pour objectif d'assurer une protection systématique du personnel vis-à-vis du risque infectieux.

La surveillance médicale du personnel est effectuée par la médecine du travail (suivi des vaccinations, dépistages éventuels).

2 Les agents pathogènes responsables

• **Les principaux agents pathogènes** responsables d'infections nosocomiales sont des bactéries : *Escherichia coli, Staphylococcus aureus* et *Pseudomonas aeruginosa*. Ce sont des bactéries multi-résistantes (BMR) aux antibiotiques ou aux antiseptiques, ce qui explique leur survie dans l'environnement hospitalier et les difficultés du traitement des personnes atteintes.

• **Les modes de transmissions des agents pathogènes** : il peut s'agir de transmission manuportée (personnel, visiteur, patient lui-même), de transmission aéroportée (air, eau), de transmission croisée (autres patients)...

3 Les facteurs favorisants et leur prévention

3.1 Les facteurs favorisants les infections nosocomiales

- **Le patient** lui-même du fait de son âge (très jeune ou très âgé), de la gravité de sa pathologie, de l'état d'immunodéficience...
- **Des facteurs humains** tels la concentration des malades donc de micro-organismes, les carences en matière d'hygiène, la surcharge de travail.
- **Des procédures** telles que le nombre d'actes invasifs (chirurgie, perfusions...), la prescription fréquente d'antibiotiques à large spectre favorisant les résistances...
- **L'environnement** comme la non-conformité des circuits propres et sales, la non-conformité des réseaux d'eau et d'air, la contamination rapide des locaux, les défauts de stérilisation des dispositifs médicaux...

3.2 La prévention des infections nosocomiales

Pour chaque facteur identifié, des moyens de prévention sont mis en place : isolement des malades affaiblis ou contagieux, modification des protocoles, traçabilité, surveillance des procédures...

3.3 Des mesures de prévention spécifiques : les règles d'isolements

- **L'isolement protecteur** est un ensemble de mesures mises en place visant à protéger un patient particulièrement vulnérable aux infections (immunodéprimés par exemple).

L'application de précautions « particulières » ou « complémentaires » concerne l'environnement (chambre seule, air filtré), la tenue du personnel et des visiteurs (port de masque, surblouse stérile...), l'hygiène des mains, du matériel (vaisselle désinfectée...).

- **L'isolement septique** est un ensemble de mesures mises en place pour éviter la transmission d'un agent infectieux connu ou supposé à partir d'un patient infecté à des individus non infectés.

Les précautions « particulières » sont appliquées selon le mode de transmission de l'agent infectieux : précautions « contact » pour un porteur d'une bactérie multi-résistante (BMR) au niveau cutané par exemple.

4 Le comité de lutte contre l'infection nosocomiale

- **Le comité de lutte contre l'infection nosocomiale (CLIN)** est une instance officielle au sein d'un établissement de soins. Il a un rôle de prévention des infections nosocomiales (mise à jour des protocoles), de formation, d'évaluation (de l'application des protocoles) et de surveillance (analyse du risque infectieux).
- **Le CLIN est constitué** de représentants des différentes catégories professionnelles nommés par la direction de l'établissement. Il est présidé par un médecin ou un pharmacien, un représentant des usagers peut être présent.

Testez vos connaissances

Indiquez le nom correspondant à chacun des numéros du schéma.

1 La cellule

1] ....
2] ....
3] ....
4] ....
5] ....
6] ....
7] ....
8] ....
9] ....
10] ....
11] ....

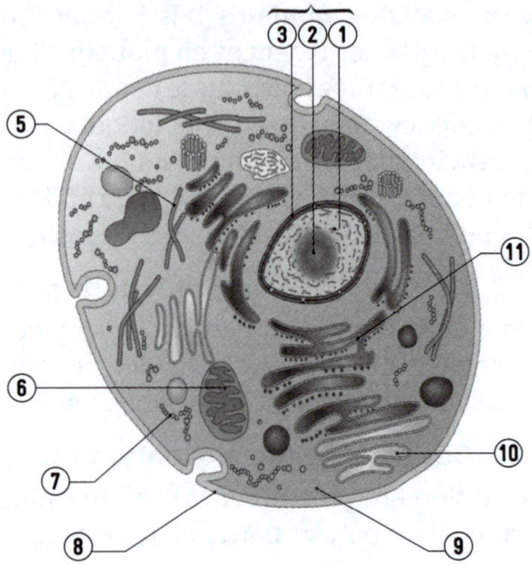

2 La peau et ses annexes

1] ....
2] ....
3] ....
4] ....
5] ....
6] ....
7] ....
8] ....
9] ....
10] ....
11] ....

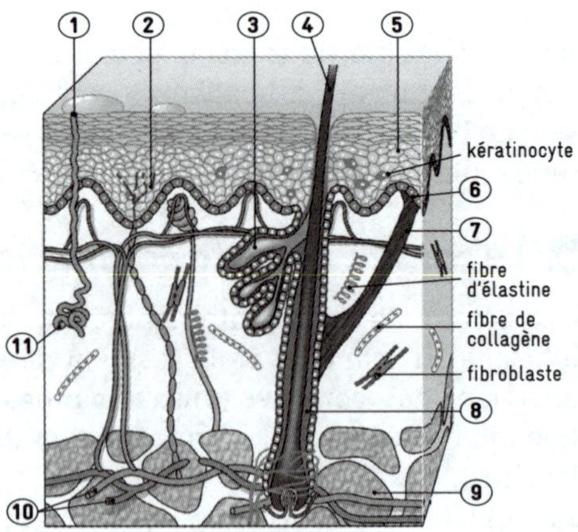

Se tester

3 L'appareil génital masculin

1) ....
2) ....
3) ....
4) ....
5) ....
6) ....
7) ....
8) ....
9) ....
10) ....
11) ....

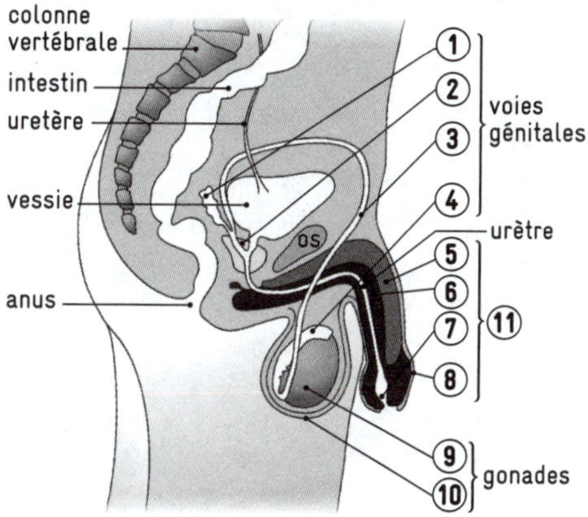

4 L'appareil génital féminin

1) ....
2) ....
3) ....
4) ....
5) ....
6) ....
7) ....
8) ....
9) ....
10) ....
11) ....
12) ....

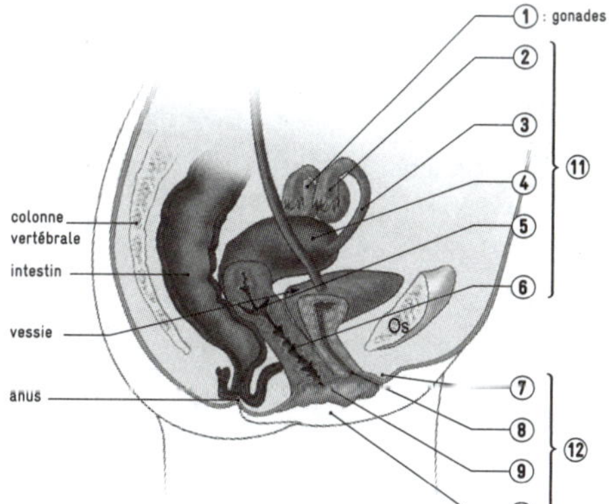

Testez vos connaissances

Indiquez le nom correspondant à chacun des numéros du schéma.

5 Le cœur

1) ....
2) ....
3) ....
4) ....
5) ....
6) ....
7) ....
8) ....
9) ....

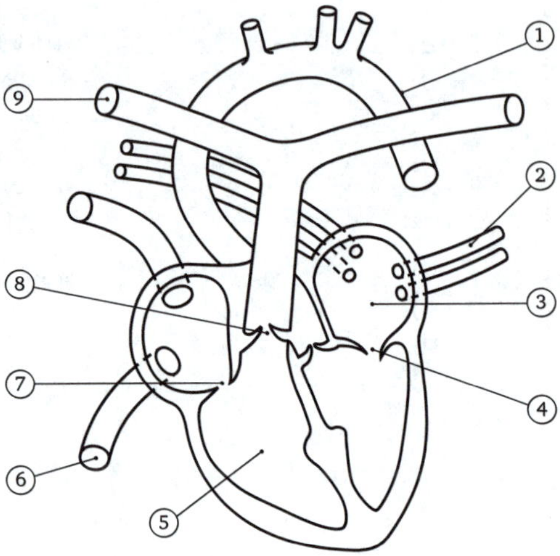

6 Le rein

1) ....
2) ....
3) ....
4) ....
5) ....
6) ....
7) ....

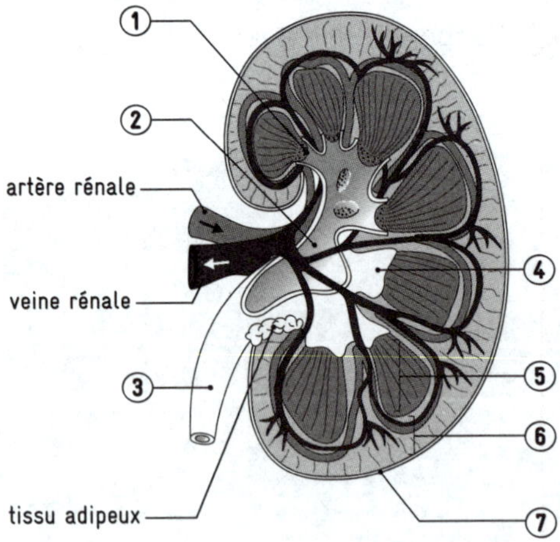

7 L'appareil respiratoire

1) ....
2) ....
3) ....
4) ....
5) ....
6) ....
7) ....
8) ....
9) ....
10) ....

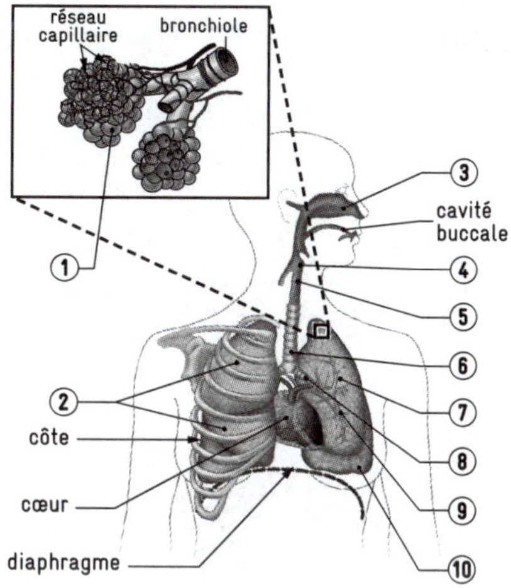

8 Le squelette humain

1) ....
2) ....
3) ....
4) ....
5) ....
6) ....
7) ....
8) ....
9) ....
10) ....
11) ....
12) ....
13) ....
14) ....
15) ....
16) ....
17) ....
18) ....
19) ....
20) ....
21) ....
22) ....

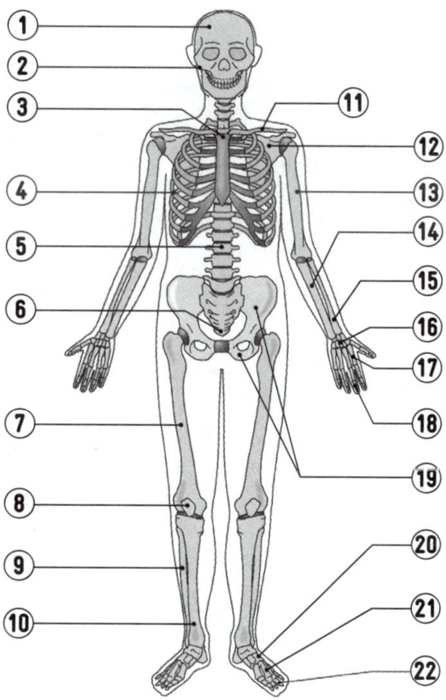

Testez vos connaissances

Indiquez le nom correspondant à chacun des numéros du schéma.

9 L'os long

1) ....
2) ....
3) ....
4) ....
5) ....
6) ....
7) ....
8) ....

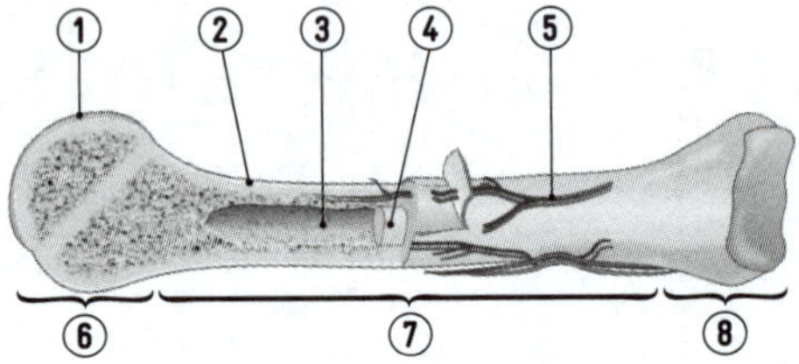

10 L'articulation de la hanche

1) ....
2) ....
3) ....
4) ....
5) ....
6) ....
7) ....
8) ....
9) ....

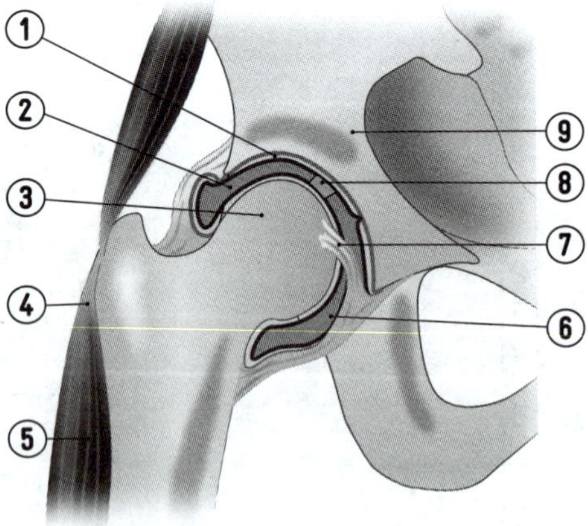

11 La coupe schématique d'un muscle

1] . . . .
2] . . . .
3] . . . .
4] . . . .
5] . . . .
6] . . . .

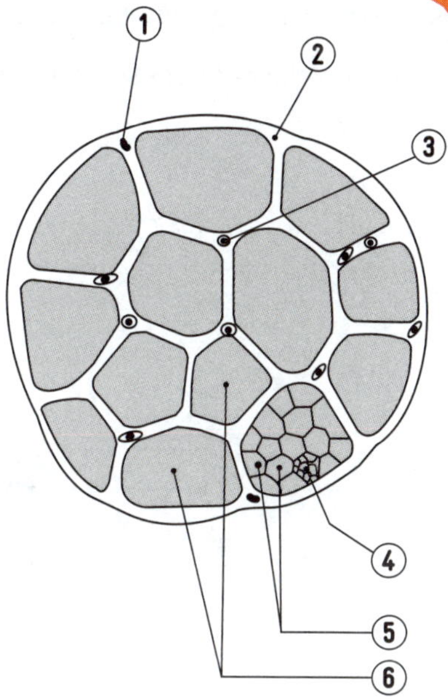

12 L'appareil digestif

1] . . . .
2] . . . .
3] . . . .
4] . . . .
5] . . . .
6] . . . .
7] . . . .
8] . . . .
9] . . . .
10] . . . .
11] . . . .
12] . . . .
13] . . . .

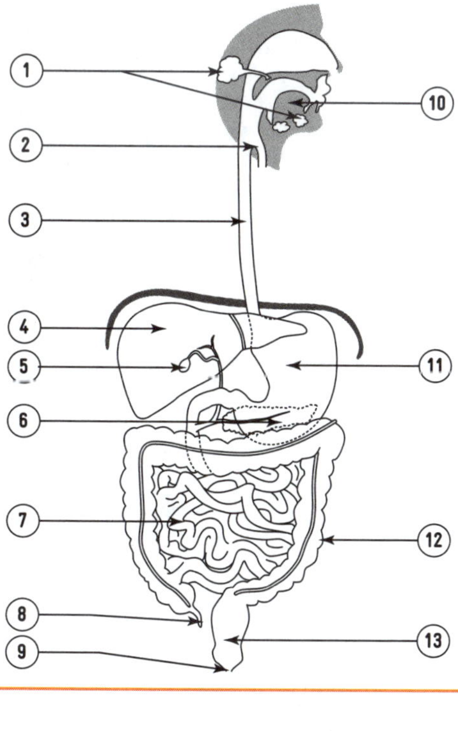

Testez vos connaissances

Indiquez le nom correspondant à chacun des numéros du schéma.

13 Le système nerveux central et périphérique

1) ....
2) ....
3) ....
4) ....
5) ....
6) ....

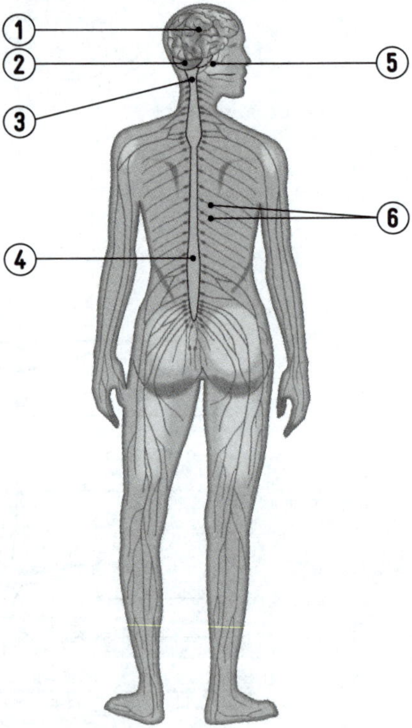

Se tester

14 La mœlle épinière

1] ....
2] ....
3] ....
4] ....
5] ....
6] ....
7] ....

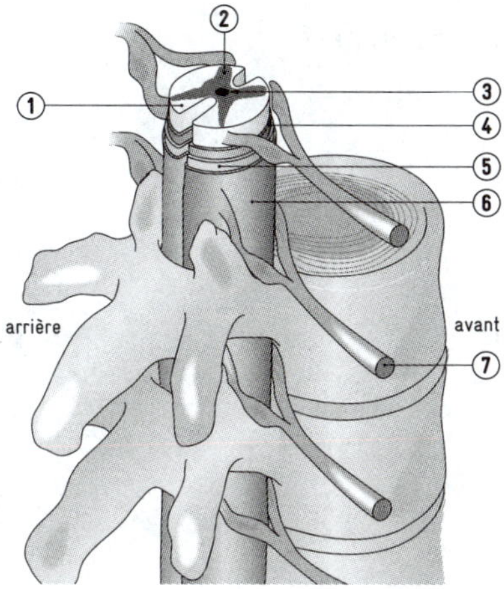

15 Le neurone multipolaire

1] ....
2] ....
3] ....
4] ....
5] ....
6] ....

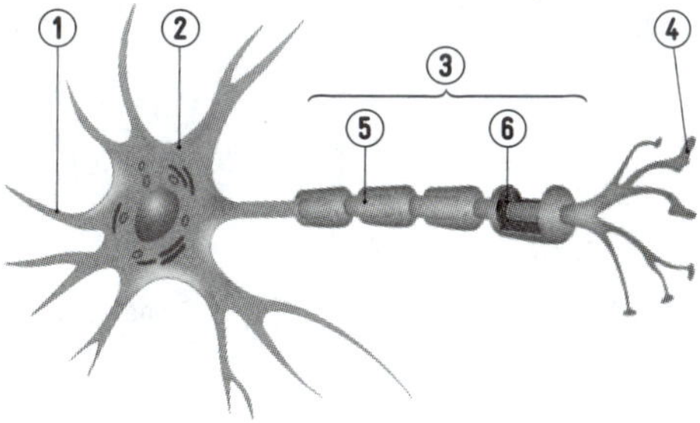

Testez vos connaissances

Indiquez le nom correspondant à chacun des numéros du schéma.

16 La structure du nerf

1] ....
2] ....
3] ....
4] ....
5] ....
6] ....
7] ....
8] ....

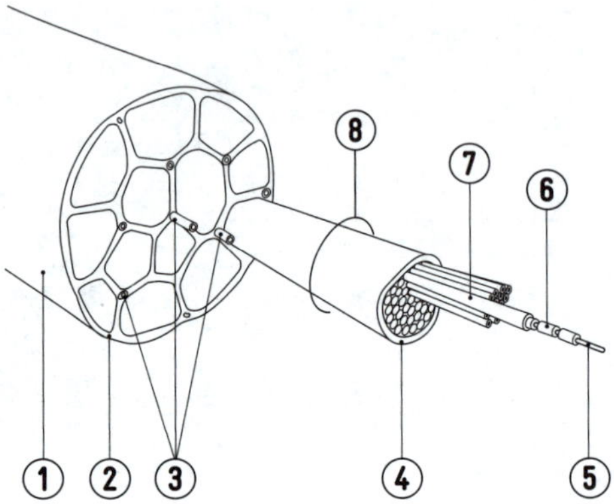

17 L'arc réflexe

1] ....
2] ....
3] ....
4] ....
5] ....

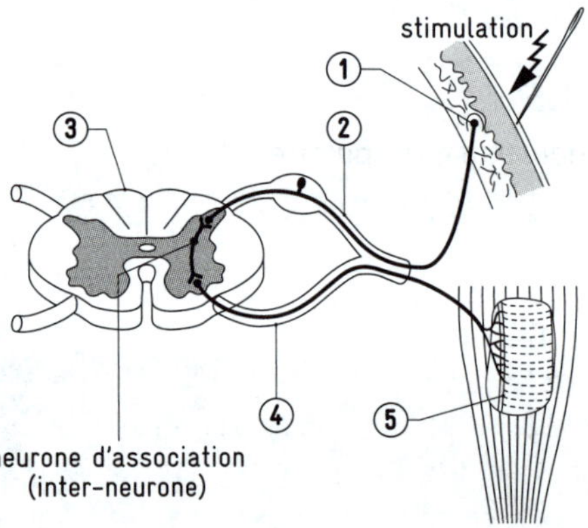

Se tester

18 L'œil

1) ....
2) ....
3) ....
4) ....
5) ....
6) ....
7) ....
8) ....
9) ....
10) ....
11) ....
12) ....
13) ....
14) ....

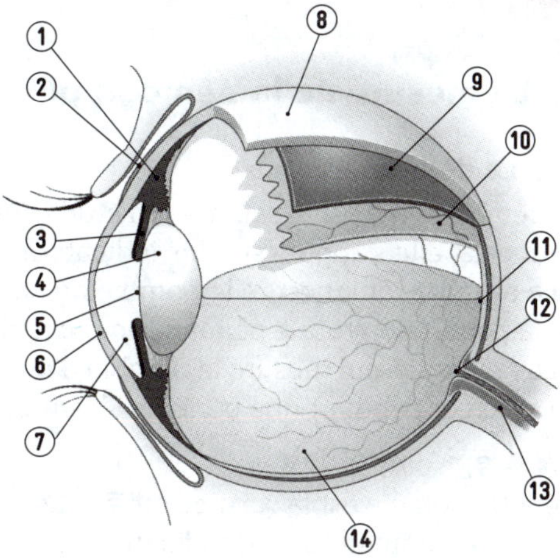

19 L'oreille

1) ....
2) ....
3) ....
4) ....
5) ....
6) ....
7) ....
8) ....
9) ....
10) ....
11) ....
12) ....

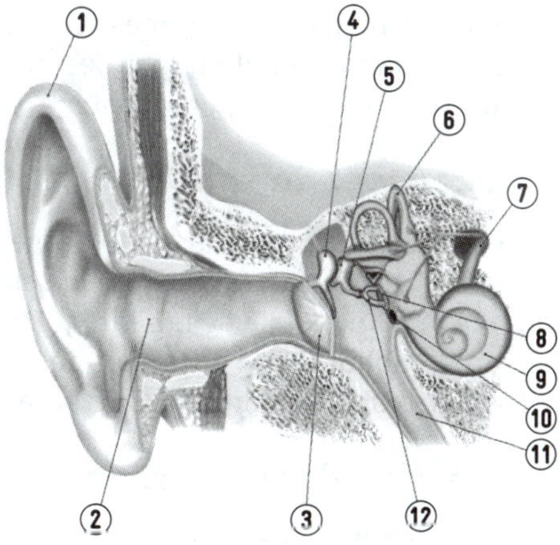

Corrigés p. 280

50 Les notions de démographie et de santé publique

Mémoriser

1 La mesure de la démographie et de l'état de santé

1.1 La démographie

La démographie est la science qui étudie les caractéristiques d'une population. Pour cela, elle s'appuie sur des indicateurs tels que :
– **La natalité** qui mesure le nombre de naissances vivantes de l'année au sein de la population totale pendant une période déterminée.
– **La fécondité** qui mesure le nombre d'enfants nés vivants des femmes en âge de procréer pendant une période déterminée.

1.2 L'épidémiologie

L'épidémiologie est la science qui étudie l'état de santé d'une population. Pour cela, elle s'appuie sur des indicateurs tels que :
– **La morbidité** qui mesure le nombre d'individus atteints d'une maladie spécifique au sein d'une population pendant une période déterminée.
– **La mortalité** qui mesure le nombre de décès au sein de la population totale pendant une période déterminée. La mortalité évitable est celle dont la fréquence pourrait être réduite par des mesures comportementales ou des mesures de prise en charge par le système de soins.

2 Le concept de santé

- « **La santé** est un état de complet bien-être physique, mental et social, et ne consiste pas seulement en une absence de maladie ou d'infirmité », selon l'Organisation mondiale de la santé (OMS).
- **La santé publique** est l'ensemble des mesures collectives mises en place par les pouvoirs publics pour améliorer la santé de la population.

3 La notion de prévention

3.1 La prévention de la santé

La prévention de la santé est l'ensemble de mesures qui visent à protéger la santé. On distingue les préventions primaire, secondaire et tertiaire.

3.2 La prévention primaire

La prévention primaire qui intervient avant l'apparition de toute perturbation de l'organisme. Les mesures de prévention sont destinées à diminuer l'apparition de nouveaux cas de maladie, par exemples : mesures individuelles d'hygiène de vie (alimentation équilibrée, pratique d'une activité physique...), la vaccination...

3.3 La prévention secondaire

La prévention secondaire intervient au tout début de la maladie. Les mesures de prévention ont pour objectif de réduire la durée, d'éviter l'aggravation et les rechutes, par exemples : le dépistage, la prise en charge médicale et paramédicale de la pathologie, l'éducation thérapeutique du patient.

3.4 La prévention tertiaire

La prévention tertiaire intervient après l'apparition de la maladie. Les mesures de prévention ont pour objectif de réduire les incapacités chroniques (par exemples, le réentraînement à l'effort, les séances de kinésithérapie...) et les conséquences de la maladie dans des domaines autres que le domaine sanitaire (par exemples, l'adaptation du poste de travail, le mi-temps thérapeutique).

4 Les déterminants de santé

Un déterminant de santé est un facteur qui influence la santé.

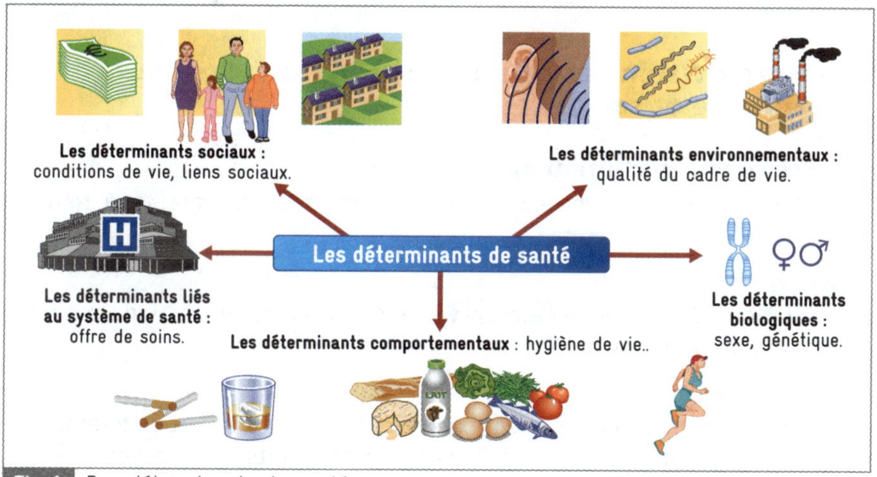

Fig. 1 Des déterminants de santé

5 La prise en compte de la démographie et de l'état de santé par les pouvoirs publics

La démographique permet d'orienter les choix politiques : création de modes de garde, de maisons de retraite, estimations du quota d'étudiants dans les écoles d'éducateurs, d'aides-soignantes...
L'épidémiologie permet la mise en place de mesures de prévention primaire, secondaire ou tertiaire adaptées.

51 L'organisation sanitaire et sociale en France

Mémoriser

L'Etat est le garant de la santé et du bien-être social de la population. Pour mener à bien ce devoir, l'Etat a transféré certaines de ces compétences aux collectivités territoriales.

1 Les définitions

- **Une politique de santé publique** est un ensemble de décisions prises pour protéger, promouvoir et restaurer l'état de santé de la population.
- **Une politique sociale** est un ensemble de décisions prises pour améliorer le bien-être de l'individu et favoriser la cohésion sociale.
- **Un plan national ou régional** décrit les mesures (actions, financement, acteurs, résultats attendus) qui seront mises en place pour atteindre un objectif précis.

2 La répartition des compétences dans le secteur sanitaire et social

2.1 Les compétences nationales

Les décisions prises au niveau national permettent de garantir à toute la population les mêmes droits.

Le Parlement

Le Parlement (députés et sénateurs) vote les lois et les plans nationaux dans le domaine sanitaire et social.

Les ministères

Les ministères mettent en œuvre ces décisions et plus particulièrement le ministère des Affaires sociales, de la Santé et des Droits des femmes.

2.2 Les compétences de la région

Les plans nationaux sont déclinés en plans régionaux de santé publique ou sociaux afin de les adapter aux spécificités de la région (caractéristiques et état de santé de la population, structures sanitaires et sociales existantes, situation économique...) par :

- **le directeur de l'Agence régionale de santé (ARS)** pour les politiques de santé publique ;
- **la Direction régionale de la jeunesse, des sports et de la cohésion sociale (DRJSCS)** pour les politiques sociales.

2.3 Les compétences du département

Le Conseil départemental

• **Le Conseil départemental (général)** met en œuvre les missions qui lui ont été confiées par l'Etat avec une certaine autonomie : mesures en direction des personnes âgées, des personnes handicapées, des enfants et de l'insertion sociale. De plus, il élabore et vote des actions de santé publique ou sociales. Différents services mettent en œuvre ces actions au sein du département.

Les services départementaux

• **Le service de protection maternelle et infantile (PMI)** (voir fiche 64).

• **Le service de prévention sanitaire** : financement des campagnes de dépistages du cancer du sein, organisation de consultations médicales gratuites pour le dépistage de la tuberculose, informations et consultations autour de la contraception, la sexualité et les maladies sexuellement transmissibles au sein des centres de planification ou d'éducation familiale...

• **Le service d'aide sociale à l'enfance** (ASE) (voir fiche 69).

• **Le service social** : accompagnement des personnes en difficultés financières, professionnelles, ou familiales par des travailleurs sociaux, tels que la gestion du budget, l'information et orientation pour l'ouverture de droits pour les allocations familiales, l'allocation personnalisée d'autonomie, le Revenu de solidarité active, pour l'accès des établissements d'accueil des personnes âgées, handicapées, maltraitées...

• **Le service chargé des personnes handicapées et des personnes âgées** met en place et finance des dispositifs tels que l'Allocation personnalisée d'autonomie, la prestation de compensation du handicap, facilite le maintien à domicile (prise en charge de l'aide à domicile, du portage des repas, de la téléalarme,...), accueille, informe les personnes handicapées au sein de la Maison départementale pour les personnes handicapées...

2.4 Les compétences de la commune

• **Le conseil municipal** met en œuvre les missions qui lui ont été confiées par l'Etat. Mais il a également une certaine autonomie, il élabore et vote des actions de santé publique et des actions sociales.

• **Le service communal d'hygiène et de santé** assure des actions de santé publique (vaccination, actions de prévention...), surveille l'hygiène de l'environnement (contrôle des eaux de baignade et de consommation, lutte contre le logement insalubre, désinsectisation...).

• **Le Centre communal d'action sociale (CCAS)** instruit les demandes d'aide sociale (allocation personnalisée d'autonomie, Revenu de solidarité active, RSA...), met en place des mesures d'accompagnement pour lutter contre les exclusions de l'emploi, du logement, de la santé (colis alimentaires, prise en charge des impayés de loyers, activités périscolaires...).

52 La santé dans le monde S

Mémoriser

1 L'espérance de vie

En 2012, l'espérance de vie est de 68 ans pour les hommes et de 73 ans pour les femmes. Même si l'espérance de vie a davantage progressé dans les pays les plus pauvres que dans les pays riches, elle n'est que de 60 ans pour les hommes et de 63 ans pour les femmes dans les pays pauvres contre respectivement 76 ans et 82 ans dans les pays riches.

2 Les principales causes de mortalité dans le monde

En 2012, on estime que 56 millions de personnes sont décédées dans le monde.
Les principales causes de mortalité dans le monde sont les maladies non transmissibles qui ont été responsables de 68 % des décès dans le monde en 2012 : les maladies cardio-vasculaires (3 décès sur 10 dans le monde), les cancers, le diabète et les pneumopathies chroniques. Mais il existe des disparités importantes entre les différents pays du monde.

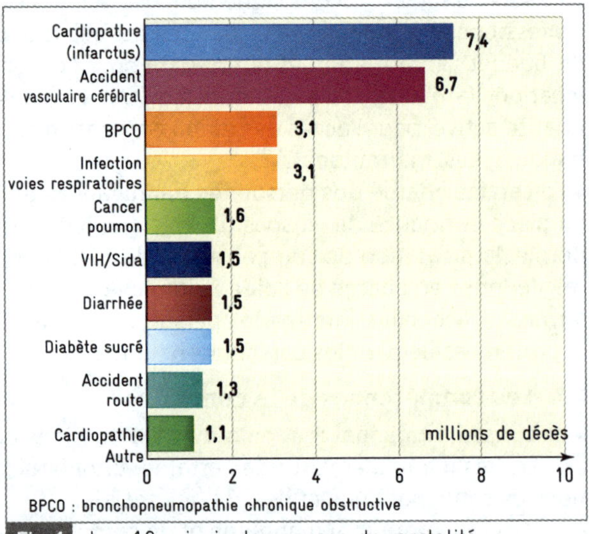

Fig. 1 Les 10 principales causes de mortalité dans le monde

- **Dans les pays à revenu élevé**, 7 décès sur 10 concernent des personnes âgées de 70 ans ou plus, seul 1 décès sur 100 concerne des enfants de moins de 15 ans. Les maladies chroniques sont à l'origine de la plupart des décès.
- **Dans les pays à faible revenu**, près de 4 décès sur 10 concernent des enfants de moins de 15 ans, et 2 décès sur 10, des personnes âgées de 70 ans ou plus. Ce sont les maladies infectieuses qui sont à l'origine de la plupart des décès : les infections des voies respiratoires inférieures, le VIH/sida, les maladies diarrhéiques, le paludisme et la tuberculose sont responsables à eux tous de près du tiers des décès dans ces pays. Les principales causes de décès des nouveau-nés et des nourrissons sont les complications de l'accouchement.

53 La promotion de la santé en faveur des élèves

S Mémoriser

1 La promotion de la santé

1.1 La définition

La promotion de la santé recouvre un ensemble de mesures d'éducation sanitaire qui visent à responsabiliser les élèves et des mesures concernant leur milieu de vie afin de veiller au bien-être de ces derniers, de contribuer à leur réussite et de les accompagner dans la construction de leur personnalité.

1.2 Les personnes responsables de la promotion de la santé en faveur des élèves

La promotion de la santé est confiée aux infirmières et aux médecins de l'Education nationale du service de promotion de la santé en faveur des élèves.

2 Les rôles du service de promotion de la santé en faveur des élèves

- **Surveiller la santé des élèves** : réalisation de bilans de santé, vérification des vaccinations, dépistage des troubles de la vue, de l'audition...
- **Aider les jeunes en difficulté** (absentéisme, tabagisme, mal-être) : accueil et écoute, orientation vers des professionnels spécialisés tels que des psychologues, des médecins tabaccologues, des associations...
- **Faciliter l'intégration des élèves handicapés et malades** : mise en place des projets personnalisés pour adapter la scolarité aux besoins spécifiques de l'élève...
- **Protéger les enfants** (maltraitance, risques environnementaux...) : signalement des enfants ou adolescents en danger, mise en place de mesures de prévention en cas de maladies transmissibles survenant en milieu scolaire...
- **Surveiller l'hygiène des locaux** : participation au Comité d'hygiène et de sécurité des établissements de santé, surveillance de l'ergonomie...
- **Organiser des actions d'éducation pour la santé** : intervention auprès des élèves pour les sensibiliser à une bonne hygiène de vie (équilibre alimentaire...), proposition de sevrage tabagique.
- **Administrer les soins et gérer des situations d'urgence** : soins de plaies, évaluer l'état de santé et prévenir les secours si nécessaire.

54 Les différents systèmes de protection sociale

Mémoriser

Les systèmes de protection sociale permettent aux individus de faire face aux conséquences financières des risques sociaux. Les principaux systèmes de protection sociale sont la sécurité sociale, les assurances privées, les mutuelles et l'aide sociale.

1 Le risque social

1.1 La définition

Le risque social est un évènement, plus ou moins prévisible, susceptible de survenir dans la vie, qui diminue les ressources d'un individu (perte de salaire, frais médicaux, charges familiales...).

1.2 Les principaux risques sociaux

Les principaux risques sociaux sont : la maladie, la maternité, les charges familiales, le handicap, la vieillesse, la dépendance, le décès, les maladies professionnelles, les accidents du travail, le chômage et la précarité.

2 Le système de base : la sécurité sociale

- **La sécurité sociale** couvre les risques suivants : la maladie, la maternité, l'invalidité, le décès, les accidents du travail, les maladies professionnelles, la vieillesse et les charges familiales.
- **Le financement de la sécurité sociale** est assuré par les cotisations sociales (cotisations de l'employeur et des salariés, appelés assurés sociaux), les taxes (alcool, tabac, jeux de hasard...) et les impôts.

2.1 Les principaux régimes de la sécurité social

La sécurité sociale est composée de plusieurs régimes regroupant les assurés sociaux selon leur activité professionnelle.

– **Le régime général** des salariés de l'industrie et du commerce couvre 80 % des salariés.

– **Le régime agricole** regroupe les exploitants et les salariés agricoles.

– **Le régime social des indépendants** regroupe les artisans, les commerçants, les professions libérales et les industriels.

– **Les régimes spéciaux** concernent les fonctionnaires et les salariés qui ne font ni partie du régime général, ni du régime agricole (personnel de la SNCF, de la RATP, d'EDF/GDF...).

2.2 Les branches du régime général de la sécurité sociale

Le régime général est composé de cinq branches différentes. Chaque branche couvre un type de risque particulier.

– **La branche maladie** couvre les risques maladie, maternité, invalidité et décès.

– **La branche accidents du travail - maladies professionnelles** couvre les risques liés à l'activité professionnelle.

– **La branche retraite** gère la pension vieillesse et les prestations liées au veuvage.

– **La branche famille** gère les différentes prestations familiales et sociales.

– **La branche recouvrement** assure l'encaissement des cotisations sociales.

3 Les systèmes complémentaires : les mutuelles et les assurances privées

Les mutuelles et les assurances privées complètent la prise en charge des frais remboursés par la sécurité sociale.

3.1 Le rôle des mutuelles et des assurances

Ces deux systèmes remboursent à l'usager le ticket modérateur, le forfait hospitalier, les dépassements d'honoraires. Ils dispensent l'usager de faire l'avance des frais médicaux. Ils peuvent également compléter les retraites et verser un capital décès.

3.2 Le financement

Le financement des mutuelles et des assurances privées est assuré par les cotisations versées par les personnes qui ont fait le choix d'adhérer.

4 L'aide sociale : le système subsidiaire

4.1 La notion d'aide sociale

• **L'aide sociale intervient** lorsque les systèmes de base et les systèmes complémentaires de protection sociale ne protègent pas ou ne suffisent pas à protéger les individus des risques sociaux.

• **L'aide sociale concerne** la protection de l'enfance, l'insertion des personnes en difficulté, l'aide aux personnes handicapées et aux personnes âgées.

4.2 Les prestations de l'aide sociale

L'aide sociale verse des prestations aux personnes dans le besoin, participe aux frais d'hébergement des établissements accueillant des enfants, des personnes âgées ou handicapées et prend en charge les frais de santé des étrangers en situation irrégulière.

4.3 Le financement de l'aide sociale

Le financement de l'aide sociale est assuré par les impôts et les taxes perçus par les départements et les communes et par les subventions de l'État.

55 Les besoins et les attentes de la personne aux différents âges

Mémoriser

Pour être en « bonne santé » l'individu doit pouvoir satisfaire un certain nombre de besoins et d'attentes.

1 Les définitions

- **Le besoin** est une sensation de manque, d'insatisfaction que l'individu cherche à faire disparaître par l'accomplissement d'actes ou par la consommation d'un bien. Par exemples : le besoin de manger, d'être logé, de donner du sens à sa vie.
- **L'attente** correspond au souhait, au désir de faire quelque chose ou d'acquérir un objet pour satisfaire un besoin. Par exemples : manger une pizza, habiter dans une maison individuelle, s'engager auprès d'une association caritative.

2 Les besoins selon Abraham Maslow

2.1 Le principe et la hiérarchie des besoins

Selon le psychologue américain Abraham Maslow qui a hiérarchisé les besoins, l'homme cherche d'abord à satisfaire les besoins d'un niveau donné avant de chercher à satisfaire les besoins d'un niveau supérieur.

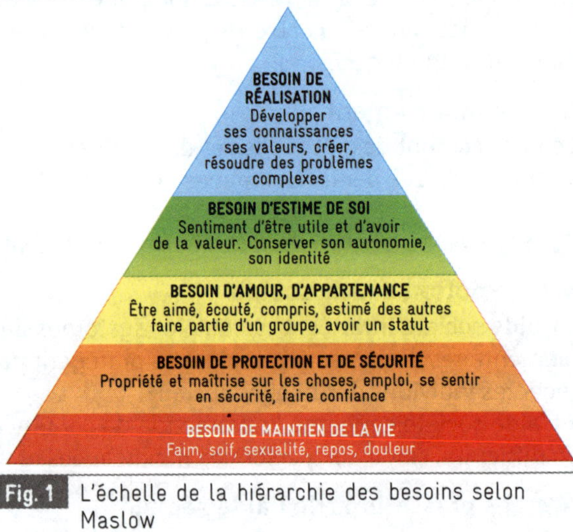

BESOIN DE RÉALISATION
Développer ses connaissances ses valeurs, créer, résoudre des problèmes complexes
BESOIN D'ESTIME DE SOI
Sentiment d'être utile et d'avoir de la valeur. Conserver son autonomie, son identité
BESOIN D'AMOUR, D'APPARTENANCE
Être aimé, écouté, compris, estimé des autres faire partie d'un groupe, avoir un statut
BESOIN DE PROTECTION ET DE SÉCURITÉ
Propriété et maîtrise sur les choses, emploi, se sentir en sécurité, faire confiance
BESOIN DE MAINTIEN DE LA VIE
Faim, soif, sexualité, repos, douleur

Fig. 1 L'échelle de la hiérarchie des besoins selon Maslow

2.2 Les besoins vitaux

La base de cette pyramide repose sur les besoins vitaux, c'est-à-dire ceux qui sont indispensables au maintien de la vie biologique, puis la pyramide s'élève vers les besoins plus psychologiques, affectifs et intellectuels.

3 La satisfaction des besoins et des attentes

3.1 Les besoins satisfaits par l'individu lui-même

De nombreux besoins peuvent être satisfaits par l'individu lui-même, par exemple manger, dormir, participer à des activités associatives.

3.2 Les besoins satisfaits par d'autres personnes

Pour différentes raisons, les besoins de la personne sont pris en charge par d'autres personnes (parents, grands-parents, aidants familiaux, bénévoles...) ou par la société.

La dépendance

La personne n'est pas totalement indépendante : les enfants, les personnes âgées en perte d'autonomie, les personnes handicapées, les personnes malades sont concernés.

Un accompagnement pour satisfaire les besoins et les attentes de ces personnes (se déplacer, se laver, manger, se divertir...) est nécessaire.

La prise en charge prend en compte les besoins et les attentes spécifiques de chaque individu afin de préserver à la fois sa sécurité, sa santé, son bien-être et son autonomie.

Des ressources insuffisantes

La personne n'a pas les ressources suffisantes pour satisfaire ses besoins, telles les personnes en situation de précarité ou de pauvreté, les personnes illettrées (non maîtrise de la lecture et de l'écriture), les personnes sans domicile fixe.

La société prend des mesures pour permettre de satisfaire les besoins et les attentes de ces personnes (aides financières, accueil dans des structures médico-sociales...).

Des besoins collectifs

Les besoins ne peuvent être satisfaits que de façon collective tels que le besoin de sécurité pris en partie en charge par la justice, le besoin de santé, par le système de soins...

56 Les rythmes de vie

Mémoriser

1 Les définitions

• **Les rythmes biologiques** correspondent aux variations rythmiques des fonctions physiologiques du corps humain essentielles au maintien de la santé, par exemple l'alternance veille-sommeil, la fréquence cardiaque, les sécrétions d'hormones, le péristaltisme du tube digestif. Ce rythme est régulé par le cerveau qui se comporte comme une « horloge biologique ».

• **Les rythmes sociaux** correspondent aux rythmes en lien par la vie sociale : les horaires de repas, de lever, les activités en groupe (horaires scolaires, de travail, d'ouverture des commerces...).

2 La synchronisation et la perturbation des rythmes biologiques

2.1 « L'horloge biologique »

• « **L'horloge biologique** » est influencée par des facteurs environnementaux (l'alternance lumière/obscurité, la succession des saisons) et par les rythmes sociaux. Ils sont qualifiés de synchroniseurs ou agents donneurs de temps.

• **L'horloge interne est dite synchronisée** lorsque les facteurs environnementaux et les rythmes sociaux respectent les rythmes biologiques.

2.2 Les rythmes biologiques

Les rythmes biologiques prennent en considération les facteurs environnementaux ; ainsi ils sont « programmés » pour être en activité la journée et au repos la nuit.

2.3 Les rythmes sociaux

Les rythmes sociaux sont en phase avec les facteurs environnementaux et de ce fait respectent les rythmes biologiques, par exemple l'activité professionnelle en journée, les repas des cantines entre midi et 14 h.

2.4 La désynchronisation

La désynchronisation correspond à une perturbation des rythmes biologiques lorsque les rythmes sociaux et les facteurs environnementaux ne respectent pas les rythmes biologiques (travail de nuit, longues heures d'immobilité pour les enfants scolarisés, décalages horaires...). Elle peut être à l'origine de perturbations physiologiques du sommeil, des fonctions digestives, du système cardio-vasculaire et de l'équilibre nerveux.

3 Les rythmes de vie aux différents âges

3.1 Le nourrisson

- **Un temps de sommeil important** caractérise le rythme de vie des nourrissons durant les premiers mois.
- Les facteurs biologiques et physiologiques occupent une place importante dans la synchronisation des rythmes (taux de glycémie, par exemple).
- Les parents et les professionnels doivent veiller à respecter les rythmes naturels de l'enfant. Les congés de maternité, de paternité, l'adaptation des structures de la petite enfance facilitent le respect de ces rythmes.

3.2 L'enfant

- **Le temps social prend une place de plus en plus importante** au fur et à mesure que l'enfant grandit. Les synchroniseurs (horaires des repas, du lever, de travail des parents, de la crèche, de l'école...) influencent les rythmes biologiques.
- Des mesures sont prises par la société pour respecter ces rythmes naturels : respect des phases de fatigue pour l'élaboration des emplois du temps afin de favoriser l'attention en classe, organisation d'activités périscolaires pour équilibrer les périodes d'activités intellectuelles et de loisirs.

3.3 L'adolescent

- **Le temps social prend de l'importance** : le temps passé au collège, puis au lycée, les activités de loisirs et le temps passé entre camarades.
- Le non-respect du temps de sommeil et de l'alternance jour/nuit caractérise cette période et présente un risque important de désynchronisation des rythmes biologiques.

3.4 L'adulte

Le temps social occupe une place importante sous la forme d'activité professionnelle, de vie familiale au détriment du temps consacré aux loisirs.

- Le rythme imposé par le travail, le travail de nuit, le travail posté, les cadences de travail importantes peuvent être à l'origine d'une désynchronisation des rythmes de vie.
- Pour favoriser le respect des rythmes biologiques, la société encadre les conditions de travail : concernant la durée de travail, par exemple les congés payés.

3.5 La personne âgée

- **Le temps de sommeil diminue et le sommeil se morcelle.** La personne âgée a tendance à s'endormir et à se réveiller plus tôt. Ses nuits de sommeil sont plus courtes, ce qui augmente le besoin de sieste.
- **Le temps social est caractérisé par la retraite**, un dispositif qui correspond aux besoins des personnes âgées qui sont devenues moins résistantes à la fatigue et désireuses d'avoir plus de temps pour elles.

57 Les examens de l'enfant à la naissance

Mémoriser

L'enfant à la naissance et durant les premiers jours de sa vie subit des examens médicaux qui permettent d'évaluer son état physique, physiologique et ses capacités à se développer.

1 L'examen médical à la naissance

Les résultats de ce premier examen médical (examen clinique et du score d'Apgar) sont retranscrits sur le carnet de santé du nouveau-né.

1.1 L'examen clinique

Les mensurations

Le nouveau-né à terme mesure en moyenne 50 centimètres, pèse 3,3 kilogrammes. Son périmètre crânien est d'environ 35 centimètres.

L'examen physique

Il concerne : l'aspect du cordon ombilical, les fontanelles qui doivent être souples ; l'absence d'anomalies visibles, l'absence d'obstruction de l'œsophage, de l'arrière-nez (choanes) et de l'anus.

1.2 Le score d'Apgar

L'objectif du score d'Apgar

Le score d'Apgar permet de vérifier l'adaptation du nouveau-né à la vie extra-utérine à partir de 5 paramètres. Il est réalisé à 1, à 5 et à 10 minutes de vie.

Les cinq paramètres testés

- **La fréquence cardiaque** (valeur normale en moyenne de 130 battements par minute).
- **La respiration** (cri du nouveau-né vigoureux), et les mouvements respiratoires (50 par minute).
- **Le tonus musculaire** (mouvements actifs).
- **La réaction à une stimulation** lumineuse, sonore (pleurs).
- **La coloration de la peau** (rosée).

Entre parenthèses sont notées les réactions normales.

L'analyse du score

À chaque paramètre une note est attribuée (0, 1 ou 2 points). À moins de 4 points, l'état est jugé critique et nécessite une réanimation ; entre 4 et 7, des soins sont nécessaires ; 10 est le score normal.

2 Le bilan de santé

Le bilan de santé, appelé aussi **examen néonatal**, est pratiqué par le pédiatre dans les jours suivants la naissance, il est complet et obligatoire. Les résultats sont retranscrits sur le carnet de santé.

2.1 Les tests de dépistage

Le test de Guthrie consiste à **analyser quelques gouttes de sang** pour dépister 5 maladies rares le plus souvent d'origine génétique. L'objectif est la mise en œuvre rapide d'un traitement ou d'une prise en charge appropriée.
Les maladies concernées sont la phénylcétonurie, l'hyperplasie congénitale des surrénales, l'hypothyroïdie, la mucoviscidose et la drépanocytose chez les populations à risque.

2.2 L'examen clinique

L'examen clinique vérifie les rythmes cardiaque et respiratoire, l'intégrité des organes par l'observation (organes génitaux) et la palpation (foie, l'estomac, os intacts), la coloration de la peau. Le contrôle de l'absence de luxation congénitale de la hanche est effectué en manipulant les hanches.

2.3 L'examen neurologique

L'intérêt de contrôler les réflexes archaïques

Les réflexes archaïques sont des mouvements automatiques à la naissance. Leur présence est le signe d'un fonctionnement neurologique normal. Leur évaluation permet de contrôler le tonus musculaire, la motricité et la qualité des réponses aux stimulations tactiles. Ils disparaissent vers 2 mois.

Les tests neurologiques des réflexes archaïques

- **Le réflexe de succion** : une stimulation des lèvres provoque la tétée.
- **Le réflexe d'agrippement** ou grasping : une stimulation des deux paumes du nouveau-né entraîne une forte flexion des doigts qui permet de soulever l'enfant et de le ramener en position assise.
- **Le réflexe des points cardinaux** : lorsqu'on caresse la joue, le nouveau-né tourne la tête du côté excité et cherche à téter.
- **Le réflexe de Moro** appelé aussi réflexe de défense : soulevé très légèrement et relâché, le nouveau-né écarte les bras et ouvre les mains puis les ramène sur la poitrine en pleurant pour se protéger.
- **Le réflexe de la marche automatique** : maintenu debout en appui sur un plan dur, le nouveau-né réalise une succession automatique de pas.

Les autres examens

Des dépistages concernant l'audition (surdité) et la vision (poursuite oculaire) sont aussi réalisés.

58 Le développement somatique

Mémoriser

1 Les définitions

- **Le développement somatique** correspond à la croissance en poids ou pondérale, la croissance en taille ou staturale et celles des différents segments corporels, ainsi qu'à l'évolution de l'indice de masse corporelle (IMC).
- **Les segments corporels** : le segment supérieur s'étend du crâne à la base du tronc, le segment inférieur de la base du tronc au pied. La tête sert de référence.
- **L'IMC** se calcule en divisant le poids (en kilogramme) par la taille (en mètre) au carré.

$$\text{IMC} = \frac{\text{Poids en kg}}{(\text{Taille en m})^2}$$

2 Les indicateurs de croissance

- **Les indicateurs de croissance** sont les mesures utilisées pour suivre le développement somatique d'un enfant en les comparant à des grilles de référence.
- **Les mesures** sont celles du poids, de la taille, des segments corporels et de l'indice de masse corporelle. Les mesures prises régulièrement sont notées sur le carnet de santé.

2.1 L'indice de masse corporelle (IMC)

- **L'indice de masse corporelle** est mesuré par la courbe de corpulence qui est utilisée pour évaluer l'état nutritionnel et l'évolution de la masse grasse.
- **La courbe de corpulence** permet d'identifier les enfants obèses ou risquant de le devenir. La corpulence augmente la première année, puis diminue jusqu'à 7 ans, et augmente à nouveau jusqu'à la fin de la croissance.

2.2 L'évolution des segments du corps

La croissance des segments corporels

Les proportions des différents segments évoluent durant la croissance.

À la naissance, la tête représente un quart de la hauteur totale du nouveau-né et le segment inférieur mesure un tiers de la hauteur totale.

À l'âge adulte, la tête représente environ un huitième à un neuvième de la hauteur totale du corps. Les deux segments corporels sont égaux.

La croissance des membres est plus rapide que celle du tronc, de la naissance à la puberté, ensuite, la croissance du tronc se prolonge plus longtemps que celle des membres.

2.3 La croissance staturo-pondérale

▌La croissance staturale

La taille est prise du sommet du crâne aux talons. Elle progresse en moyenne de 25 cm la première année, de 12 cm la deuxième année, de 6 centimètres par an de 3 ans à la puberté, puis on note une accélération durant la puberté.

Quelques repères : à la naissance : environ 50 cm ; à 3 mois : 60 cm ; à 6 mois : 67 cm ; à un an : 74 cm ; à 2 ans : 86 cm ; à 4 ans 100 cm.

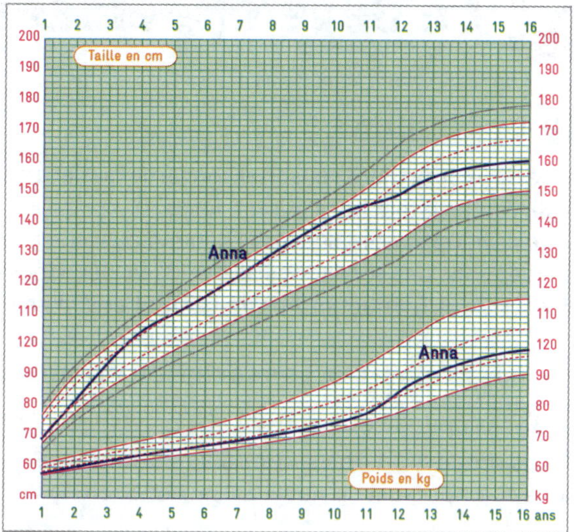

Fig. 1 Le tracé des courbes de référence avec un exemple Anna : trait bleu

▌La croissance pondérale

Le poids d'un nouveau-né est d'environ 3,3 kg, il a doublé à 5 mois, triplé à 1 an, et multiplié par quatre à 2 ans, puis augmente de 2 kg par an jusqu'à l'âge adulte.

▌Les courbes de croissance

Les courbes de l'enfant sont réalisées en reportant ses mesures sur la grille de référence et en reliant les points inscrits.
L'analyse consiste à comparer l'allure générale de chaque courbe tracée à celle de référence.

4 Les facteurs de croissance

4.1 Des facteurs génétiques et hormonaux

Les facteurs génétiques héréditaires propres aux ascendants (parents, grands-parents), des **facteurs hormonaux** (l'hormone de croissance GH, l'hormone thyroïdienne) interviennent dans la croissance ; les hormones sexuelles au moment de la puberté.

4.2 Des facteurs environnementaux

Des facteurs environnementaux peuvent venir entraver la croissance, ce sont des facteurs nutritionnels (carence en protides), des facteurs socio-économiques (habitat, mode de vie...), des facteurs psychoaffectifs (carence de relations affectives).

59 Le développement sensoriel

Mémoriser

1 La définition

- Le développement sensoriel concerne la **maturation des organes des sens** (la vue, l'ouïe, le toucher, l'odorat, le goût).
- Le développement sensoriel dépend aussi de la maturation du cerveau où les perceptions des sensations sont reçues, décodées et interprétées.

Il est lié aux interactions entre l'enfant et son environnement.

2 Les capacités sensorielles du nouveau-né

2.1 La réponse aux sollicitations visuelles et auditives

Les réponses à une sollicitation lumineuse

- Le champ visuel du nouveau-né est étroit, la vision est floue sans accommodation.
- Quelques jours après sa naissance, l'enfant fixe le visage de sa mère placé à 20 centimètres et suit du regard un objet déplacé lentement.
- Une lumière vive provoque la fermeture des paupières du nouveau-né et une grimace par action réflexe. Une lumière douce provoque une rotation de la tête puis des yeux.

Les réponses à une sollicitation auditive

Le nouveau-né entend. Ses réponses aux sons sont surtout réflexes : un bruit fort provoque la fermeture des yeux du nouveau-né, accompagnée ou d'une agitation avec une augmentation de son rythme respiratoire.

2.2 Les autres capacités sensorielles du nouveau-né

Le toucher

La sensibilité de la peau est très développée, principalement sur les zones riches en récepteurs sensitifs (paumes des mains, bouche, visage...). Le nouveau-né est sensible aux différentes sensations : caresses, douleur, température (chaud, froid...)

L'odorat

L'odorat est actif dès la naissance, il joue un rôle très important dans la reconnaissance des personnes. Le nouveau-né répond à la stimulation olfactive par des expressions faciales. Il reconnaît très tôt l'odeur maternelle.

Le goût

Le goût est aussi actif à la naissance. **Les saveurs salées**, acides et amères entraînent une réaction de rejet (fermeture des yeux, grimace...). **La saveur sucrée** entraîne une réaction positive de succion.

3 L'évolution des capacités sensorielles

3.1 L'évolution de la vision et de l'audition

L'évolution de la vision

À 2 mois, l'enfant suit du regard, un objet placé à 25 cm du visage dans un plan de 180 degrés. **À 3 mois**, l'accommodation est la même que celle d'un adulte. **À 4 mois**, il voit les couleurs. **Entre 6 et 8 mois**, la vision en relief s'installe, il cherche du regard ce qui l'intéresse. À partir d'un an, il suit du regard un objet qui se déplace rapidement.

L'évolution de l'audition

Vers 3-4 mois, il tourne la tête vers la source du bruit. **À 6 mois**, il prend conscience de sa propre voix et joue avec en babillant. **À 9 mois**, il écoute et imite les sons, il reconnaît son prénom.
Les perceptions auditives se développent par l'éducation orale et musicale.

3.2 L'évolution du toucher, de l'odorat et du goût

L'évolution du toucher

L'enfant explore son environnement en touchant les objets, les visages à portée de main. Il porte tous les objets à sa bouche durant la première année, de cette façon, il découvre les différentes textures.

L'évolution de l'odorat

La reconnaissance des odeurs qui ont provoquées un attachement chez le nouveau-né subsiste dans la petite enfance. Ce sens sera ensuite délaissé.

L'évolution du goût

À 6 mois, l'éducation au goût débute avec la diversification alimentaire. **Vers 3 ans**, l'enfant reconnaît les saveurs et montre des préférences.

4 Les anomalies de la vision et de l'audition

4.1 Les anomalies de la vue

- **Le strabisme** est un trouble caractérisé par un défaut de parallélisme des yeux. **Avant 2 mois**, il est fréquent qu'un nourrisson louche. **Après 3 mois**, il faut consulter. Une prise en charge précoce (lunettes, cache-œil) permet de rétablir une vision binoculaire. La chirurgie ne sera proposée que plus tard.
- **L'hypermétropie** est un trouble de la vision de près. Il peut augmenter le risque de strabisme. Il est corrigé par le port de lunettes.

4.2 La surdité de perception

- **La surdité de perception** concerne l'oreille interne. Elle peut être d'origine virale pendant la grossesse ou génétique. La surdité est dépistée à la naissance. La surdité non traitée entraîne un retard dans l'apprentissage du langage. Pour pouvoir parler, un enfant a besoin d'entendre.
- **L'appareillage** peut être réalisé très tôt, pour les surdités profondes, un implant cochléaire peut être envisagé.

60 Le développement moteur

Mémoriser

1 La définition

- **Le développement moteur** concerne l'acquisition des **postures du corps** (maintien de la tête, position assise, debout...), de l'acquisition de la **préhension**, de la **marche** et de **la propreté**.
- **Chaque enfant évolue à son propre rythme**. En effet le développement moteur est lié à la maturation du système nerveux, à celui des muscles, aux stimulations et aux relations affectives avec son environnement.

2 L'évolution des capacités posturales et motrices

2.1 Le maintien de la tête et la position assise

Le maintien de la tête est une étape importante du développement moteur, il accompagne celui de la motricité des yeux.

À 3 mois, l'enfant tient sa tête. **À 6 mois**, l'enfant tient assis ; le dos appuyé, le tronc est droit et la tête est stable. **À 7-8 mois,** assis, il se tient droit un instant sans appui, mais il est instable. **À 10 mois**, la station assise est stable définitivement. **À 11 mois**, il est capable de pivoter sur lui-même.

2.2 La station debout et la marche

L'enfant passe par des stades d'évolution avant d'acquérir la marche.

Le réflexe de redressement disparaît au cours du premier trimestre. **À 8 mois,** couché, il pivote sur le ventre, il tient debout, tenu par les deux mains ; à **9 mois**, il rampe, il tient debout en appui. **À un an** il marche tenu par une main. **Vers 15 mois**, la marche est acquise l'enfant est instable. **Vers 18 mois**, il devient stable. **À 2 1/2 ans**, il monte les marches alternativement.

3 Les stades d'acquisition de la préhension

- **À la naissance**, l'enfant tient les objets de **manière réflexe** (grasping), puis tient les objets mis en contact avec sa main.
- **À 5 mois**, débute la **préhension volontaire** : l'objet est ramené par les doigts fléchis vers la paume de la main, il s'agit de la **préhension palmaire.**
- **À 7 mois**, l'objet est ramené entre le pouce et l'auriculaire, c'est la **préhension en pince inférieure**. Il est capable de les relâcher.
- **À 9-10 mois**, un objet fin est ramassé entre le pouce et l'index : l'opposition pouce index apparaît, il s'agit de la **préhension en pince supérieure.**
- **À 1 an**, la préhension fine et précise « type adulte » est acquise.

4 L'acquisition de la propreté

4.1 Les facteurs déterminants pour devenir propre

L'acquisition de la propreté est naturelle, elle dépend de la maturation du système nerveux, cependant trois conditions doivent être réunies :
- sur le plan physiologique : être capable de contrôler ses sphincters ;
- sur le plan intellectuel : comprendre ce qu'on lui demande ;
- sur le plan affectif : vouloir devenir grand.

4.2 Les âges moyens de la propreté

- **Vers 15 mois**, l'enfant peut prévenir quand sa couche est mouillée.
- **Vers 2 ans**, spontanément l'enfant maîtrise son sphincter anal puis son sphincter vésical, la journée.
- **Vers 3-4 ans,** il est propre la nuit.

4.3 Des facteurs favorables à la propreté

Il faut attendre la période où l'enfant est apte pour proposer le pot, encourager l'enfant à devenir grand et le féliciter mais ignorer les « accidents », ne laisser l'enfant que quelques minutes sur le pot...

5 L'énurésie et l'encoprésie

5.1 L'énurésie

- **L'énurésie** est une miction (action d'uriner) involontaire et inconsciente survenant le plus souvent la nuit chez un enfant de plus de 5 ans.
- **L'énurésie est primaire** lorsque l'enfant n'a jamais été propre la nuit. Il ne se réveille pas. Il faut veiller à ce qu'il vide sa vessie avant de se coucher. Il ne faut pas punir l'enfant et rechercher la cause physiologique de cette énurésie.
- **L'énurésie est secondaire** lorsqu'elle succède à une période de propreté d'au moins 6 mois.

Il s'agit d'un trouble psychologique qui survient après un événement marquant (déménagement, naissance d'un autre enfant...). Elle demande une consultation spécialisée pour apaiser les angoisses de l'enfant.

5.2 L'encoprésie

- L'encoprésie est l'émission involontaire et répétée de matières fécales en général, la journée chez un enfant en bonne santé de plus de 4 ans.
- L'encoprésie débute par une constipation puis l'enfant ne peut plus maîtriser sa défécation.

Si le trouble persiste, un traitement médical est envisagé et, si nécessaire, une aide psychiatrique.

- L'encoprésie peut être due à des erreurs d'apprentissage de la maîtrise des sphincters ou bien une opposition de l'enfant vis-à-vis de sa mère.

61 Les modes d'expression et de communication de l'enfant

Mémoriser

1 L'évolution des réactions de l'enfant

Avant de maîtriser la parole et le graphisme, l'enfant utilise d'autres moyens pour s'exprimer et communiquer avec son environnement.

- **L'expression par le corps** est présente dès la naissance. L'enfant réagit par des protestations hypertoniques qui se traduisent par l'agitation des membres (accompagnés de pleurs) ou bien par une relaxation corporelle.
- **L'expression par les mimiques** apparaît dans les premiers mois, il s'agit d'une communication affective : grimace, sourire à 3 mois, rire aux éclats à 4 mois.
- **L'expression par le geste** précède l'expression orale (l'enfant tend les bras) puis accompagne les premiers mots (il montre l'objet du doigt).

2 L'évolution du langage oral

2.1 L'évolution au cours de la première année

- **À la naissance**, le nouveau-né crie et pleure pour communiquer. Il exprime ainsi la faim, la soif, la douleur. Il produit des **vagissements** « oin ».
- **Vers deux mois**, l'enfant émet des sons riches en voyelles « ar-euh ». Ce sont des **gazouillis**.
- **Vers 6 mois** émerge le **babillage**. Il s'agit de la formation de sons syllabiques « ba » souvent accompagnés d'un geste. Il prend conscience de sa propre voix et prend plaisir à jouer avec. Les sons s'enrichissent de consonnes. Ensuite les syllabes sont répétées (babillage canonique). L'enfant sourd ne babille pas.
- **Vers 10-12 mois,** l'enfant prononce ses premiers mots. Le **mot « phrase »** sert à diverses situations, seule l'intonation diffère.

2.2 L'évolution après la première année

- **Entre 18 et 24 mois**, le vocabulaire de l'enfant augmente rapidement. Il atteint rapidement 50 mots. L'enfant associe deux mots.
- **Entre 2 ans et 3 ans**, l'enfant fait des phrases courtes en associant 3 mots.
- **À 3 ans, l'acquisition du « je »** indique la reconnaissance de sa propre identité. L'acquisition du vocabulaire s'intensifie, on parle d'explosion lexicale.
- **Vers 5 ans,** l'articulation et le langage « adulte » sont acquis.
- **Vers 6 ans,** l'enfant est prêt à l'apprentissage du langage écrit.

3 L'évolution du langage écrit et du graphisme

Le dessin constitue le premier mode de communication et d'expression écrites chez l'enfant. Dès qu'il peut tenir un crayon, l'enfant fait des gribouillis.

- **Vers 2 ans,** il trace des traits.
- **Vers 3 ans,** l'enfant dessine un rond, il peut dessiner alors un bonhomme (un rond avec deux bâtons).
- **À 4 ans**, il dessine un carré. Il cherche à imiter l'écriture.
- **Vers 5 ans,** il acquiert la représentation de l'oblique, il dessine un triangle. Il dessine le ciel en haut, la terre en bas, la maison prend forme. Il écrit son prénom.
- **À 6 ans,** il apprend à écrire.
- **À 7 ans**, l'enfant reproduit ce qu'il connaît, même s'il ne le voit pas au moment du dessin.

4 Les troubles du langage chez l'enfant

4.1 Le bégaiement

Le bégaiement est un défaut d'élocution. L'enfant répète en saccade une syllabe ou un phonème (lettre). Il est normal entre 2 à 3 ans.

4.2 Le zézaiement

Le zézaiement est un défaut d'élocution. L'enfant place mal sa langue par rapport aux dents. La prononciation des syllabes « cha » et « sa » est difficile.

4.3 La dyslexie

La dyslexie est un trouble du langage écrit : la confusion ou l'inversion des lettres d'un mot. L'enfant peut confondre la **forme graphique des lettres** comme le « p » et le « d », la phonétique des sons « vrai » et « frais ».

4.4 La dysphasie

La dysphasie est un trouble de l'apprentissage et du développement de la parole qui prend plusieurs formes : parole indistincte, expression orale par des mots isolés... Les enfants ne comprennent pas le sens des mots ou bien ont des difficultés de production des sons, ou bien les deux.

4.5 La prise en charge des troubles du langage

La prise en charge précoce dès 4 ans par un orthophoniste permet d'évaluer les difficultés, de mettre en place des stratégies d'apprentissage.

62 Le développement intellectuel et l'acquisition du schéma corporel

Mémoriser

1 Les définitions

Le développement intellectuel

Le développement intellectuel est le développement de l'intelligence (facultés de compréhension, d'adaptation et de raisonnement).

Le développement intellectuel s'effectue conjointement à la maturation nerveuse. Ces deux composantes sont l'assimilation des expériences en lien avec l'environnement et l'accommodation à la nouveauté. Il va permettre l'imagination et la créativité.

Le schéma corporel

Le schéma corporel est la représentation mentale que chacun se fait de son corps dans l'espace.

2 Le développement intellectuel

2.1 La période sensori-motrice (0 à 18 mois)

La période de l'intelligence sensori-motrice est un stade axé sur la perception. **La perception** se construit peu à peu. Tout d'abord, il s'agit d'**actions réflexes** à des stimulations, puis des **découvertes par hasard** qu'il essaie de reproduire. Il expérimente des manipulations.

Vers 12 mois, il acquiert la **permanence de l'objet** (l'objet caché continue d'exister) et commence à percevoir les liens de causalité entre ses gestes et leurs résultats.

2.2 Le stade préopératoire (18 mois à 6-7 ans)

La période de l'intelligence préopératoire est le stade d'apparition des **représentations mentales**. C'est le début de la **pensée abstraite**. L'enfant fait le lien entre l'objet et son **symbole** comme l'objet « ballon », le mot prononcé « ballon », le dessin du ballon... C'est la période du jeu symbolique (faire semblant), du développement du langage et du dessin.

2.3 Le stade des opérations concrètes (7 à 11-12 ans)

La pensée de l'enfant reste **intuitive** puis devient **logique**. Il acquiert la notion d'espace, de temps, de vitesse. Il exerce sa mémoire. Il fait la différence entre réel et imaginaire. L'enfant a sa propre pensée.

2.4 Le stade des opérations formelles (vers 12 ans)

La pensée autour de concepts (l'amour, la mort, l'art, la religion) se structure. L'enfant est capable d'argumenter.

2 L'acquisition du schéma corporel

2.1 Le schéma corporel

L'acquisition du schéma corporel est en étroite relation avec la maturation neurologique : maturation des organes des sens et l'évolution des mouvements. Elle est un des éléments de la construction de la **personnalité de l'enfant**, l'autre élément important est le vécu de l'enfant relié à la notion de temps.

2.2 Les étapes de l'acquisition du schéma corporel

- **À la naissance,** le corps et le monde extérieur sont peu différenciés. Cependant la bouche est à l'origine de l'expérience. Le réflexe de succion s'affine.
- **À 3 mois**, avec l'activité conjointe de la tête et des yeux, il découvre sa figure, ses membres par tâtonnement.
- **À 5-6 mois**, les mouvements volontaires et la position assise lui permettent de découvrir son entourage. Il n'a qu'une conscience fragmentaire de son corps.
- **À 12 mois**, il se reconnaît dans un miroir, la marche ensuite aide l'enfant à prendre conscience de son image corporelle.
- **Entre 2 et 4 ans**, il découvre la différence anatomique des sexes.
- **Vers 6 ans**, l'image corporelle est constituée dans son essentiel. Il lui reste à acquérir encore des notions telles que la latéralité, l'orientation dans l'espace.

3 L'acquisition de la notion d'espace et de temps

3.1 L'acquisition de la notion d'espace

L'enfant acquiert la notion d'espace avant celle du temps. Le développement de la notion d'espace dépend de ses progrès posturaux (tenir sa tête, position assise, marche) mais aussi des progrès affectifs et intellectuels (permanence de l'objet).

3.2 L'acquisition de la notion de temps

- **Dans les deux premières années**, la notion de temps reste floue. L'acquisition de la notion de temps s'effectue à travers des repères physiologiques de vie (sommeil, bain, repas...) puis des habitudes « le matin, tu te lèves », « le midi, tu déjeunes à la crèche », « le soir tu prends ton bain » ...
- **À 2-3 ans** l'enfant ne sait pas faire la différence entre hier et demain.
- **Vers 4-5 ans**, l'enfant s'intéresse à la notion de temps « avant », « après », « jour », « nuit ». Il se repère dans le temps en comptant le nombre de nuits.
- **Vers 7 ans**, Il comprend la notion d'après-demain, d'hier... Il commence à apprendre l'heure.

63 Le développement affectif et social, le comportement social

Mémoriser

1 Les définitions

- **Le développement affectif** concerne les émotions ressenties par l'enfant dès sa naissance. Les émotions sont tout à la fois des réactions physiologiques (cri, hypertonicité, sourire, rire...) et des faits sociaux par les réactions qu'elles provoquent dans l'entourage de l'enfant.
- **Le développement social** de l'enfant concerne les acquisitions relationnelles avec les personnes qui l'entourent.

Le développement affectif et le développement social sont indissociables l'un à l'autre. Ils facilitent l'autonomie et l'adaptation aux règles de la société.

- **La socialisation** est le **processus** par lequel l'enfant acquiert les règles, les valeurs, les codes de la société ce qui lui permet de s'adapter au contexte dans lequel il vit. La socialisation se constitue en grande partie entre 0 et 3 ans à partir de la relation aux parents.
- **Le comportement** est une manière d'être qui est codifiée selon le contexte dans lequel on se situe.

2 L'évolution affective et sociale

Les stimulations affectives, c'est-à-dire **relationnelles** (paroles, caresses, regards, dialogue, jeux partagés...) sont indispensables au développement harmonieux de l'enfant.

- **De 0 à 2 mois,** le nourrisson s'exprime par l'intermédiaire des mouvements corporels et par les cris.
- **Vers 3 mois,** l'enfant apporte des réponses selon les personnes. Il sourit volontairement.
- **Vers 6 mois,** l'attachement à sa mère est manifeste.
- **Vers 8 mois,** l'enfant traverse une période sensible de son développement avec « **l'angoisse de la séparation** ». L'enfant recherche la présence physique continuelle de sa mère. En son absence, le doudou, « **objet transitionnel** » la remplace et constitue une base de sécurité affective.
- **Vers 2 ans,** l'enfant a tissé des liens d'attachement avec d'autres personnes, il élargit ses relations avec d'autres enfants à travers le jeu.
- **Vers 3 ans,** l'enfant comprend qu'il existe en tant que personne. Il utilise le « je » et le « non ». Il a un grand désir d'autonomie. Il a besoin de repères (respect des règles de politesse...), il se heurte à l'autorité des parents.

3 Le développement social

3.1 La période de la petite enfance

La petite enfance (0 à 3 ans) est la principale période du développement social. En effet, c'est le temps des apprentissages essentiels qui se font par l'éducation, l'imitation des comportements....

3.2 Les différents facteurs de socialisation

Les acteurs de la socialisation

Les acteurs de la socialisation de l'enfant sont les parents, la fratrie, les amis, les enseignants, les référents dans les activités extrascolaires.

La famille

La famille est le premier lieu de socialisation de l'enfant. Il y apprend les valeurs familiales, les règles de vie et les assimile. Il les met en pratique (parfois les refuse).

Les lieux de vie

Les lieux de vie (crèche, école, lieux de pratiques sportives et culturelles) transmettent les règles de la vie collective et des valeurs telles que la persévérance, la rigueur. Les médias (télévision, réseaux sociaux) interviennent aussi dans la socialisation.

4 Le comportement difficile

4.1 Le repérage d'un comportement difficile

- **Le comportement social** est mis en lumière par des conduites adaptées ou inadaptées dans la société.
- **Un comportement difficile** est une manifestation non souhaitée (violences verbales, physiques, opposition) dans un contexte donné et qui dérange.

Ce comportement montre des difficultés (mal-être, demande d'attention, demande de relation forte...).

Ce comportement contrarie l'apprentissage des règles sociales et peut engendrer un retard scolaire.

4.2 L'attitude à adopter face à un comportement difficile

– Observer l'enfant et essayer de comprendre ce qui le perturbe.
– Intervenir rapidement en cas de crise.
– Rappeler les règles de vie.
– Rassurer l'enfant, dialoguer, expliquer.
– Créer des habitudes et ne pas les changer. Cela sécurise l'enfant.
– Établir des limites claires et les appliquer de façon systématique.
– Encourager les bons résultats.
– Apprendre à reconnaître les signes d'anxiété chez un enfant pour l'écouter et l'aider.

64 La protection maternelle et infantile et les droits des enfants

Mémoriser

Le service de protection maternelle et infantile (PMI) est un service départemental placé sous l'autorité du conseil départemental. Il est chargé de protéger la santé de la future mère et de l'enfant de moins de 6 ans.

1 La protection maternelle et infantile

1.1 Les actions du service de PMI

Les actions en faveur des futures mères

La surveillance médicale de la femme enceinte **permet de suivre l'évolution de la grossesse, de prévenir la prématurité et les handicaps.**

Plusieurs examens permettent de surveiller la santé de la future mère : **l'examen prénuptial, obligatoire avant le mariage, les sept consultations prénatales obligatoires et les trois échographies.**

Les actions en faveur des enfants de moins de 6 ans

La surveillance médicale de l'enfant permet de suivre la croissance et le développement psychomoteur de l'enfant, de dépister les handicaps, de pratiquer les vaccinations, de conseiller les parents et prévenir les négligences graves.

Avant 6 ans, l'enfant doit avoir effectué vingt examens médicaux : 9 examens au cours de la première année, 3 examens au cours de la deuxième année, 2 examens par an pendant les quatre années suivantes.

Les actions de planification et d'éducation familiale

Le service de PMI organise des **consultations médicales** relatives à la contraception, au dépistage des infections sexuellement transmissibles (IST), à l'interruption volontaire de grossesse (IVG).

Il propose des entretiens en cas de difficultés conjugales ou familiales.

Les actions de contrôle et de surveillance

Le service de PMI est responsable de l'agrément, de la formation et du suivi des assistants maternels.

Il autorise et contrôle les établissements d'accueil des enfants de moins de six ans et les professionnels de l'accueil.

Les actions d'éducation sanitaire

Le service de PMI diffuse des brochures, organise des animations dans le domaine de l'éducation sanitaire. Il participe aux projets de prévention territoriaux.

1.2 Les documents de suivi de la femme enceinte et de l'enfant

Le carnet de santé de maternité

Il est envoyé à la femme enceinte après le premier examen prénatal.
Il comprend un livret d'accompagnement de la grossesse, des fiches pratiques, les démarches administratives à accomplir, un dossier de suivi médical complété par les professionnels qui suivent la grossesse.
Il permet d'améliorer le suivi de la grossesse et la communication entre les professionnels de santé et sociaux jusqu'à l'accouchement.

Le carnet de santé de l'enfant

Il est remis aux parents par le service de maternité qui a pratiqué l'accouchement.
Il contient des conseils destinés aux parents et un dossier de suivi médical (les examens médicaux, les courbes de croissance et de l'indice de masse corporelle, les examens bucco-dentaires et les vaccinations) complété par les professionnels qui suivent l'enfant.
Il permet le suivi de la santé de l'enfant jusqu'à ses 16 ans et constitue un lien entre les professionnels de santé qui soignent l'enfant.

2 Les droits de l'enfant

La Convention internationale des droits de l'enfant est entrée en vigueur en France le 2 septembre 1990. Elle contient 54 articles qui reconnaissent les droits de l'enfant tels que les droits à la santé, d'avoir une identité, d'être protégé contre les mauvais traitements, d'aller à l'école ...
Ces droits reposent sur quatre principes.

2.1 La non-discrimination

Les droits énoncés dans la Convention doivent être garantis à tout enfant sans aucune distinction de race, de couleur, de sexe, de religion, de sa situation de fortune, de son incapacité ...

2.2 L'intérêt supérieur de l'enfant

Toute prise de décision concernant un enfant doit permettre de préserver son bien-être et sa santé mentale et physique.

2.3 Le droit à la vie, à la survie et au développement

L'enfant doit avoir sa vie protégée dès la naissance et le droit de pouvoir survivre et se développer convenablement.

2.4 Le respect de l'opinion de l'enfant

L'enfant a le droit d'exprimer librement son opinion sur toutes les questions le concernant. Son opinion sera prise en considération en fonction de son âge et de sa maturité.

65 L'accueil collectif

L'accueil collectif est assuré par des établissements conçus pour recevoir des groupes enfants jusqu'à leur entrée à l'école maternelle, voire jusqu'à l'âge de six ans, en dehors du temps scolaire.

1 Les différents modes d'accueil

Modes d'accueil collectif
- Régulier
  - Crèche collective
  - Micro-crèche
  - Crèche d'entreprise, d'hôpital
  - Jardin d'enfants
  - Jardin d'éveil
- Occasionnel
  - Halte-garderie
- Mixte
  - Multi-accueil
  - Crèche parentale
  - Service d'accueil familial

1.1 Les crèches

Le terme « crèche » est utilisé pour des structures différentes.

- **La crèche collective** pour les enfants dont les deux parents ont un emploi. Elle est ouverte entre 8 et 12 h par jour et est fermée la nuit, les dimanches et les jours fériés.
- **Le service d'accueil familial ou la crèche familiale** emploie des assistants maternels agréés qui accueillent à leur domicile 1 à 4 enfants. Une à deux fois par semaine, les assistants maternels et les enfants sont regroupés dans les locaux de la crèche familiale pour favoriser leur socialisation.
- **La crèche parentale** créée et gérée par les parents. Ces derniers participent à la prise en charge des enfants, aidés par des professionnels.
- **La micro-crèche** est à mi-chemin entre l'accueil collectif et celui au domicile d'une assistante maternelle. Elle accueille 10 enfants au maximum et bénéficie d'une souplesse au niveau des horaires.
- **Les crèches d'entreprises, d'hôpital** accueillent les enfants du personnel. Les horaires sont adaptés aux horaires de l'entreprise.

1.2 Le jardin d'enfants et le jardin d'éveil

Ils accueillent les enfants de 2 à 3 ans pour le jardin d'éveil et de 2 à 6 ans pour les jardins d'enfants, aux mêmes horaires que l'école maternelle ou que la crèche.

1.3 La halte-garderie

Elle permet un accueil ponctuel d'enfants, au maximum pendant 4 demi-journées par semaine, dont les parents ne travaillent pas ou à temps partiel.

1.4 Le multi-accueil

C'est une structure mixte qui regroupe une crèche et une halte-garderie et permet simultanément l'accueil d'enfants à temps partiel ou à temps complet.

2 Les objectifs de l'accueil collectif

– Veiller à la santé, à la sécurité, au bien-être et au développement des enfants.
– Contribuer à leur éducation.
– Faciliter l'intégration des enfants présentant un handicap ou atteints d'une maladie chronique.
– Favoriser la conciliation de la vie professionnelle et familiale des parents qui ont une activité professionnelle.

3 Les caractéristiques des modes d'accueil

3.1 Les effectifs et l'âge des enfants accueillis

Le nombre de places et l'âge des enfants selon le mode d'accueil :

Mode d'accueil	Effectif	Âges des enfants
Crèche collective	De 20 à 60 places	10 semaines à moins de 4 ans
Crèche d'entreprise		
Micro-crèche	10 places maximum	10 semaines à moins de 3 ans
Crèche parentale	20 places maximum	
Service d'accueil familial ou crèche familiale	De 1 à 4 places	
Halte-garderie	60 places maximum	10 semaines à moins de 6 ans
Jardin d'enfants	80 places maximum	De 2 à 6 ans
Jardin d'éveil	12 places maximum	De 2 à 3 ans
Multi-accueil		De 10 semaines à 6 ans

3.2 L'équipe pluridisciplinaire

Une équipe pluridisciplinaire sous la direction d'un(e) puériculteur(trice) ou d'un(e) éducateur(trice) de jeunes enfants est chargée de prendre en charge les enfants, à raison d'une personne pour 5 enfants qui ne marchent pas et une personne pour 8 enfants qui marchent.

Au moins 40 % de l'effectif se compose de **professionnels diplômés** titulaires d'un diplôme d'État : des puériculteurs(trices), des éducateurs(trices) de jeunes enfants, d'auxiliaires de puériculture.

L'autre partie du personnel a une qualification ou justifie d'une expérience dans le domaine de la petite enfance.

4 Les professionnels de la petite enfance

4.1 Le (la) puériculteur(trice) diplômé(e) d'État

- Il (elle) est un(e) infirmier(ère) diplômé(e) d'État titulaire d'un diplôme d'État de puériculteur(trice) ; c'est une spécialisation dans le soin de l'enfant malade ou bien portant (0 à 15 ans).
- Il (elle) surveille le développement de l'enfant, assure les soins d'hygiène, d'alimentation et les soins médicaux. Le plus souvent, elle occupe un poste de direction ou d'encadrement, en charge de l'éducation sanitaire et de la surveillance médicale, mais aussi du projet éducatif.

4.2 L'éducateur(trice) de jeunes enfants diplômé(e) d'État

- Il (elle) favorise le développement et l'épanouissement des jeunes enfants en bonne santé ou handicapés en stimulant leurs capacités intellectuelles, psychomotrices et sociales.
- Il (elle) réalise une observation de chaque enfant, propose et anime des activités, participe à l'aménagement du cadre de vie et soutient les familles dans leur rôle éducatif.
- Il (elle) occupe également le plus souvent un poste de direction ou d'encadrement.

4.3 L'auxiliaire de puériculture diplômé(e) d'État

- Il (elle) veille à l'hygiène, au confort et à l'éveil des enfants bien portants malades ou handicapés (0 à 3 ans). Elle est sous la responsabilité d'un puériculteur(trice).
- Il (elle) réalise les soins d'hygiène, organise des activités, aide aux repas, participe à l'endormissement des enfants, désinfecte les jouets et accueille les familles.

66 L'accueil individuel

D Mémoriser

L'assistant maternel accueille à son domicile ou au sein d'une maison d'assistants maternels, des enfants âgés de 2 mois et demi à 6 ans.

1 L'agrément des assistants maternels

1.1 Les conditions pour devenir assistant maternel

Pour pouvoir devenir assistant maternel, il faut avoir la **nationalité française** ou être **titulaire d'un titre de séjour** en cours de validité autorisant l'exercice d'une activité professionnelle, ne pas avoir fait l'objet de condamnation pénale et être **agréé(e) par le service de PMI**.

1.2 Les modalités d'agrément des assistants maternels

Le dépôt de la candidature pour l'agrément

La demande s'effectue à l'aide d'un dossier de candidature ; les renseignements fournis sont la situation familiale, les conditions matérielles d'accueil, le logement, la formation et l'expérience professionnelle, le type d'accueil proposé (permanent ou non). Ce dossier complété d'un certificat médical attestant l'état de santé du candidat est envoyé au président du conseil départemental de résidence ou déposé au service de PMI.

L'évaluation

L'objectif de s'assurer que la santé, la sécurité et l'épanouissement des jeunes enfants accueillis chez l'assistant maternel sont garantis.

– **Un entretien avec la puéricultrice** a pour but d'évaluer les capacités et les compétences requises pour l'exercice de la profession.

– **La visite à domicile** ou dans la maison d'assistants maternels a pour but d'évaluer les conditions matérielles d'accueil et de sécurité.

La décision du président du conseil départemental

Si la décision est favorable, une attestation d'agrément est délivrée au candidat. Cette attestation mentionne le nombre d'enfants et l'âge de ces derniers que l'assistant maternel est autorisé à accueillir simultanément.

L'agrément est accordé pour une durée de 5 ans, renouvelable.

La participation du candidat à deux formations obligatoires

– La participation à **une formation à la profession d'assistant maternel** de 120 h est obligatoire. La première partie de la formation (60 h) est nécessaire avant l'accueil du premier enfant. Les 60 h de formation restantes devront être effectuées au cours des deux années suivantes.

– La participation à une **journée de formation aux premiers secours** est également obligatoire pour tout candidat avant l'accueil du premier enfant.

2 Les conditions d'exercice

L'assistant maternel est salarié. Il bénéficie d'un contrat de travail à durée indéterminé, de bulletins de salaire, d'un salaire horaire brut et à droit à 5 semaines de congés payés par an.

L'assistant maternel peut effectuer son métier dans trois cadres différents :
– l'accueil individuel par un assistant maternel ;
– les relais d'assistants maternels (RAM) ;
– les maisons d'assistants maternels (MAM).

3 Les ressources et les partenaires

- **Le service de Protection maternelle et infantile et les centres départementaux d'action sociale** sont des antennes d'écoute et de conseil pour les assistants maternels.
- **Le conseil départemental** organise régulièrement des réunions d'information sur la profession d'assistant maternel.
- **Le relais parents/assistant maternel (RPAM)** a pour objectif de donner des conseils, des pistes de médiation afin de valoriser la profession d'assistant maternel, de renseigner les assistants maternels sur leurs droits et devoirs.

4 Le relais d'assitants maternels (RAM)

- Les relais d'assistants maternels sont des lieux de ressources et d'information au service des parents, des assistants maternels agréés ou candidat à l'agrément et des autres professionnels de l'enfance.
- Les parents peuvent y obtenir des informations et des conseils sur l'ensemble des modes de garde et ont la possibilité de consulter des offres d'emploi et d'être aidés pour rédiger le contrat de travail.
- Les assistants maternels ont la possibilité de rencontrer et d'échanger leurs expériences avec d'autres assistants maternels et de participer à des ateliers éducatifs. Ce sont des temps d'éveil et de socialisation pour les enfants.

5 Les maisons d'assistants maternels

Un assistant maternel peut accueillir des enfants dans un local en dehors de son domicile, dans une maison d'assistants maternels. Quatre assistants maternels au maximum peuvent accueillir chacun un maximum de quatre enfants simultanément au sein du même local.

67 L'école et l'accueil de loisirs

Mémoriser

1 L'organisation de l'école primaire

• **L'école primaire** se compose de l'école maternelle et de l'école élémentaire.
• **L'école maternelle** accueille les enfants à partir de 3 ans (parfois 2 ans) jusqu'à 5 ans ; sa fréquentation est facultative. Elle comprend trois classes : la petite, la moyenne et la grande section. Elle développe l'envie et le plaisir d'apprendre.
• **L'école élémentaire** accueille les enfants à partir de 6 ans ; sa fréquentation est obligatoire. Elle comprend le cours préparatoire (CP), le cours élémentaire 1re année (CE1) et 2e année (CE2), le cours moyen de 1re année (CM1) et de 2e année (CM2). Elle permet l'acquisition des connaissances et des compétences nécessaires pour l'entrée en 6e.

2 Les cycles d'enseignement de l'école primaire

• **De nouveaux cycles d'enseignement** à l'école primaire et au collège (décret du 28 juillet 2013) sont progressivement entrés en application à partir de la rentrée de septembre 2014. Ces cycles pluriannuels sur trois ans permettent d'adapter le rythme d'apprentissage à chaque enfant :
• **Le cycle des apprentissages premiers** correspond à la petite, à la moyenne et à la grande section de maternelle. Son objectif est de stimuler le développement sensoriel, moteur et cognitif de l'enfant, de l'aider à devenir autonome et de favoriser sa socialisation.
• **Le cycle des apprentissages fondamentaux** correspond au CP, au CE1 et CE2 de l'école élémentaire. L'apprentissage de la lecture, de l'écriture, de la langue française, du calcul constitue les objectifs prioritaires de ce cycle.
• **Le cycle de consolidation** correspond au CM1 et au CM2 de l'école élémentaire et à la 6e de collège. Son objectif est de consolider l'acquisition des connaissances et des compétences.

Organisation de l'école primaire

Ages	3 ans	4 ans	5 ans	6 ans	7 ans	8 ans	9 ans	10 ans
École	École maternelle			École élémentaire				
Classe	Petite section	Moyenne section	Grande section	CP	CE1	CE2	CM1	CM2
Cycle	Des apprentissages premiers			Des apprentissages fondamentaux			D'approfondissements	

SCIENCES MÉDICO-SOCIALES

3 L'école maternelle

3.1 L'inscription à l'école maternelle

L'école maternelle n'est pas obligatoire. Les parents résidant en France quelle que soit leur nationalité peuvent inscrire leur enfant dans une école dès l'âge de 3 ans (parfois 2 ans). Différentes étapes sont à respecter :

La demande du dossier d'inscription à la mairie

Les parents s'adressent à la mairie avec les pièces suivantes :
– le livret de famille, une carte d'identité ou une copie d'extrait d'acte de naissance de l'enfant ;
– un justificatif de domicile (facture d'électricité, d'eau...) ;
– le carnet de santé ou un justificatif attestant que l'enfant a subi les vaccinations obligatoires (vaccinations antidiphtérique, antitétanique et antipoliomyélitique).

La mairie remet aux parents un certificat d'inscription indiquant l'école où est affecté l'enfant. Si les parents souhaitent inscrire leur enfant dans une autre école maternelle, ils doivent demander une dérogation à la mairie.

L'inscription définitive à l'école

Les parents se présentent à l'école indiquée sur le certificat d'inscription. Le (la) directeur(trice) enregistre l'inscription.

3.2 Les différentes catégories de personnels

Le (la) directeur(trice) de l'école

Il(elle) est responsable du fonctionnement de l'école.

Le professeur(e) des écoles

Il (elle) est responsable de la classe ; il (elle) assure les apprentissages et anime la vie de classe.

C'est un fonctionnaire d'État qui a un niveau Master 2 (baccalauréat + 5 années d'étude) ; l'accès au métier se fait par concours.

L'agent territorial spécialisé des écoles maternelles (ATSEM)

- Il (elle) accompagne le professeur(e) de l'école au quotidien : il (elle) accueille les parents et les enfants, veille à l'hygiène des enfants et des locaux, prépare le matériel nécessaire aux différentes activités et participe à l'éveil de l'enfant.
- Depuis la mise en place des nouveaux rythmes scolaires, il (elle) va travailler au côté des animateurs périscolaires, pour encadrer des ateliers de jeux, d'activités artistiques, ... durant le temps périscolaire.

Ce sont des agents de la fonction publique territoriale ; ils sont placés sous l'autorité hiérarchique du maire.

- Les agents territoriaux spécialisés des écoles maternelles (ATSEM) sont recrutés sur concours ouvert aux titulaires du CAP « Petite enfance ».

4 L'accueil de loisirs (S)

L'accueil des loisirs s'adresse à des jeunes scolarisés âgés de 3 à 17 ans durant les périodes hors du temps scolaire. Il a pour objectif de participer à l'éducation, à la socialisation et à la détente du jeune.

4.1 Les différents types d'accueil de loisirs

L'accueil de loisirs sans hébergement

L'accueil de loisirs sans hébergement par exemple, l'accueil périscolaire au sein de la plupart des écoles, prend en charge les jeunes après l'école, à la journée ou à la demi-journée le mercredi, pendant les vacances scolaires et parfois le samedi.

Il offre des activités de proximité : dessin, modelage, théâtre, activités physiques, sorties en forêt, dans des parcs d'attraction, ... Ces activités s'inscrivent dans une démarche de complémentarité avec l'école et la famille ; le directeur de l'école rédige un projet éducatif et pédagogique.

L'accueil de loisirs avec hébergement

L'accueil de loisirs avec hébergement par exemple, les colonies de vacances prend en charge un ou plusieurs groupes d'enfants loin du domicile des parents. Durant ce séjour, des activités sportives, culturelles, scientifiques et artistiques sont proposées aux jeunes.

4.2 Les différentes catégories de personnel

- **L'équipe d'animation** est constituée d'un (une) directeur(trice) titulaire du brevet d'aptitude aux fonctions de directeur (BAFD), et d'animateurs titulaires ou stagiaires du brevet d'aptitude aux fonctions d'animation (BAFA).
- **L'équipe technique** est constituée d'un cuisinier, d'un économe, du personnel d'entretien et d'un assistant sanitaire.

4.3 La réglementation de l'accueil de loisirs

L'accueil de loisirs est sous la tutelle de la Direction régionale de la jeunesse, des sports et de la cohésion sociale.

La réglementation de l'accueil de loisirs impose :

– un seuil de l'effectif minimum de jeunes accueillis de 7 mineurs ;

– un seuil minimum d'encadrement de 2 animateurs ;

– un taux d'encadrement de 1 animateur pour 8 enfants de 3 à 6 ans, de 1 animateur pour 14 enfants de plus de 6 ans pour l'accueil sans hébergement et de 1 animateur pour 12 enfants de plus de 6 ans pour l'accueil avec hébergement ;

– une composition de l'équipe d'animation comprenant 50 % au minimum de titulaire du BAFA ou d'un titre équivalent et 20 % maximum sans qualification.

68 L'adolescent

S Mémoriser

1 Les définitions

L'adolescence

L'adolescence est la période de transition entre l'enfance et l'âge adulte. Elle se situe entre 10 et 19 ans. Cette période est caractérisée par un rythme de croissance, des changements biologiques, psychologiques, sociaux et comportementaux importants. Le début de l'adolescence est marqué par la puberté.

La puberté

La puberté est un processus biologique qui déclenche l'entrée dans l'adolescence. Les hormones de l'hypothalamus et de l'hypophyse stimulent les glandes sexuelles. Devenues fonctionnelles, celles-ci libèrent les hormones sexuelles, **œstrogènes** et **progestérone** chez la fille et **testostérone** chez le garçon.

Les caractères sexuels secondaires

Les caractères sexuels secondaires sont des caractères anatomiques (pilosité, croissance osseuse ...) qui se développent conjointement avec les caractères sexuels primaires (liés directement à la reproduction). Les caractères sexuels secondaires sont sous l'influence des hormones sexuelles.

2 Les transformations physiques et physiologiques

2.1 Les transformations communes

La taille et le poids augmentent, les traits du visage se définissent, les sécrétions de sébum sont plus importantes ce qui entraîne parfois de l'acné.
Les caractères sexuels secondaires apparaissent. L'appareil génital est alors en capacité de transmettre la vie.

2.2 Les transformations chez la fille

Les premières règles apparaissent vers l'âge de 11 ans. **Les œstrogènes** assurent la croissance et la maturation des organes génitaux.
Ils sont aussi responsables de l'apparition des caractères sexuels secondaires : développement des seins, de la pilosité (aisselles, organes génitaux), de la masse graisseuse et de l'élargissement du bassin.

2.3 Les transformations chez le garçon

La testostérone stimule la croissance. Elle est responsable de l'apparition des caractères sexuels secondaires : la pilosité sur les organes génitaux, les aisselles, la poitrine, les jambes, la barbe et la moustache sur le visage, la musculature. Les épaules s'élargissent, la voix mue et devient plus grave, le pénis et des testicules grossissent.

3 Les transformations psychologiques et relationnelles chez l'adolescent

3.1 Les modifications de l'image de soi

- Le jeune adolescent doit s'habituer aux **bouleversements corporels**. L'image du corps prend de l'importance même si parfois, l'adolescent néglige les besoins corporels ou y attache beaucoup d'importance.
- Cette période troublée est très déstabilisante entre sentiment d'invulnérabilité et un manque (souvent non dit) de confiance en soi.
- L'adolescent investit son énergie dans des activités physiques (sport), culturelles (musique...) ou bien intellectuelles (lecture, travail scolaire...).

3.2 L'adolescent et son milieu familial

- Les relations familiales évoluent. L'adolescent aspire à de **nouvelles libertés** (sorties, argent de poche) et se confronte à l'autorité parentale. **Mal armé contre le stress**, il réagit en se repliant sur lui-même ou bien de façon violente.
- Cependant, aujourd'hui, **les relations familiales** sont **moins conflictuelles** qu'auparavant. Les relations reposent davantage sur l'écoute et le respect de la personnalité de chacun. Le plus souvent l'adolescent dispose d'un espace familial personnel qui lui permet d'avoir son propre univers (ordinateur, connexion internet, portable...).
- La famille reste un **espace protecteur et sécurisant** pour l'adolescent en effet, devant la durée d'études qui s'allonge et les difficultés sociales actuelles (loyer élevé, premier emploi stable tardif), les adolescents quittent moins précocement le domicile familial.

3.3 Le désir d'autonomie et la quête identitaire

Le désir d'autonomie

L'adolescent devient plus mature dans ses raisonnements. Il est capable d'argumenter, de développer une réflexion approfondie. Il a sa propre vision du monde qu'il confronte à celle des adultes et de ses amis. Il désire être libre (partir en vacances avec ses amis) mais est toujours dépendant de ses parents. Ce désir d'autonomie est normal pour cet être en devenir.

La quête identitaire

Au moment de l'adolescence, l'individu construit sa nouvelle identité. Ses anciens repères ne lui conviennent plus. La perception de sa personnalité se modifie, son rapport à l'autre change.

Un décalage subsiste bien souvent entre la fin du développement physique et la maturité psychosociale plus longue à s'installer. Il est mal à l'aise durant cette période riche en bouleversements.

Cette période peut comporter des moments de souffrance et de conflits. Son mal-être peut déboucher sur des comportements à risque.

4 Le comportement social du jeune

4.1 Le groupe

Le groupe devient un autre agent de socialisation. L'adolescent s'ouvre aux autres au-delà de sa famille. Ses camarades (pairs) prennent une place importante. Le développement des relations amicales fortes, l'identification aux autres, développent un fort sentiment d'appartenance et participent au remaniement de l'identité personnelle et sociale de l'adolescent.

4.2 L'école et les activités extrascolaires

L'école (collège, lycée) et les **activités extrascolaires** facilitent la constitution de groupe et permettent aussi de stimuler l'adolescent à la confrontation au statut d'adultes professionnels. **Parmi les adultes**, il peut aussi rechercher un modèle ou bien un confident pour solliciter une écoute.

5 Les conduites à risques

5.1 La définition

Les conduites à risques sont des situations qui mettent en péril la santé physique ou mentale et peuvent altérer les possibilités d'intégration sociale.
Il peut s'agir de violence dirigée contre soi (anorexie, boulimie, jeux dangereux ...) ou contre les autres (bagarres, vol, fugue ...), l'usage de produits psychoactifs, les comportements sexuels à risque (sans protection ...).

5.2 Les réponses institutionnelles

Un certain nombre de structures et de moyens ont été mis en place pour prévenir, accompagner les comportements à risque chez l'adolescent.

Agir en amont sur les facteurs de risque et éduquer au risque

La loi protège les mineurs avec l'interdiction de leur vendre des alcools, du tabac. Au sein de l'école : des actions d'information du Comité d'éducation à la santé et à citoyenneté (CESC) permettent de sensibiliser les adolescents aux risques

Informer, proposer de l'aide, orienter

Accessible individuellement, les permanences fil santé jeune (téléphonique, site internet) et le réseau ADALIS (Addiction Drogues ALcool InfoServices) répondent aux questions des adolescents. L'institut national de prévention et d'éducation pour la santé (INPES) édite des brochures, met en place des campagnes de prévention.

Diminuer les risques encourus

Des lieux accueillent les adolescents pour des consultations médicales gratuites. Ce sont les consultations « jeune consommateur », l'accueil dans les maisons des adolescents...

6 Les droits des mineurs

6.1 Le droit des enfants mineurs

Jusqu'à sa majorité, 18 ans, un jeune est sous l'autorité de ses parents ou de son tuteur, qui ont obligation de le protéger, le nourrir et l'éduquer.

6.2 Les différents domaines des droits

- **La citoyenneté** : dès sa naissance, l'enfant a le droit à une identité. S'il est français, il a le droit à une carte d'identité. Le mineur français doit se faire recenser dans les trois mois qui suivent son 16e anniversaire. L'attestation de recensement est obligatoire pour passer les examens. Le recensement permet l'inscription automatique sur les listes électorales de la commune.
- **La justice** : en cas de situation de danger, la protection de l'enfance assure l'assistance d'un enfant. Cependant, dès l'âge de 13 ans, l'enfant est responsable pénalement de ses actes.
- **Les études** : l'enfant a le droit à une éducation gratuite. Depuis l'âge de 6 ans jusqu'à l'âge de 16 ans, le mineur est soumis à l'obligation scolaire. Au cours de sa scolarité, l'élève se fait représenter par des délégués dans les différentes instances scolaires.
- **La santé** : l'enfant a droit à un suivi médical gratuit (PMI) dans l'enfance, puis au cours de sa scolarité pour dépister d'éventuelles difficultés ou handicaps. Le mineur bénéficie de la sécurité sociale comme ayant droit de ses parents. À l'adolescence, il peut bénéficier de dépistage gratuit des IST et, pour les filles, de consultations gynécologiques gratuites (prescription de contraceptifs ...).

6.3 La maison des adolescents (MDA)

Les missions et les fonctions d'une maison des adolescents

La maison des adolescents (une au moins par département) est un lieu capable de fournir des réponses rapides et adaptées à l'intention des adolescents, de leur famille et des professionnels concernés par les maux de l'adolescence. Elle assure une fonction d'accueil, d'écoute et de soutien aux adolescents.

Les intérêts de la maison des adolescents

La maison des adolescents est un lieu spécifique, facile d'accès et non stigmatisant pour les adolescents.

- La MDA apporte une écoute de qualité dès le premier accueil et met en place si nécessaire un soutien rapide personnalisé (psychologique, social, éducatif, scolaire, juridique ou concernant la sexualité, ...).
- La MDA accueille aussi les parents, les proches d'un adolescent perturbé.
- La MDA articule les actions des différents partenaires professionnels.

69 L'aide sociale à l'enfance (ASE)

Mémoriser

L'aide sociale à l'enfance (ASE) est un service du conseil départemental, responsable de la protection des mineurs en danger ou en risque de l'être.

1 Les missions et les moyens de l'ASE

1.1 Les missions de l'ASE

La mission générale de l'ASE est d'apporter un soutien matériel, éducatif et psychologique aux mineurs, à leur famille, aux mineurs émancipés et aux majeurs âgés de moins de vingt et un ans confrontés à des difficultés sociales pouvant compromettre gravement leur équilibre (loi du 5 mars 2007).

1.2 Les moyens de l'ASE

- **Les professionnels** contribuant aux missions de l'ASE sont les assistantes familiales, les travailleurs sociaux, les éducateurs, les assistantes sociales...
- **Différentes actions** sont menées pour soutenir la famille par des aides appropriées : aides financières, aides éducatives à domicile... La situation de l'enfant est évaluée si son maintien au sein de sa famille est impossible.
- **Les établissements d'accueil** des mineurs en danger ou en risque de l'être sont les foyers de l'enfance, les Maisons d'enfants à caractère social (MECS)...

2 L'enfant en danger ou en risque de danger

2.1 L'enfant en danger

L'enfant en danger est un enfant victime de violences physiques, d'abus sexuels, de violences psychologiques, de négligences lourdes, ayant des conséquences graves sur son développement physique et psychologique.

2.2 L'enfant en risque de danger

L'enfant en risque de danger est un enfant qui connaît des conditions d'existence risquant de compromettre sa santé, sa sécurité, sa moralité, son éducation ou son entretien, sans pour autant être maltraité.

2.3 Les signes pouvant évoquer une maltraitance

- **Les signes physiques faisant soupçonner des actes de maltraitance sur un enfant** sont les hématomes, les brûlures, un retard staturo-pondéral...
- **Les troubles du comportement faisant évoquer des actes de violences** sont l'agressivité, des signes dépressifs, un désinvestissement scolaire...

3 Les procédures de transmission d'information et de signalement d'une situation de maltraitance

3.1 L'obligation de signalement

• **L'obligation de signaler une situation de danger** concerne tout citoyen. Le Code pénal (articles 434-1 et 434-3) fait obligation d'informer les autorités administratives ou judiciaires en cas de connaissance de privation, de mauvais traitements ou d'atteintes sexuelles sur un mineur de moins de quinze ans.

• **Le devoir de signaler un enfant en danger ou en risque de l'être** concerne tout professionnel. La loi du 5 mars 2007 aménage le secret professionnel pour permettre aux professionnels d'échanger entre eux les informations nécessaires à l'évaluation d'un enfant en danger ou en risque de l'être.

• **Le 119, ligne téléphonique gratuite et anonyme** permet d'accueillir 24 h/24 les appels d'enfants et de personnes confrontées à des mineurs en danger.

3.2 La transmission d'information préoccupante à la CRIP

• **Une information préoccupante** correspond à tous les éléments laissant craindre qu'un enfant se trouve en situation de danger ou en risque de l'être, par exemple : des propos tenus, des faits observés...

• **La Cellule de recueil des informations préoccupantes (CRIP)** placée sous la responsabilité du conseil départemental, recueille, traite et évalue toutes les informations préoccupantes dont elle est destinataire.

3.3 Le signalement au procureur de la République

Le recours au signalement se fait dans des cas d'urgence. En matière civile, le procureur de la République a pour rôle de saisir, s'il l'estime nécessaire, le juge des enfants lorsqu'un mineur est en danger. En matière pénale, il peut engager une enquête puis des poursuites contre l'auteur des faits.

4 Les compétences du juge des enfants

• **Le juge des enfants** est un magistrat protégeant les mineurs en danger et jugeant les mineurs délinquants.

• **Ses compétences en matière civile** sont d'intervenir lorsque la santé, la sécurité ou la moralité d'un enfant sont menacées ou lorsque les conditions de son éducation sont compromises. Le juge des enfants prononce des mesures éducatives : le suivi de la famille par un éducateur, le placement provisoire en famille d'accueil ou dans une institution spécialisée.

• **Ses compétences en matière pénale** sont d'instruire et de juger les mineurs ayant commis une infraction qui constitue un délit. **Des sanctions éducatives** ou **des condamnations pénales** peuvent être prononcées.

70 L'évolution de la famille et les formes d'union

Mémoriser

1 Les différentes formes de la famille

La famille nucléaire

La famille nucléaire ou famille traditionnelle est composée d'un couple, marié ou non, avec un ou plusieurs enfants issus de cette union.

La famille recomposée

La famille recomposée comprend un couple marié ou non et au moins un enfant dont l'un d'eux est le parent et l'autre est le beau-parent. Des enfants peuvent naître de cette union.

La famille monoparentale

La famille monoparentale est composée d'un adulte vivant seul avec son (ou ses) enfant(s).

La famille homoparentale

La famille homoparentale est composée de deux personnes de même sexe qui ont un ou des enfants issus d'une précédente relation.

L'évolution des familles recomposées et des familles monoparentales s'explique par la progression du nombre des séparations.

2 Les différentes formes d'union et leurs effets

2.1 Le mariage

- **Le mariage** est l'union entre deux personnes, de sexes différents ou de même sexe, consacrée par une déclaration solennelle (célébration) reçue par un officier de l'état civil (le maire, l'un de ses adjoints...).
- **Les effets du mariage** sont les devoirs à assurer en tant qu'époux(se) et en tant que parent. Le mariage oblige chacun des époux aux devoirs de respect, fidélité, secours et assistance. Chacun doit contribuer aux charges du mariage : dépenses du ménage et frais liés aux enfants.

2.2 Le Pacte civil de solidarité (PACS)

- **Le PACS** est un contrat conclu entre deux personnes physiques majeures, de sexe différent ou de même sexe, pour organiser leur vie commune.
- **Les effets du PACS** sont l'aide mutuelle, l'aide matérielle et la solidarité des dettes entre les partenaires.

2.3 Le concubinage

- **Le concubinage** est une union non officielle caractérisée par une vie commune entre deux personnes, de sexe différent ou de même sexe.
- **Les effets du concubinage** sont limités par rapport à ceux du mariage ou du PACS. L'absence de statut n'implique aucune obligation réciproque.

3 La filiation

3.1 La filiation maternelle et la filiation paternelle

La filiation désigne le lien juridique qui unit un enfant à son père (filiation paternelle) ou à sa mère (filiation maternelle).

▌La filiation maternelle

Elle est établie automatiquement dès lors que le nom de la mère est inscrit dans l'acte de naissance de l'enfant.

▌La filiation paternelle

Elle s'établit automatiquement dans le cas d'un couple marié. Le mari est présumé être le père de l'enfant. Son nom est indiqué dans l'acte de naissance. La filiation paternelle hors mariage s'établit par la reconnaissance volontaire du père.

3.2 La filiation adoptive

La filiation adoptive est un lien juridique établi à la suite d'un jugement et reposant sur l'absence de lien biologique entre l'enfant et ses parents. **L'adoption** est **simple** (lien avec la famille d'origine) ou **plénière** (lien rompu).

4 La reconnaissance d'un enfant

La reconnaissance d'un enfant est une démarche volontaire et officielle ayant pour but d'établir sa filiation maternelle et paternelle. Elle peut être établie devant tout officier de l'état civil quels que soient le domicile du père et de la mère et le lieu de naissance de l'enfant.

5 Le principe de dévolution du nom de famille

5.1 Le choix du nom de famille

Le nom de famille de l'enfant est choisi par les parents l'ayant reconnu. Il peut être le nom du père, le nom de la mère ou leurs deux noms accolés dans l'ordre choisi par eux. Il sera dévolu aux autres enfants à naître.

5.2 Le cas d'un enfant né d'un couple marié

Le nom de famille de l'enfant est normalement celui du père.
Pour un choix autre, **une déclaration conjointe de choix de nom** doit être faite par écrit sur un document signé à la même date par le père et par la mère ou sur un formulaire remis par l'officier de l'état civil.

5.3 Le cas d'un enfant né hors mariage

Une déclaration conjointe de choix de nom doit être remise à l'officier de l'état civil. **En l'absence de déclaration conjointe de choix de nom**, l'enfant prend le nom du parent à l'égard duquel sa filiation est établie en premier.

71 L'autorité parentale

Mémoriser

1 Les droits et les devoirs liés à l'autorité parentale

L'autorité parentale, définie dans la loi du 4 mars 2002, est l'ensemble des droits et des devoirs appartenant aux parents mariés, concubins, pacsés, divorcés ou séparés dans l'intérêt de l'enfant. Elle est exercée en commun par les parents, de la naissance à la majorité ou bien à l'émancipation de l'enfant.

1.1 Les droits découlant de l'autorité parentale

Les droits sont les possibilités pour les parents d'agir, par exemple le droit de surveiller les relations de son enfant, de contrôler ses déplacements...

1.2 Les devoirs découlant de l'autorité parentale

Les devoirs sont les obligations auxquelles sont soumis les parents envers leur enfant dans son intérêt, par exemple le devoir de protéger son enfant, de le nourrir, de l'héberger, d'assurer son éducation, de veiller à sa santé...

1.3 L'attitude professionnelle à adopter

L'attitude des professionnels des structures accueillant des enfants doit être appropriée et pour cela le personnel doit être informé et formé.

2 La délégation de l'autorité parentale

La délégation de l'autorité parentale permet à un tiers ou à des organismes sociaux d'aider les parents à élever leur enfant. Seule une décision du juge aux affaires familiales (JAF) permet d'obtenir une telle délégation.

2.1 La délégation volontaire

- **La demande de la délégation de l'autorité parentale** peut être faite par les parents ensemble ou séparément quel que soit l'âge de l'enfant.
- **Les situations concernées** sont celles où les parents ne peuvent plus exercer temporairement leur autorité parentale (maladie, éloignement...).

2.2 La délégation forcée

- **La demande** peut être celle du service départemental de l'aide sociale à l'enfance (ASE), un membre de la famille ayant recueilli l'enfant...
- **Les situations conduisant à une délégation forcée** concernent deux cas : les parents se désintéressent de leur enfant ou les parents sont dans l'impossibilité d'exercer partiellement ou totalement l'autorité parentale.

3 Les compétences du juge aux affaires familiales

Quelques exemples de compétences du juge aux affaires familiales (JAF)

Conflits familiaux	Régularisations de situations
– Décider de l'attribution et de l'exercice de l'autorité parentale (à la suite d'un divorce...). – Intervenir en cas de désaccord des époux sur les effets du divorce. – Ordonner des mesures de protection des victimes de violences conjugales, des personnes majeures menacées de mariage forcé...	– Régler les procédures de divorce et de séparation de corps et leurs conséquences. – Intervenir dans la procédure de changement de prénom. – Intervenir dans la procédure de changement de nom des enfants nés hors mariage...

4 Les conséquences juridiques d'une séparation

4.1 La séparation de corps

• **La séparation de corps** est une procédure concernant les époux souhaitant se séparer sans altérer le lien du mariage. La séparation de corps est prononcée par le juge aux affaires familiales (JAF) dans les mêmes cas et suivant les mêmes conditions que le divorce (article 296 du Code civil).

• **Les conséquences de la séparation de corps** sont limitées : les époux restent mariés mais cessent de vivre ensemble.

Les devoirs de fidélité et de secours continuent de lier les deux époux séparés.

Le devoir de cohabitation prend fin.

Le régime matrimonial change, passant du régime de « la communauté » au régime de « la séparation de biens ».

4.2 Le divorce

• **Le divorce** est la dissolution du mariage du vivant des époux. Un couple marié a le choix entre quatre procédures de divorce, l'une à l'amiable et les trois autres étant contentieuses.

• **Les conséquences du divorce** : les devoirs de fidélité et de secours disparaissent.

Les conditions de l'exercice de l'autorité parentale ne sont pas modifiées, les parents doivent continuer de prendre ensemble toutes les décisions concernant la vie de leur enfant (santé, éducation...).

Le lieu de résidence de l'enfant peut être fixé chez l'un de ses parents ou bien en alternance chez l'un ou l'autre. Le JAF prend la décision du lieu de résidence en cas de désaccord des parents ou si l'intérêt de l'enfant l'exige.

72 La sécurité sociale : branche famille

D Mémoriser

La branche famille est l'une des quatre branches du régime général de la Sécurité sociale.

1 La caisse d'allocations familiales

La branche famille est un réseau formé par les organismes suivants :
– **la caisse nationale d'allocations familiales (CNAF)** ;
– les **102 caisses d'allocations familiales (CAF)** sont les organismes locaux qui délivrent les prestations familiales. Les aides sont de deux types : les **prestations sociales et l'action sociale**.

1.1 Les prestations sociales

Les prestations sociales, aides financières, portent le nom de **prestations familiales** lorsqu'elles sont versées aux personnes résidant en France et ayant la charge d'un ou de plusieurs enfants de moins de 20 ans.
La CAF verse également d'autres prestations sociales telles que le Revenu de solidarité active (RSA), l'allocation d'adulte handicapé, le prêt à l'amélioration de l'habitat.

1.2 L'action sociale

L'action sociale sert à améliorer la vie quotidienne des familles et particulièrement celle des plus fragiles. Elle prend la forme d'une participation au financement d'équipements ou de services (crèche, accueil de loisirs sans hébergement), d'aides financières (bons de vacances, secours alimentaires ...) ou d'accompagnement des familles par des travailleurs sociaux (interventions d'aide à domicile, l'organisation de groupe de paroles).

2 Les différentes prestations familiales

Elles permettent de compenser différentes charges : le logement, la naissance ou l'adoption, l'éducation des enfants, le handicap ou la maladie des enfants.

2.1 Les prestations relatives au logement

L'allocation de logement familial est versée sous conditions de ressource.
L'allocation de logement familial permet d'offrir un soutien pour payer un loyer ou rembourser un prêt.

2.2 Les prestations relatives à la naissance ou à l'adoption

La prestation d'accueil du jeune enfant (Paje) comporte quatre volets :

– **La prime à la naissance ou à l'adoption** est versée sous condition de ressources au cours du 7e mois de grossesse ou lors de l'arrivée de l'enfant adopté au foyer.

– **L'allocation de base** est versée sous condition de ressources pour chaque enfant né ou adopté. Elle est versée du mois de naissance ou d'adoption de l'enfant jusqu'à ses trois ans.

– **Le complément du libre choix du mode de garde** est attribué au couple ou à la personne seule exerçant une activité professionnelle qui fait garder son enfant par une assistante maternelle agréée ou une garde à domicile jusqu'au 3e anniversaire de l'enfant.

– **La prestation partagée d'éducation de l'enfant (PreParE)** est attribuée au parent qui a cessé ou réduit son activité professionnelle pour élever un enfant de moins de trois ans.

2.3 Les prestations relatives à l'éducation

- **Les allocations familiales** sont versées sans condition de ressources à toutes familles ayant au moins deux enfants à charge de moins de 20 ans.
- **Le complément familial** s'ajoute aux allocations familiales mais il est versé sous condition de ressources aux familles ayant au minimum trois enfants âgés d'au moins 3 ans et de moins de 21 ans.
- **L'allocation de rentrée scolaire** est versée sous condition de ressources pour aider les familles ayant des enfants scolarisés âgés de 6 à 18 ans à faire face aux dépenses occasionnées par la rentrée scolaire.
- **L'allocation de soutien familial** est versée aux enfants orphelins de père ou/et de mère, aux enfants dont le père ou/et la mère sont hors d'état de faire face à leurs obligations d'entretien ou pour garantir d'une pension alimentaire (suite à un divorce).

2.4 Les prestations relatives au handicap ou à la maladie

- **L'allocation de présence parentale** est versée à la personne qui assume la charge d'un enfant atteint d'une maladie, d'un handicap ou victime d'un accident d'une particulière gravité rendant indispensables une présence soutenue et des soins contraignants.
- **L'allocation d'éducation de l'enfant handicapé** est versée à toute personne qui assume la charge d'un enfant handicapé si l'incapacité permanente de l'enfant est au moins égale à 80 % ou entre 50 % et 80 % s'il fréquente un établissement spécialisé.

73 Le processus du vieillissement

Mémoriser

1 Les définitions

• **Le vieillissement** est le processus physiologique et psychologique normal que subit tout organisme vivant au cours de la dernière période de vie.
• **La sénescence** est le ralentissement des fonctions vitales dû à la vieillesse.
• **La sénilité** est la détérioration pathologique (liée à une maladie) des facultés physiques et psychiques chez une personne âgée.
• **Le vieillissement différentiel** désigne à la fois le fait que les individus ne vieillissent pas au même rythme et que chez une même personne, les différents organes ne vieillissent pas à la même vitesse.

2 Les différents âges de la vieillesse

• **Le 3e âge** (60-74 ans) : les personnes âgées sont actives, autonomes et indépendantes.
• **Le 4e âge** (75-89 ans) : les personnes âgées sont non dépendantes, mais un peu moins autonomes.
• **Le 5e âge** (plus de 90 ans) ; les personnes âgées sont dépendantes.

3 Le vieillissement cognitif et psychologique

• **Le vieillissement cognitif** est la réduction de la vitesse de traitement de l'information parce que la perception, l'attention, la mémoire et le raisonnement diminuent : la personne âgée met de plus en plus de temps pour accomplir une tâche.
• **Des modifications psychologiques** sont la conséquence du vieillissement cognitif : une diminution de l'adaptabilité, un désinvestissement affectif (recherche prioritaire de ce qui est connu) et le repli sur soi.

4 Le vieillissement biologique

4.1 Les modifications morphologiques

• **La peau et les phanères** : la peau devient plus fine, ridée, moins élastique et se dépigmente. Les cheveux deviennent gris et se raréfient.
• **La silhouette se transforme** : le tassement des vertèbres et la perte musculaire entraînent une diminution de la taille et parfois une déformation de la colonne vertébrale (cyphose).

4.2 Les modifications anatomiques et physiologiques

- **L'appareil cardio-vasculaire** : des pathologies risquent de se développer, telles que l'athérosclérose, l'hypertension, les phlébites, les accidents cérebro-vasculaires et l'infarctus.
- **L'appareil respiratoire** : les poumons perdent leur élasticité. La capacité et la ventilation pulmonaire diminuent.
- **L'appareil locomoteur** : l'altération des cartilages (arthrose) et la diminution de la masse osseuse et la fonte musculaire réduisent les capacités motrices. L'ostéoporose augmente les risques de fractures.
- **L'appareil digestif** : l'altération de la denture et des gencives, la baisse des sécrétions digestives réduisent l'activité digestive. Le transit intestinal est ralenti ; ce qui augmente le risque de constipation.
- **Le système rénal** : la diminution du tonus musculaire des sphincters peut entraîner une incontinence.
- **Les organes des sens** : la vue diminue avec l'âge. Le cristallin perd de son élasticité (presbytie) et devient opaque (cataracte). La dégénérescence maculaire liée à l'âge (DMLA) peut conduire à la cécité. Une surdité progressive peut s'installer. La perception des saveurs et des odeurs diminue.
- **Le système endocrinien** : des dérèglements hormonaux (insuline, hormones thyroïdiennes) sont fréquents. La sécrétion de la testostérone diminue chez l'homme ; la sécrétion des œstrogènes chute chez la femme à partir de la ménopause.
- **Le système immunitaire** : les cellules immunitaires diminuent. Les cellules anormales et les micro-organismes pathogènes sont moins bien éliminés.

5 La maladie d'Alzheimer

- Les professionnels doivent adapter leurs pratiques aux caractéristiques des personnes atteintes de la maladie d'Alzheimer.
- Pour apporter une réponse aux difficultés d'expression et de communication les professionnels privilégient l'écoute, la communication.
- Pour pallier l'incapacité de se souvenir et difficultés de s'orienter dans le temps et dans l'espace, les professionnels sont rassurants et font preuve d'empathie.
- Pour favoriser le maintien de l'autonomie des personnes malades, malgré les troubles cognitifs et la difficulté à effectuer les gestes de la vie quotidienne, les professionnels impliquent le patient dans la prise de décision et dans la réalisation des gestes de la vie quotidienne.
- Pour faire face aux troubles d'humeur et à l'agitation des personnes atteintes de la maladie d'Alzheimer, les professionnels font preuve de patience.

74 La perte d'autonomie

Mémoriser

1 Les définitions

L'autonomie

L'autonomie est à la fois la capacité de la personne à effectuer seule les actes de la vie quotidienne et la capacité de choisir elle-même les règles de sa conduite, l'orientation de ses actes et les risques qu'elle est prête à courir.

La dépendance

La dépendance est la nécessité de faire appel à une aide extérieure, qu'elle soit humaine ou technique pour les actes de la vie quotidienne.

2 Les facteurs générateurs d'une perte d'autonomie

2.1 Les facteurs physiques

L'âge est le facteur le plus important ; plus la personne avance en âge, plus les différents systèmes du corps vieillissent.

Les maladies (les accidents vasculaires cérébraux, l'arthrose, la maladie de Parkinson, la maladie d'Alzheimer...), les chutes qui ont pour conséquence des fractures, les troubles sensoriels, les accidents domestiques peuvent être à l'origine d'une perte d'autonomie brutale.

2.2 Les facteurs psychiques

Le vieillissement cognitif (diminution de la mémoire, de la concentration, de l'attention...), la démence sénile, la dépression, les chocs affectifs (perte d'un proche, d'un animal domestique, déménagement...) sont des facteurs de risque de la perte d'autonomie.

2.3 Les facteurs liés à l'environnement

Un environnement pauvre en stimulations, la surprotection de l'entourage, un logement inadapté, les situations douloureuses (la perte du conjoint, un déménagement, par exemple), l'hospitalisation ou l'entrée en institution non préparée, voire non voulue, et l'isolement social jouent un rôle important dans la perte d'autonomie

2.4 Les facteurs liés aux habitudes de vie

La non-utilisation des fonctions physiques (absence d'activité physique...), des fonctions psychiques, les mauvaises habitudes de vie (tabac, alcool, alimentation déséquilibrée) aggravent la perte d'autonomie.

3 Les signes évocateurs de la perte d'autonomie

3.1 Certains troubles physiques

La baisse de l'activité physique (incapable de se lever, le ralentissement de la vitesse de la marche, des difficultés à se déplacer…), l'incontinence, les troubles de l'équilibre, des difficultés à réaliser les gestes de la vie courante, une fatigue inexpliquée sont des signes de la perte d'autonomie.

3.2 Certains troubles psychiques

Les pertes de mémoire, la perte d'intérêt pour tout ce qui l'entoure, le sentiment d'inutilité sont des signes de la perte d'autonomie.

3.3 Certains comportements

La perte d'appétit, une tendance à l'isolement, la négligence alimentaire (absence de courses, horaires des repas irréguliers…) et vestimentaire sont des signes de la perte d'autonomie.

4 L'évaluation de la perte d'autonomie

4.1 Les objectifs de l'évaluation

L'évaluation de la perte d'autonomie a plusieurs objectifs : mise en place du projet de vie, l'obtention de l'allocation personnalisée d'autonomie (APA), suivi de l'évolution de l'autonomie de la personne âgée.

4.2 Les différentes grilles

En France, une centaine de grilles sont utilisées pour évaluer le degré de dépendance.
Les grilles sont basées soit sur la mesure des activités de la vie quotidienne (AVQ) telles que se laver, s'alimenter, se déplacer… soit sur la mesure des activités instrumentales de la vie quotidienne (AIVQ) telles que faire des achats, cuisiner, utiliser un transport, gérer son argent…

4.3 La grille AGGIR

La grille Aggir évalue la capacité des personnes à réaliser des activités de la vie quotidienne (AVQ) et les activités instrumentales de la vie quotidienne (AIVQ). Elle est utilisée pour l'attribution de l'Allocation personnalisée d'autonomie (APA).

75 Les comportements face au vieillissement

Mémoriser

1 Les réactions de la personne âgée

• La perception que les personnes âgées ont d'elles-mêmes est bonne. Elles ont le sentiment d'être autonomes et de maîtriser leur propre vie.
• Cette perception change lorsque la personne devient dépendante ; elle se sent inutile et souffre de sa perte d'autonomie.
• La vieillesse est vécue différemment d'une personne à l'autre, elle dépend de l'état de santé, des conditions de vie, des ressources financières, des relations sociales, de la façon dont sont vécues les difficultés de la vie.

2 La place de la personne âgée dans la société française

2.1 Les rôles des personnes âgées

Le rôle social des personnes âgées

Les personnes âgées disposent de temps pour s'investir dans des associations ou le bénévolat, pour voyager, pour participer à la vie de leur quartier.

Le soutien familial des personnes âgées

Les personnes âgées apportent une aide financière et matériel d'une part à leurs enfants et d'autre part à leurs aînés lorsqu'ils sont dépendants : petits travaux domestiques, hébergement de leurs aînés, garde des petits-enfants par exemples. On parle de « génération pivot ».

Le rôle dans l'économie française

L'évolution du nombre de personnes âgées nécessite la création d'emplois spécialisés, la fabrication de matériels spécifiques, la construction de structures d'hébergement adaptées et le financement des aides financières.

2.2 Les services rendus par les enfants à leurs parents

• Lorsque les parents deviennent dépendants, leurs enfants peuvent leur rendre de nombreux services : leur rendre visite, les aider pour le ménage, financièrement, les accueillir chez eux, les emmener en vacances, leur prodiguer des soins...
• L'aide apportée par les enfants a des conséquences sur leur vie familiale, leur temps libre pour prendre soin de soi et voir leurs amis, sur leur relation de couple, sur leur santé et sur leur vie professionnelle.

2.3 Le rejet et la discrimination des personnes âgées

Les personnes âgées ont du mal à trouver leur place dans la société, en particulier lorsqu'elles sont dépendantes ; elles peuvent être victimes de discrimination et de rejet pour diverses raisons.

Les valeurs mises en avant dans la société

Elles sont actuellement, le travail, la rapidité, l'efficacité, alors que les capacités motrices, cognitives des personnes âgées diminue et que la vieillesse correspond souvent à un éloignement du monde du travail par le départ en retraite.

Le jeunisme et l'âgisme

Il sont tendance à mettre les personnes âgées en marge de la société. Le jeunisme est l'ambition de rester jeune toute sa vie. L'âgisme représente tous les comportements visant à rejeter les personnes à cause de leur âge avancé.

3 La place de la personne âgée dans différentes cultures

3.1 La personne âgée dans l'Europe

- En Europe, les personnes âgées sont appelées les « retraités », le troisième âge, les seniors.
- Les termes de retraités, de troisième âge mettent en avant la perte progressive d'un certain nombre de rôles sociaux des personnes âgées. La vieillesse est une période dévalorisée de la vie.
- Le terme « séniors » valorise la partie la plus active de la population âgée ; une population qui participe à la vie sociale, qui consomme des biens, des loisirs, qui voyage, qui vote, qui s'occupe de ses petits-enfants.
- Les besoins de la population âgée sont pris en grande partie en charge par la société (aides financières, établissement d'hébergement...).

3.2 La personne âgée dans les pays du Sud

- Dans les pays du Sud (Amérique du sud, Asie du Sud, Afrique), les personnes du troisième âge sont appelées des « vieillards », des « sages ». Ces expressions insistent sur le fait que les personnes âgées sont considérées comme détentrice du savoir, de l'expérience et de la sagesse ; elles sont respectées car elles détiennent la tradition orale.
- Elles vivent près de leur famille ou cohabitent avec leurs enfants qui prennent soin d'elles et sont susceptibles de leur apporter une aide matérielle et financière.
- La prise en charge des besoins des personnes âgées par la société n'est pas développée.

76 La politique sociale et médico-sociale pour la personne âgée

Mémoriser

1 Les grands principes de la politique en faveur des personnes âgées

La politique sociale et médico-sociale

La politique sociale et médico-sociale en faveur des personnes âgées a pour mission d'apporter un soutien financier à la prise en charge de la dépendance, de prévenir la perte d'autonomie, de favoriser le maintien à domicile, d'offrir un nombre suffisant de places d'accueil dans des structures adaptées.

Les lois

Des lois sont dédiées aux personnes âgées pour réglementer leur prise en charge, l'attribution de l'allocation personnalisée d'autonomie (APA), assurer le respect de leurs droits.

Les plans de santé

Ces lois sont déclinées en plans nationaux en faveur des personnes âgées tels que le plan Bien vieillir, le plan Alzheimer.

2 Les acteurs des politiques en faveur des personnes âgées

2.1 Les acteurs au niveau national

Le ministère de la Santé et le ministère de la Solidarité et de la Cohésion sociale définissent la politique en faveur des personnes âgées au niveau national.

2.2 Les acteurs au niveau régional

Les agences régionales de la santé définissent et mettent en œuvre la politique sociale et médico-sociale en faveur des personnes âgées, en collaboration avec la caisse d'assurance retraite et de la santé au travail (CARSAT).

2.3 Les acteurs au niveau local

- **Le conseil départemental** définit et met en place la politique nationale en faveur des personnes âgées au niveau local.
- **Le centre communal d'action sociale (CCAS) et le centre local d'information et de coordination (CLIC)** informent, orientent les personnes âgées et instruisent leurs dossiers de demande d'allocations.

3 Les allocations ou aides dédiées aux personnes âgées

3.1 Les conditions d'attribution des allocations et des aides

- **Les conditions d'âge** sont à respecter pour chaque allocation ou aides dédiés aux personnes âgées.
- **Les conditions de ressources** dont le montant du plafond à ne pas dépasser est différent pour chaque allocation ou aide dédiée.
- **Les conditions de résidence** sont de résider en France.

3.2 L'allocation personnalisée d'autonomie (APA)

- **L'allocation personnalisée d'autonomie (APA)** est versée par le conseil départemental.
- **Pour bénéficier de l'APA** la personne âgée doit avoir 60 ans ou plus, résider de façon stable et régulière en France, avoir besoin d'être aidée pour accomplir les actes de la vie quotidienne ou d'être surveillée régulièrement.
- **Le degré de la perte d'autonomie** est évalué à l'aide de la grille AGGIR.
- **Le montant de l'APA** varie en fonction du degré de la perte d'autonomie et des ressources de la personne âgée.

3.3 L'allocation de solidarité aux personnes âgées (ASPA)

L'allocation de solidarité aux personnes âgées (ASPA) a pour objectif de garantir un minimum de ressources pour les personnes âgées les plus modestes.

3.4 La pension de réversion et l'allocation de veuvage

- **La pension de réversion et l'allocation veuvage** sont des aides financières auxquelles peut avoir droit une personne lors de la perte de son conjoint.
- Si la personne âgée a plus de 55 ans, elle perçoit la pension de réversion. Si elle a moins de 55 ans, elle perçoit une allocation de veuvage.

3.5 L'aide à l'amélioration de l'habitat pour les personnes âgées

L'aide à l'amélioration de l'habitat pour les personnes âgées souhaitant rester dans leur domicile le plus longtemps possible permet de financer une partie des travaux d'adaptation du logement.

77 La branche retraite et les retraites complémentaires

D

Mémoriser

La branche retraite de la sécurité sociale et les retraites complémentaires garantissent un revenu à tout assuré social à partir de son départ en retraite.

1 Le risque vieillesse

• **Le risque vieillesse** est la perte des revenus du travail suite au départ en retraite.

• Le risque vieillesse des salariés est pris en charge par :

– **la branche retraite** du régime général de la sécurité sociale qui verse **une retraite de base** aux anciens salariés ;

– **les organismes de retraite complémentaire** qui versent une **retraite complémentaire** aux anciens salariés

2 Les organismes de la branche retraite

• **La caisse nationale d'assurance vieillesse (CNAV)** est l'organisme qui gère la branche retraite au niveau national. Elle décide des grandes orientations.

• **Les caisses d'assurance retraite et de la santé au travail (CARSAT)** assurent le paiement des retraites de base des salariés.

3 Les conditions d'accès à la retraite de base et à la retraite complémentaire

• **Les salariés ont droit à une retraite de base et à une retraite complémentaire** dès lors que des cotisations salariales et patronales ont été prélevées sur leurs rémunérations.

• **L'âge minimal** pour bénéficier de ces retraites est actuellement de 61 ans et augmente progressivement.

• **La durée de cotisations** nécessaire pour obtenir le taux plein (c'est-à-dire le taux maximal utilisé pour le calcul du montant de la retraite) varie selon l'année de naissance de l'assuré social. Par exemple, elle est de 166 trimestres pour les personnes nées en 1955.

• Mais un assuré social peut obtenir ces retraites à taux plein, quel que soit le nombre de trimestres de cotisation, entre 65 et 67 ans selon sa date de naissance.

78 Le maintien à domicile D

Mémoriser

1 Les intérêts du maintien à domicile

• **La volonté de rester vivre dans son logement** malgré l'avancée en âge et la perte d'autonomie est forte pour les personnes âgées. Le maintien à domicile contribue donc à satisfaire cette demande.

• **Le coût de la prise en charge d'une personne âgée vivant à son domicile** est moins élevé que celui d'une prise en charge en institution.

2 Les limites du maintien à domicile

• **Le logement non adapté à la perte d'autonomie** est dangereux pour la personne âgée.

• **Le coût des travaux pour l'adaptation du logement** décourage la personne âgée malgré les aides financières.

• **Le sentiment de solitude et d'isolement** est ressenti par la personne vivant à son domicile. L'éloignement de la famille en est la principale raison. Le manque de moyens de transport en milieu rural renforce cet isolement.

• **La dégradation de l'état de santé de la personne** ne lui permet plus de rester chez elle. Les services d'aide à domicile ne sont alors plus adaptés.

• **L'épuisement des aidants familiaux et les difficultés pour recruter des aides professionnelles** (infirmier(e) libéral(e)...) selon sa situation géographique ne permettent pas à la personne de rester vivre à son domicile.

• **Le coût financier** pour bénéficier d'une aide correspondant à ses besoins est élevé pour une personne très dépendante (GIR1-GIR2).

3 Les services et aides pour le maintien à domicile

• **Les services de portage des repas à domicile, le portage de médicaments, les cybercourses, la téléalarme...** sont des exemples de prestations favorisant le bien-être et la sécurité de la personne.

• **Des congés et des dispositifs** (accueil de jour, hébergement temporaire...) sont proposés aux aidants familiaux pour les soulager.

• **Des dispositifs financiers** tels que le chèque emploi-service universel (CESU) qui sert à rémunérer les services effectués par un(e) professionnel(le) au domicile et des avantages fiscaux comme la réduction d'impôts contribuent à réduire le coût du maintien à domicile.

• **L'allocation personnalisée d'autonomie (APA) à domicile** finance un plan d'aide pour la personne pour prendre en charge des frais (aides techniques...).

79 Les établissements et les structures d'accueil

Les structures d'accueil sont des établissements médico-sociaux ou de santé proposant des services adaptés aux besoins des personnes âgées.

1 Différentes structures d'accueil

1.1 Les structures accueillant des personnes autonomes

▌La résidence service

Toute personne autonome âgée de plus de soixante ans dispose d'un logement indépendant sécurisé tout en bénéficiant d'un certain nombre de services collectifs sur place (blanchisserie, loisirs, assistance…).
Les prestations proposées sont facturées.

▌Le logement foyer

Toute personne autonome de plus de soixante ans seule ou vivant en couple est accueillie en logement foyer. Tout en conservant une certaine indépendance au sein d'un appartement, le résident bénéficie de services personnalisés facultatifs tels que le portage des repas, la blanchisserie…

▌La maison d'accueil rurale pour personnes âgées (MARPA)

Toute personne âgée de plus de soixante ans souffrant de solitude ou en légère perte d'autonomie est accueillie dans une MARPA. Le résident loue un appartement privatif. Des espaces de vie collective permettent de renforcer le lien social entre voisins dans un cadre sécurisé et proche de son environnement habituel.

1.2 Les structures accueillant des personnes dépendantes

▌L'établissement d'hébergement pour personnes âgées dépendantes (EHPAD)

Toute personne âgée de plus de soixante ans (sauf dérogation) présentant une dépendance physique ou psychique ou n'ayant plus son autonomie de vie est accueillie dans un EHPAD. Les prestations sont classées en trois catégories : le tarif hébergement, le tarif dépendance, le tarif soins.

▌L'unité de soins de longue durée (USLD)

Toute personne fortement dépendante dont l'état de santé demande une surveillance médicale constante, des soins permanents et un suivi médical spécifique est admise dans une USLD. Les dépenses de soins sont prises en charge par l'assurance maladie, la dépendance est financée par l'APA, les repas et l'hébergement sont à la charge du résident.

2 Les alternatives au placement en institution

2.1 L'hébergement temporaire

- **L'hébergement temporaire** concerne toute personne âgée dont le maintien à domicile est momentanément compromis du fait de l'absence des aidants, des travaux dans son logement, d'un retour d'hospitalisation ou pour découvrir la vie en collectivité, pour préparer une vie en institution.
- Ce type d'hébergement peut être assuré dans un logement foyer, un EHPAD...

2.2 L'accueil familial

- **L'accueil familial** consiste pour un particulier à prendre en charge à son domicile, contre rémunération, une à trois personnes âgées.
- L'accueillant familial (personne seule ou couple) assure l'hébergement, les repas, le ménage, les courses et les activités de la personne accueillie.
- L'accueillant familial doit obtenir un agrément délivré par le président du conseil départemental.

2.3 L'accueil de jour

- **L'accueil de jour** est destiné à des personnes âgées d'au moins soixante ans, en perte d'autonomie, vivant à leur domicile pour les prendre en charge une ou plusieurs journées par semaine dans un lieu convivial.
- Les activités proposées (atelier mémoire...) visent à stimuler la personne, maintenir un lien social... Ce service soulage les aidants. Les frais sont à la charge de la personne. Pour les bénéficiaires de l'APA, le conseil départemental règle une partie du prix de la journée, selon le plan d'aide fixé.

3 Les personnels des structures d'accueil

Le personnel est variable selon le type de structure. Il se répartit en différents pôles d'activités : le pôle **administratif** (directeur(trice), secrétaire), **médical** (cadre de santé, infirmier(e)), **animation** (animateur(rice)), **hébergement** (gouvernante, lingère), **restauration** (chef cuisinier, cuisinier), **technique** (agent responsable de la maintenance, des espaces verts)...

4 La charte de la personne âgée dépendante

- **La charte de la personne âgée dépendante** a été établie pour **reconnaître la dignité de la personne et préserver ses droits**, qu'elle soit prise en charge à son domicile ou dans une structure.
- Cette charte énonce de nombreux principes (voir livret p. 12), par exemple le lieu de vie de la personne âgée dépendante doit être choisi par elle et adapté à ses besoins.

80 Les différents types de handicap

Mémoriser

1 La notion de handicap

Le handicap est une difficulté pour une personne de participer à la vie sociale parce que son autonomie, son aptitude à fréquenter l'école ou à occuper un emploi sont compromises suite à une altération passagère ou définitive de sa santé.

2 Les principaux types de handicaps

2.1 Classification en fonction de l'altération

Un handicap physique

C'est un handicap qui est caractérisé par une altération de la motricité en particulier des membres supérieurs et inférieurs (difficultés pour se déplacer, rester assis, prendre et manipuler...), par exemple la paraplégie, l'infirmité motrice cérébrale (IMC).

Un handicap mental

C'est un handicap qui est caractérisé par une altération des facultés intellectuelles telles que la réflexion, la prise de décision, la communication et l'affectivité, par exemple la trisomie 21, la déficience intellectuelle, l'autisme.

2.2 Classification en fonction de l'origine du handicap

Un handicap acquis

C'est un handicap qui s'installe après la naissance. La personne l'acquiert durant sa vie suite à un **accident, une maladie**. La maladie peut être favorisée par le vieillissement, par exemple la sclérose en plaques, qui aura pour conséquence une paralysie des membres inférieurs et supérieurs. Un accident de la route sera à l'origine d'une tétraplégie ; la maladie d'Alzheimer atteint la faculté de penser et la mémoire.

Un handicap congénital

C'est un handicap présent à la naissance :

– soit **lié à l'hérédité** (la mucoviscidose à l'origine d'une altération de la respiration, la trisomie 21 responsable d'un retard mental) ;

– soit **lié à un événement durant la vie intra-utérine** (la toxoplasmose qui peut être à l'origine d'une cécité, d'une surdité ; une intoxication médicamenteuse qui peut être à l'origine d'une altération des fonctions intellectuelles).

3 Les conséquences du handicap

Les conséquences sont différentes d'une personne à une autre en fonction de son handicap, du milieu dans lequel elle vit et de sa personnalité.
La personne en situation de handicap rencontre des difficultés dans de nombreux domaines:
– **l'insertion professionnelle** ;
– **la scolarité** en milieu ordinaire ;
– **l'accès aux loisirs** ;
– **les déplacements** au sein de la ville, des bâtiments publics, dans les transports en commun ;
– **la vie quotidienne** : hygiène corporelle, habillage, entretien du logement, achat de nourriture, préparation des repas, la gestion d'un budget et les démarches administratives ;
– **les relations sociales** avec les amis, les collègues, la famille.

4 Les principaux moyens de prévention

• **La surveillance de la grossesse** : le conseil génétique évalue les risques de survenue d'une anomalie lorsqu'il existe un problème génétique familial connu. D'autres moyens de prévention sont mis en œuvre :
– les conseils d'hygiène de vie et diététiques lors de la grossesse ;
– la surveillance médicale de la femme enceinte (les bilans sanguins dont le dépistage de la toxoplasmose, de la syphilis, de la rubéole, les échographies...) ;
– l'amniocentèse pour le dépistage de la trisomie 21 et d'autres maladies chromosomiques ;
– le congé de maternité.
• **La prévention routière** : l'apprentissage et le respect du code de la route, la législation relative à la vitesse et à l'alcoolémie, les équipements obligatoires et indispensables lors de la conduite d'un deux-roues, le port de la ceinture de sécurité.
• **La prévention des accidents du travail et les maladies professionnelles** : le port des vêtements de sécurité, la législation relative aux travaux en hauteur, l'information et la formation du personnel à la sécurité.
• **La prévention des accidents domestiques** : les campagnes d'informations, la législation relative aux jouets, aux produits d'entretien...
• **Les mesures de santé publique** : les vaccinations, la surveillance médicale des enfants, des travailleurs, l'intervention rapide des secours, la prise en charge et le traitement rapides des affections, la rééducation.

81 L'attitude face au handicap

Mémoriser

1 Les facteurs favorisant la participation de la personne handicapée à la vie sociale

- **L'accessibilité** du logement (rampe, ascenseur, portes larges...) ; de la voirie (plan en braille, feux sonores, trottoirs rabaissés, place de stationnement réservée...) ; des transports (bande d'éveil sur les quais de la gare, annonce sonore dans les bus, monte-charge des trains...).
- **Les aides techniques** : les prothèses, véhicule aménagé, fauteuil roulant.
- **Les aides humaines** : instituteur spécialisé, professionnels de l'aide à domicile, les aidants familiaux.
- **Les prestations sociales** versées par la Caisse d'allocations familiales telles que l'allocation d'éducation de l'enfant handicapé, l'allocation d'adulte handicapé.
- **Les attitudes des autres personnes** favorables à l'intégration des personnes handicapées telles que la tolérance, l'acceptation de la différence.

2 Les réactions possibles face au handicap

2.1 Les réactions de la famille

Le choc émotionnel

L'annonce du handicap provoque un choc émotionnel chez tous les individus. Plusieurs réactions s'enchaînent : la stupéfaction, la tristesse, le refus de croire, l'injustice, la colère et la culpabilité.

L'acceptation de l'enfant handicapé

Une fois le choc passé, certains parents acceptent leur enfant handicapé et risquent même de le surprotéger.

Le refus de la réalité

D'autres parents nient le handicap. Ils sont capables de rejeter leur enfant ou de rechercher l'opération ou le traitement qui le guérirait parce qu'ils ne voient plus que le handicap de leur enfant.

2.2 Les réactions de l'environnement

La peur de la différence

Elle se traduit par de la gêne, le rejet.

La tolérance de la différence

Elle peut être à l'origine d'un sentiment d'empathie (se mettre à la place de la personne), de la pitié, de la sympathie ou d'une envie d'aider.

82 La législation en faveur des personnes handicapées

Mémoriser

1 La loi du 11 février 2005

La loi du 11 février 2005 est la loi pour l'égalité des droits et des chances, la participation et la citoyenneté des personnes handicapées.

1.1 L'objectif de la loi

La loi du 11 février 2005 a pour objectif de faciliter la participation des personnes handicapées à la vie sociale :
– renforcement de **l'accessibilité** aux espaces publics, aux transports collectifs et au logement neuf ;
– possibilité pour tout **enfant handicapé d'être scolarisé en milieu ordinaire** ;
– mesures d'incitations et de sanctions pour faire respecter **l'obligation légale de l'emploi d'un quota de 6 % de personnes handicapées.**

1.2 La personne handicapée

La loi prévoit de placer la personne handicapée au centre des dispositifs qui la concernent :
– création des **Maisons départementales des personnes handicapées** (MDPH) ;
– mise en place d'une **prestation de compensation du handicap** et possibilité offerte à toute personne handicapée de **participer à l'élaboration du projet de vie.**

2 Les différentes instances dédiées aux personnes handicapées

2.1 La Maison départementale des personnes handicapées (MDPH)

Il existe une MDPH par département ; c'est un guichet unique qui accueille, informe et conseille les personnes handicapées et leur famille.

• La MDPH élabore un **plan personnalisé de compensation** (PPC) pour chaque personne handicapée. Ce plan contient des propositions concernant des prestations, des orientations en établissements ou services, des préconisations ou conseils pour répondre à des besoins très divers (aides, aménagement de logement, scolarisation, insertion professionnelle...).

• Pour élaborer ce plan, la MDPH s'appuie sur deux instances : **la CDAPH** et **l'équipe pluridisciplinaire d'évaluation.**

2.2 L'équipe pluridisciplinaire d'évaluation

L'équipe pluridisciplinaire d'évaluation se compose de professionnels du domaine médical, paramédical, social et éducatif.

- **L'équipe pluridisciplinaire évalue le taux de handicap** de la personne handicapée.
- Elle construit **le plan personnalisé de compensation** qu'elle adresse à la personne handicapée. Le PPC permet un échange avec la personne handicapée ou son entourage avant que le dossier soit présenté pour décision à la CDAPH.

2.3 La commission des droits et de l'autonomie des personnes handicapées (CDAPH)

Le plan personnalisé de compensation est soumis à la commission qui donne ou non son accord pour l'**attribution des aides, des prestations sociales et l'orientation scolaire, professionnelle ou médico-sociale.**

3 Les prestations sociales en faveur des personnes handicapées

3.1 L'allocation d'éducation de l'enfant handicapé (AEEH)

- Elle est destinée à aider les parents à assumer la charge d'un enfant handicapé, sans qu'il soit tenu compte de leurs ressources.
- Un complément peut s'ajouter au montant de l'AEEH en fonction des dépenses réalisées pour la prise en charge de l'enfant handicapé ou de la réduction ou de l'arrêt de l'activité professionnelle de l'un des parents.

3.2 L'allocation aux adultes handicapés (AAH)

Elle est destinée à garantir des ressources suffisantes à la personne handicapée de 20 à 60 ans.

3.3 La prestation de compensation du handicap (PCH)

- Elle est destinée à financer les besoins liés à la perte d'autonomie : les aides humaines, les aides techniques, les aménagements du logement, du véhicule, les aides animalières, par exemple.
- Elle est accordée sans condition de ressources.

4 La législation relative à l'emploi des personnes handicapées

- Les entreprises de plus de 20 salariés ont l'obligation d'employer, à temps plein ou partiel, 6 % de personnes handicapées parmi le personnel.
- SI les entreprises ne respectent pas ce quota, elles doivent verser une amende à l'AGEFIPH (Association nationale pour la gestion du fonds pour l'insertion professionnelle des personnes handicapées) qui finance des aménagements des postes de travail et des formations pour les personnes handicapées.

5 La protection des majeurs vulnérables

5.1 Les principes généraux de la protection

Un majeur vulnérable est une personne adulte avec une fragilité psychique ou physique qui ne peut pas faire face aux agressions extérieures.

- Un régime de protection juridique peut être demandé par la personne elle-même, son conjoint ou un parent proche au juge des tutelles du tribunal d'instance du domicile du majeur.
- Le juge des tutelles décide de la mesure de protection à mettre en place ; autorise certains actes des personnes protégées, par exemple le vote et le mariage d'un majeur sous tutelle ; surveille la façon dont les tuteurs et les curateurs gèrent les biens, et les sanctionnent financièrement s'il a lieu.

5.2 Les mesures de protection des majeurs vulnérables

La sauvegarde de justice

Elle protège la personne en attendant la prise de décision du juge des tutelles. Les actes passés pendant cette période peuvent être annulés par la justice.

La curatelle

Elle est décidée lorsque le majeur a besoin d'être conseillé ou contrôlé. Le majeur administre seul certains actes (achats courants, choix du lieu de résidence, utilisation de ses revenus...) ou est assisté de son curateur pour d'autres actes (divorce, achat et vente d'un bien immobilier...)

La tutelle

Elle est prononcée si le majeur a besoin d'être représenté de manière continue dans les actes de la vie civile par le tuteur ou le juge des tutelles tels qu'utiliser des revenus, se marier, acheter un bien immobilier.

Le mandat de protection future

Il permet aux responsables légaux d'un enfant de rédiger un contrat dans lequel il désigne la personne qui sera le tuteur ou le curateur de leur enfant le jour où ils ne pourront plus prendre soin de lui. Il permet également à toute personne de faire ce choix pour elle-même lorsque sa propre santé ne lui permettra plus de le faire.

83 Les structures en faveur des enfants handicapés

Mémoriser

L'orientation vers un établissement ou un service en faveur des enfants handicapés (de 3 à 20 ans) doit être autorisée par la commission des droits et de l'autonomie des personnes handicapées (CDAPH).

1 Les dispositifs de scolarisation pour les enfants handicapés

1.1 Les principes de la scolarisation en milieu ordinaire

L'enfant

Tout enfant ou adolescent a le droit d'être scolarisé dans l'école la plus proche de son domicile, depuis la loi du 11 février 2005.

Les parents

Les parents sont associés aux décisions relatives à l'orientation de leur enfant et à la définition de son projet personnalisé de scolarisation (PPS).

L'inclusion scolaire

L'inclusion scolaire correspond au parcours scolaire d'un élève handicapé qui se déroule au sein d'un établissement et d'une classe ordinaire.

La scolarisation en milieu ordinaire

La scolarisation en milieu ordinaire a pour objectifs de permettre la consolidation de l'autonomie de l'élève, de développer les apprentissages scolaires, sociaux, l'acceptation des règles de vie de l'école et l'amélioration des capacités de communication, et de concrétiser, à terme, un projet d'insertion professionnelle.

1.2 La scolarisation individuelle dans une classe ordinaire

Pour faciliter la scolarisation individuelle dans une classe ordinaire, l'enfant peut bénéficier :

– **d'un accompagnant des élèves en situation de handicap, AESH** (avant 2014, appelé auxiliaire de vie scolaire, AVS) qui prend en charge un ou plusieurs enfants sur le temps scolaire. Il facilite la vie quotidienne de l'élève handicapé (aide pour les tâches scolaires, pour les déplacements, pour relancer l'intérêt pour les apprentissages, pour la prise de repas à la cantine) ;

– **de matériels pédagogiques adaptés** (clavier en braille, logiciels spécifiques, caméra pour zoomer sur le tableau...),

– **d'aménagements particuliers** lors de la passation des examens (temps supplémentaire, sujet d'examen en gros caractères...).

1.3 Les dispositifs collectifs dans les établissements ordinaires

Ces dispositifs permettent la scolarisation dans des classes d'enfants handicapés encadrés par un enseignant spécialisé aidé par un accompagnant des élèves en situation de handicap ; ce sont :
– les classes pour l'inclusion scolaire (CLIS) dans les classes élémentaires ;
– les unités localisées pour l'inclusion scolaire (ULIS) dans les collèges ;
– Les ULIS lycées.

1.4 Les unités d'enseignement en établissement médico-social et en établissement de santé

La scolarisation en établissement médico-social (IME, institut d'éducation sensorielle...) ou en établissement de santé offre à la fois à l'enfant une prise en charge scolaire, éducative et thérapeutique adaptée à ses besoins.

2 Le projet personnalisé de scolarisation (PPS)

• Le projet personnalisé de scolarisation (PPS) est réalisé pour faciliter l'intégration scolaire de tout enfant handicapé.

• Le projet personnalisé de scolarisation fait partie du plan personnalisé de compensation élaboré par la MDPH.

• Le projet personnalisé de scolarisation précise le type d'orientation scolaire, les aides spécifiques, nécessaires pour le bon déroulement de la scolarité (matériel adapté et son financement, l'accompagnant des élèves en situation de handicap, les aménagements particuliers pour les examens, la prise en charge par un service d'éducation spécialisée et de soins à domicile (SESSAD)...

3 Les services d'éducation spécialisée et de soins à domicile (SESSAD)

• Le service d'éducation spécialisée et de soins à domicile (SESSAD) est destiné à maintenir les enfants handicapés dans leur milieu de vie ordinaire (domicile, crèche, école).

• Le SESSAD a pour mission de favoriser l'intégration scolaire et l'acquisition de l'autonomie grâce à des actions de soins (ergothérapie, orthophonie, suivi psychologie...) et d'éducation (accompagnement scolaire...).

• Le SESSAD a également pour mission de soutenir, conseiller les familles.

• Une équipe pluridisciplinaire assure ces missions : éducateurs spécialisés, de jeunes enfants, orthophoniste, psychologues, psychomotricienne...

4 Les établissements médico-sociaux

4.1 Les missions des établissements médico-sociaux

Les établissements médico-sociaux ont pour mission de dispenser une éducation, un enseignement spécialisé et un suivi thérapeutique visant à la meilleure insertion sociale possible.
Ces établissements assurent une prise en charge en internat, en semi-internat ou en externat.

4.2 Les professionnels des établissements médico-sociaux

Les professionnels qui prennent en charge les enfants sont des travailleurs sociaux (des éducateurs de jeunes enfants, spécialisés, des moniteurs éducateurs, des aides médico-psychologiques...), des professionnels médicaux et paramédicaux (psychiatre, orthophoniste, psychologue...).

4.3 Les différents établissements médico-sociaux

Les établissements sont spécifiques aux types de handicap.

Les instituts médico-éducatifs (IME)
Les instituts médico-éducatifs assurent la prise en charge les enfants atteints de handicap mental. Ils ont pour mission de favoriser l'acquisition de l'autonomie, les apprentissages scolaires et préprofessionnels.

Les instituts thérapeutiques éducatifs et pédagogiques (ITEP)
Les instituts thérapeutiques éducatifs et pédagogiques assurent la prise en charge des enfants et des jeunes présentant des troubles du comportement.

Les instituts d'éducation sensorielle
Les instituts d'éducation sensorielle assurent la prise en charge des enfants souffrant d'un handicap auditif et/ou visuel.

Les instituts d'éducation motrice (IEM)
Les instituts d'éducation motrice assurent la prise en charge des enfants présentant un handicap moteur.

Les établissements pour polyhandicapés
Les établissements pour polyhandicapés assurent la prise en charge des enfants présentant un handicap mental associé à un handicap moteur ou sensoriel.

84 Les structures en faveur des adultes handicapés

Mémoriser

L'orientation vers un établissement ou un service en faveur des personnes adultes handicapées doit être autorisée par la CDAPH.

1 Les structures d'orientation et de rééducation

Pour être admis dans ces structures, la personne doit être âgée de 18 à 60 ans et être reconnue travailleur handicapé par la CADPH.

1.1 Les centres de rééducation professionnelle (CRP)

Les centres de rééducation professionnelle (CRP) ont pour objectif de favoriser l'intégration professionnelle durable des personnes handicapées qui doivent envisager une reconversion. Une équipe pluridisciplinaire pédagogique, sociale et paramédicale dispense une formation qualifiante à la personne handicapée et assure un suivi médical, social et psychologique.
Durant la formation, la personne handicapée peut être rémunérée et hébergée au CRP.

1.2 Les centres de pré-orientation (CPO)

Les travailleurs handicapés dont l'orientation professionnelle est difficile sont pris en charge par une équipe pluridisciplinaire dans un centre de pré-orientation pour les accompagner dans un nouveau projet professionnel.

2 Les structures de travail protégé

Pour être orienté vers une structure de travail protégé, la personne doit être âgée de 18 à 60 ans, être reconnue travailleur handicapé par la CDAPH.

2.1 Les établissements et services d'aide par le travail (ESAT)

- Un établissement et services d'aide par le travail est un établissement médico-social qui offre une activité professionnelle aux personnes handicapées qui ont une capacité de travail inférieure à un tiers de la capacité d'une personne valide. La personne handicapée a droit à une rémunération calculée en fonction de son activité et à une prise en charge médico-sociale.
- Les professionnels qui interviennent dans les ESAT sont des moniteurs, des éducateurs techniques spécialisés, des psychiatres, des psychologues.

2.2 Les entreprises adaptées (EA)

Les entreprises adaptées sont des unités de production qui accueillent au moins 80 % de travailleurs handicapés dont la capacité de travail correspond à au moins un tiers de celle d'un travailleur valide effectuant les mêmes tâches. Le travailleur handicapé est considéré comme un salarié.

3 Les établissements médico-sociaux et les structures d'hébergement

3.1 Les foyers d'hébergement pour travailleurs handicapés

Les foyers d'hébergement pour travailleurs handicapés assurent l'hébergement et l'accompagnement des personnes handicapées qui exercent une activité professionnelle la journée ; cette structure n'est pas médicalisée.
Des activités sportives et culturelles y sont régulièrement proposées.
Une équipe composée de travailleurs sociaux assure l'accompagnement le soir et le week-end.

3.2 Les foyers de vie ou foyers occupationnels

Les foyers de vie accueillent les personnes handicapées qui n'ont pas d'activité professionnelle mais suffisamment d'autonomie pour pratiquer des activités ludiques, éducatives et sociales ; cette structure n'est pas médicalisée.
Une équipe pluridisciplinaire est principalement composée d'éducateurs spécialisés, d'aides médico-psychologiques, d'assistants de service social, de conseillère en économie sociale et familiale.
Ces établissements assurent une prise en charge en internat, en semi-internat ou en accueil de jour.

3.3 Les foyers d'accueil médicalisé

- Les foyers d'accueil médicalisé prennent en charge les personnes gravement handicapées qui ont besoin d'une aide pour la plupart des actes de la vie courante, ainsi que d'une surveillance médicale et des soins constants.
- Les professionnels du domaine médical, paramédical et social, principalement des aides médico-psychologiques et des aides soignantes interviennent dans les foyers d'accueil médicalisé.

3.4 Les maisons d'accueil spécialisées (MAS)

- Les maisons d'accueil spécialisées (MAS) prennent en charge les personnes dont l'état nécessite le recours à une tierce personne pour les actes de la vie courante, une surveillance médicale et des soins constants.
- Les professionnels qui interviennent auprès des personnes sont identiques à ceux d'un foyer d'accueil médicalisé.

3.5 L'accueil familial

Les personnes atteintes de handicap mental sont accueillies au domicile de personnes qui ont été agréées par le président du conseil départemental.

4 Les services et les établissements spécifiques aux personnes handicapées

Ces services permettent aux personnes de vivre en milieu ordinaire.

4.1 Les centres d'accueil de jour (CAJ)

La mission des CAJ

Les centres d'accueil de jour (CAJ) accueillent, pendant la journée, des personnes qui ne peuvent pas se soumettre au rythme de travail d'un ESAT.

Les professionnels

Les professionnels, principalement des infirmiers, des aides-soignants, des aides médico-psychologiques proposent des activités permettant le maintien des acquis tels que l'habilité manuelle, les déplacements, la vie en collectivité.

4.2 Les services d'accompagnement à la vie sociale (SAVS)

Les missions des SAVS

Les services d'accompagnement à la vie sociale (SAVS) ont pour mission d'aider les personnes handicapées les plus autonomes à acquérir une plus grande autonomie.

Les professionnels

Les professionnels qui interviennent sont à la fois des travailleurs sociaux et des professionnels du domaine médical et paramédical.

4.3 Les services d'accompagnement médico-social pour adultes handicapés (SAMSAH)

La mission des SAMSAH

Les services d'accompagnement médico-social pour adultes handicapés (SAMSAH) ont pour mission de faire acquérir une plus grande autonomie à des personnes lourdement handicapées.

Les professionnels

Ils proposent aux usagers une aide pour les actes essentiels de la vie quotidienne (entretien des locaux, entretien du linge, préparation des repas, courses et aide à la toilette...) ainsi qu'un suivi médical et paramédical.
Les professionnels qui interviennent sont identiques à ceux d'un service d'accompagnement à la vie sociale (SAVS).

85 Les maladies

Mémoriser

1 Les définitions

La maladie aiguë

Elle est définie comme étant un état anormal de l'organisme ou d'une de ses composantes. Elle se manifeste par des signes et des symptômes soudains, plus ou moins importants, qui disparaissent rapidement par la guérison ou la mort.

La maladie chronique

Elle est selon l'OMS « un problème de santé qui nécessite la prise en charge sur une période de plusieurs années ou de plusieurs décennies. » Elle est définie plus précisément par une cause physique, psychologique ou cognitive, par sa durée, par son caractère évolutif. Elle a un retentissement dans la vie quotidienne comme la limitation des activités, le besoin de soins médicaux, de médicaments, d'aides techniques...

Les troubles mentaux et du comportement

Ce sont selon l'OMS « des affections cliniquement significatives qui se caractérisent par un changement du mode de pensée, de l'humeur (affects) ou du comportement associé à une détresse psychique et/ou une altération des fonctions mentales. Ce sont des phénomènes manifestement anormaux ou pathologiques. »

2 Des critères de classification des maladies

Des critères différents peuvent être retenus pour classer les maladies, la classification CIM-10 de l'OMS repose sur les organes atteints.

On peut aussi classer les maladies selon **leur typologie** (maladies aiguës, maladies chroniques) ou leur **étiologie** (causes et facteurs d'une maladie) : maladie infectieuse, maladie génétique ...

3 Les maladies émergentes

3.1 Les caractéristiques des maladies émergentes

Une maladie émergente est caractérisée par son **incidence** (nombre de nouveaux cas) réelle en augmentation dans une population donnée, située dans une région donnée et durant une période donnée par rapport à la situation épidémiologique habituelle de la maladie.

3.2 Des exemples de maladies émergentes

L'infection par le virus du chikungunya menace d'émerger dans le sud de la France au printemps et en automne, l'infection par le virus Ebola émerge dans certaines régions d'Afrique depuis quelques années.

4 La douleur

La douleur est un ressenti individuel. La tolérance à la douleur varie d'une personne à une autre.

4.1 L'évaluation de la douleur

L'évaluation de la douleur

Elle repose sur l'identification de ses mécanismes et la mesure de son intensité par des examens et le questionnement du patient.

L'évaluation de l'intensité la douleur

Elle s'effectue à l'aide d'**échelles**, le patient indique alors le degré de la douleur ressentie, ou bien l'équipe de soignants utilise des **grilles d'observation** du comportement lorsque le patient ne peut s'exprimer (nourrisson, personne atteinte d'Alzheimer).

- **L'échelle verbale simple (EVS)** permet d'apprécier la douleur ressentie du patient par paliers (associés à un score).
- L'**échelle visuelle analogique** (EVA) permet au patient d'auto-évaluer sa douleur ressentie sur une réglette.
- L'**échelle des visages** est utilisée en pédiatrie.

La grille de douleur et d'inconfort du nouveau-né (EDIN)

Elle demande un temps d'observation prolongé de l'enfant (4 à 8 heures).

4.2 La prise en charge de la douleur

- La prise en charge de la douleur est une obligation (droit des malades), elle est inscrite dans le code de la santé publique. La prise en charge tient compte du mécanisme de la localisation de pathologies, des données psychologiques du patient et des prescriptions en cours.
- Des médicaments antalgiques (antidouleur), des thérapeutiques autres telles que la kinésithérapie, traitement chirurgical... sont mis en œuvre.

5 Les conséquences de la maladie

Des conséquences sanitaires

Il peut s'agir d'une déficience passagère ou durable, physique, mentale ou d'un handicap selon la gravité de la maladie.

Des conséquences sociales

La maladie peut modifier les relations avec l'entourage, elle peut être à l'origine de la perte d'un emploi, de la nécessité d'une reconversion professionnelle.

Des conséquences financières

La maladie peut avoir comme conséquence une baisse de revenu passagère ou définitive. La loi compense la perte de revenu sous certaines conditions, par une prestation sociale spécifique : la pension d'invalidité accordée en cas d'accident ou bien de maladie non professionnelle.

86 La personne malade

Mémoriser

1 Le comportement face à la maladie

1.1 Les réactions du malade

- Le malade a une représentation personnelle de sa santé et de son corps. Des paramètres tels que la nature de la maladie, la conscience de la gravité, le vécu de individu, le milieu socioculturel influencent le comportement du malade. Ce dernier peut se traduire par le refus, l'acceptation, la révolte ou le repli sur soi face à la maladie.
- De même les réactions face aux équipes soignantes et à l'hospitalisation sont très différentes selon la personnalité (stress agressif, coopération...). Chez les personnes âgées, on peut constater un **syndrome de glissement** (dégradation rapide de la santé liée à une dépression nerveuse soudaine).

1.2 Les réactions de son entourage

- La maladie modifie les relations familiales et sociales en raison de l'état de santé du malade, des traitements et de l'hospitalisation.
- L'entourage peut ne pas accepter la maladie d'un proche par peur, par ignorance et donc fuir le malade ou bien accepter la maladie et lui apporter son soutien.

2 Les besoins de l'enfant hospitalisé

- **La fragilité physique, psychique et affective** de l'enfant hospitalisé nécessite une prise en charge spécifique et individualisée.
- **La charte européenne** de l'enfant hospitalisé précise un certain nombre de points : « l'hôpital est tenu de fournir un environnement correspondant aux besoins physiques, affectifs et éducatifs », la prise en charge doit « réduire au maximum les agressions physiques, émotionnelles et la douleur », « les enfants doivent être réunis par groupe d'âges pour bénéficier de jeux, de loisirs, d'activités éducatives...», « l'enfant a le droit d'avoir ses parents auprès de lui, jour et nuit...»

3 Les droits des malades

Les droits des malades sont inscrits dans la loi du 4 avril 2002 qui indique qu'une personne peut désigner une personne de confiance, rédiger des directives anticipées... La charte de la personne hospitalisée (voir livret p. 14) fait connaître concrètement aux personnes hospitalisées leurs droits.

87 Les établissements de santé

S Mémoriser

1 Les différents établissements de santé

Les établissements de santé se répartissent en trois catégories : **les établissements publics de santé, les établissements de santé privés d'intérêt collectif** (à but non lucratif, et les centres de lutte contre le cancer) et **les établissements privés de santé** (à but lucratif) qui sont des sociétés commerciales.

2 Les missions de service public

- **Les missions de service public** sont des missions à réaliser dans le but de satisfaire l'intérêt général. Tout établissement de santé, qu'il soit public ou privé peut réaliser des missions de service public.
- **L'agence régionale de santé (ARS)** organise de façon graduée l'accès aux services de santé et les missions des différents établissements de santé.
- **Quelques principes fondamentaux de service public** : la continuité des soins, l'adaptation en fonction des besoins du public, l'égalité des usagers...

3 Les missions des centres hospitaliers

- **Les centres hospitaliers** (CH) et les **hôpitaux locaux** ont pour mission d'offrir des services diagnostiques et des soins en médecine, chirurgie, obstétrique ainsi que les soins de suite et de longue durée, il assure une permanence d'accueil y compris en urgence.
- **Les centres hospitaliers régionaux (CHR)** dispensent les soins les plus spécialisés au niveau régional.
- **Les centres hospitaliers universitaires (CHU)** assurent des soins, assurent une mission d'enseignement (médecin, professionnels paramédicaux...) et de recherche scientifique et thérapeutique.
- **Le statut des professionnels** est différent selon l'établissement de santé qui les emploie et selon leur fonction au sein de ce même établissement. Ils peuvent appartenir à la fonction publique territoriale, être contractuels...

Entre les membres du personnel d'un pôle d'activité au sein d'un établissement, il peut exister différents types de liens :
- **le lien hiérarchique** lie une personne qui a autorité à donner un ordre à une personne chargée de l'exécuter ;
- **le lien fonctionnel** lie deux personnes qui, selon leur compétence travaillent ensemble à la réalisation d'une même fonction.

88 La sécurité sociale : l'assurance maladie

Mémoriser

L'assurance maladie couvre les risques maladie, maternité et invalidité.

1 Les bénéficiaires de l'assurance maladie

L'assuré social

L'assuré social est une personne qui bénéficie de l'assurance maladie parce qu'elle a versé des cotisations sociales en tant que salarié, retraité ou bénéficiaire de la CMU.

L'ayant droit

L'ayant droit est une personne qui bénéficie de l'assurance maladie parce qu'il a un lien familial avec un assuré social : conjoint, concubin, partenaire lié par un PACS, enfants, ascendants et descendants.

2 Les différentes prestations de l'assurance maladie

2.1 Le vocabulaire

Une prestation en espèces correspond à un revenu versé à un assuré social pour compenser la perte de son salaire. Ce sont :
– **les indemnités journalières** versées lors du congé maladie après un délai de 7 jours (délai de carence) ou lors du congé maternité :
– **la pension d'invalidité** dans le cas d'une incapacité de travail.

2.2 Les prestations en nature

La définition

Une prestation en nature correspond au remboursement total ou partiel des dépenses médicales, paramédicales et des frais d'hospitalisation. Les bénéficiaires de ces prestations sont l'assuré et ses ayants droit.

Le médecin traitant

Un médecin traitant doit être choisi par tout patient de plus de 16 ans. Le médecin oriente le patient dans son parcours de soins c'est-à-dire vers un médecin spécialiste si cela est nécessaire.

Le ticket modérateur

Le ticket modérateur est la partie des dépenses qui restent à la charge de l'assuré (20 % du montant d'une consultation médicale, par exemple). Celui-ci est plus élevé si le patient n'a pas respecté le parcours de soins, et supprimé lorsque le patient est reconnu atteint d'une affection de longue durée.

2.3 Les éléments financiers des prestations

Le tarif conventionnel

C'est le montant qui sert de base de remboursement à l'Assurance-maladie (23 € pour une consultation chez un généraliste). Les médecins de secteur 1 appliquent le tarif conventionnel tandis que les médecins de secteur 2 pratiquent des honoraires libres ; ils sont autorisés à pratiquer des **dépassements d'honoraires**.

La franchise médicale

Elle correspond à un montant de 0,50 € par boîte de médicaments ou par acte paramédical, et de 2 € par trajet en transport sanitaire dans la limite de 50 € par an à la charge du patient.

La participation forfaitaire de 1 €

Elle est demandée à tout patient pour chaque consultation médicale, examen radiologique ou analyse de laboratoire dans la limite de 50 € par an. Elle s'élève à 18 € pour les actes de 120 €.

Le forfait hospitalier

Il est la participation financière du patient aux frais d'hébergement ; il est de 18 € par jour d'hospitalisation.

3 La couverture maladie universelle (CMU)

Toute personne résidant en France de manière stable depuis au moins trois mois et qui n'a pas la sécurité sociale peut bénéficier de la CMU.
La couverture maladie universelle (CMU) est un moyen d'accès à la sécurité sociale : les cotisations sociales de la personne sont prises en partie ou totalement en charge par l'État
Avec la CMU, les droits aux prestations en nature sont les mêmes que les autres assurés sociaux.

4 L'aide médicale d'État

L'aide médicale d'État permet la prise en charge à 100 % des frais de santé des personnes étrangères résidant en France de manière irrégulière.

5 Le rôle des mutuelles

- Les mutuelles prennent en charge tout ou partie des frais non remboursés par l'assurance maladie : le ticket modérateur, les dépassements d'honoraires, le forfait hospitalier.
Mais les mutuelles ne remboursent pas les franchises médicales, le forfait de 1 € ou celui de 18 €.
- Les mutuelles complètent le montant des indemnités journalières sans délai de carence et prolongent leur durée de versement.

89 La fin de vie et la mort

Mémoriser

La mort questionne le sens de la vie et confronte l'humain à une réalité qui lui échappe. L'accompagnement en fin de vie interpelle la société.

1 Les définitions

• **Le critère biologique pour établir le constat de la mort** est l'arrêt définitif de toute activité cérébrale (décret du 2 décembre 1996). Les trois grandes fonctions (cardiaque, respiratoire et cérébrale) interagissent, et l'arrêt de l'une provoque naturellement l'arrêt des deux autres.
• **La mort subite du nourrisson** est le décès brutal d'un enfant âgé d'un mois à un an apparemment en bonne santé, pendant son sommeil.
• **Les soins palliatifs** sont des soins actifs et continus pratiqués par une équipe pluridisciplinaire en institution ou à domicile.

2 L'approche de la mort

2.1 L'approche de la mort dans différentes cultures

• **Les différentes cultures et religions** possèdent leurs propres rites au moment de la mort d'un proche.
• **Les rites** constituent des actions chargées de signification. Ils renvoient à l'interprétation de la vie que se fait chaque religion. Au moment du décès, ces rites donnent des repères et aident les proches à traverser cette épreuve.

2.2 Les réactions de l'entourage face à la mort

Chez les plus jeunes, la colère et la révolte est très forte, ainsi que le sentiment d'injustice.
Chez les personnes plus âgées, la sidération remplace la révolte et l'acceptation de la mort semble plus facile.

2.3 Les étapes du deuil

– **Le choc**, première étape **à l'annonce de la disparition.**
– **Le déni**, refus de croire l'information.
– **Le sentiment de révolte ou de colère** tourné contre soi ou contre les autres.
– **La tristesse** marquée par un sentiment intense de solitude peut se transformer en dépression.
– **L'acceptation** permet à la personne de reprendre confiance en son avenir.
– **La reconstruction** permet à la personne en deuil d'adhérer à de nouveaux projets.

3 La mort subite du nourrisson

3.1 Les facteurs favorisants

La mort subite du nourrisson aurait pour origine des facteurs conjugués :
– **des facteurs internes** : trouble du rythme cardiaque, suffocation liée à un reflux gastro-œsophagien, hyperthermie d'origine infectieuse... ;
– **des facteurs liés à l'environnement direct de l'enfant** : mauvaise position de couchage, étouffement avec une couverture, tabagisme passif...

3.2 Les mesures de prévention

Coucher l'enfant sur le dos, choisir un lit adapté à l'âge avec un matelas ferme, habiller l'enfant avec une gigoteuse si besoin, proscrire oreiller, couverture et couette, tenir la température de la pièce entre 18 et 20 °C...

4 La personne en fin de vie

4.1 Les droits de la personne en fin de vie

• **La législation en vigueur** (17 mars 2015) crée de nouveaux droits en faveur des malades et des personnes en fin de vie. La loi nouvelle se place du côté du malade :
– **Le respect absolu des directives anticipées** (document écrit qui précise la volonté du malade), ce qui permet à l'équipe soignante de respecter et d'appliquer les consignes de la personne sans autre considération ;
– **Le droit à la sédation profonde** et continue jusqu'au décès, et ceci avec l'arrêt de tous traitements de maintien en vie, dans le but de ne pas prolonger artificiellement la vie d'une personne qui ne souhaiterait pas face à une maladie incurable ;
– **La poursuite et le développement des soins palliatifs** sont renforcés.

• **L'acharnement thérapeutique** est défini comme l'obstination déraisonnable dans la dispense de soins. Selon la loi, il s'agit d'actes présentant un caractère « inutile et disproportionné » ou bien n'ayant pour effet que de « maintenir artificiellement la vie ».

• **L'euthanasie** (mort sans souffrance) n'est pas un terme qui entre dans la loi. Les termes juridiques utilisés sont « la mort volontairement donnée à un malade incurable ». **La mort donnée à un patient** qualifiée d'**euthanasie active** est considérée comme un **homicide par le Code pénal**, quels que soient la volonté ou l'état de santé du malade.

• **Le suicide assisté** est le fait de donner la mort à un malade à sa demande, il est **condamné par la loi**.

4.2 Les services et les unités de soins palliatifs

Les services et les unités de soins palliatifs ont pour objectifs de soulager la douleur, d'apaiser la souffrance psychique, de sauvegarder la dignité de la personne malade et de soutenir son entourage.
Ils axent leurs pratiques sur l'écoute, la disponibilité, la réponse aux besoins de la personne et la facilitation de la communication entre le mourant et ses proches.

90 La promotion de la bientraitance

Mémoriser

1 Le concept de bientraitance

La bientraitance est l'ensemble des pratiques qui favorisent l'épanouissement de la personne, en répondant à ses besoins psychologiques et affectifs afin de lui offrir un développement harmonieux. Elle englobe les notions suivantes : la bienfaisance, la bienveillance, la sollicitude, l'adaptation et le « prendre soin », le care.

1.1 La bienfaisance

C'est une démarche qui respecte deux règles : ne faire aucun tort à la personne et veiller à l'équilibre au niveau des pratiques entre ce qui apportera un bénéfice et ce qui causera du tort à l'usager.

1.2 La bienveillance

C'est l'attitude qui consiste à prendre en charge la personne vulnérable de façon respectueuse et dans le souci de lui faire du bien.

1.3 La sollicitude

C'est l'attitude attentive et affectueuse à l'égard d'un usager, d'un résident ou d'un malade. Si les points de vue divergent, l'attitude du professionnel doit permettre de rétablir un équilibre plutôt que d'accentuer le déséquilibre.

1.4 L'adaptation et le « prendre soin »

C'est une démarche permanente qui consiste à identifier le besoin d'une personne pour mobiliser les compétences professionnelles afin d'apporter une réponse concrète (les soins) à cette personne, à un moment donné.

1.5 Le care

C'est une démarche qui complète le « prendre soin » par des attitudes plus affectives : l'empathie, l'attention et le souci vis-à-vis d'autrui.

1.6 La reconnaissance

C'est l'attention affective que portent les professionnels à l'égard des personnes pour les encourager et les aider à développer une image positive d'elles-mêmes.

2 Les principes de la bientraitance

Pour répondre aux besoins fondamentaux de l'usager de la manière la plus individualisée et personnalisée possible, il est nécessaire de :
– respecter la personne, son histoire, sa dignité et sa spécificité ;
– valoriser l'expression de la personne ou de son représentant légal ;
– favoriser la communication entre la personne et les professionnels ;
– mener une réflexion collective des professionnels sur leurs pratiques afin de les faire évoluer et de les améliorer.

3 La promotion de la bientraitance

3.1 Les outils et les actions de promotion de la bientraitance

Le guide de bonnes pratiques professionnelles

Le guide décrit les comportements à adopter pour garantir la bientraitance lors de la prise en charge des usagers.

Il est élaboré au niveau de chaque établissement et prend ainsi en compte les spécificités des structures et du public accueilli.

Les réunions de concertation, les groupes de travail

Un travail interdisciplinaire, des jeux de rôles peuvent être menés afin que le personnel puisse partager ses expériences professionnelles.

L'information et la formation du personnel

Les outils de communication visuelle (affiches, dépliants...) et les formations permettent de faire évoluer les pratiques professionnelles pour les adapter aux besoins des usagers.

3.2 Des exemples d'action de promotion de la bientraitance

Des exemples au domicile

– Sonner ou frapper à la porte du domicile de l'usager avant d'entrer, même si le professionnel a la clé.

– Vouvoyer la personne.

Des exemples en structure médico-sociale

– Respecter le choix des résidents concernant les horaires du petit-déjeuner, du coucher, les vêtements qu'il désire porter, le voisin de table.

– Évaluer le degré de satisfaction des usagers et de leur famille.

Des exemples lors de la réalisation d'un soin

Expliquer chaque étape du geste de soin, prendre en compte la douleur.

91 La prévention de la maltraitance

Mémoriser

1 La maltraitance

La maltraitance désigne les mauvais traitements subis par une personne, qui auront des conséquences graves sur sa santé et son bien-être.

2 Les différents types de maltraitance

Types de maltraitance	Exemples
Les violences physiques	Coups, enfermement, agressions sexuelles, ligotage.
Les violences psychiques ou morales	Menaces, agressions verbales, langage irrespectueux, comportements infantilisants, non-respect de l'intimité.
Les violences matérielles et financières	Vol de biens ou d'argent, usurpation d'identité, utilisation de la carte bancaire abusive.
Les violences médicales ou médicamenteuses	Traitement médical imposé, abus de traitements sédatifs, absence d'information des traitements en cours, non prise en compte de la douleur.
Les négligences actives (volonté de nuire)	Manque de soins de base (toilette...), privation de nourriture, absence d'aide lors des repas.
Les négligences passives (sans intention de nuire)	Absence de soins par manque d'intérêt, par ignorance.
La violation des droits civiques	Privation de l'exercice des droits civiques, de la pratique religieuse, limitation de la liberté.

3 Les situations à risque

La maltraitance

La maltraitance peut survenir aussi bien au domicile de la personne âgée qu'en structure médicale ou médico-sociale.

Les maltraitants

Les maltraitants peuvent être des proches de la victime ou des professionnels.

4 Les facteurs de risque de la maltraitance

4.1 Les facteurs institutionnels

- **Le personnel** : le manque et le non-remplacement, le manque de formation et de qualification du personnel aux situations complexes.
- **L'inadaptation des locaux** : les locaux sanitaires ou les chambres individuelles en nombre insuffisant.
- **L'intérêt de la personne accueillie insuffisamment pris en compte** lors de la rédaction du projet d'établissement.

4.2 Les facteurs liés au personnel, à l'entourage

- **L'épuisement** dû à la surcharge de travail et à des objectifs irréalistes des institutions.
- **L'isolement** de la personne.
- **La fragilité personnelle** (problème d'alcoolisme, de prise de psychotropes, problèmes familiaux...).

5 La procédure de signalement

Dès qu'un professionnel soupçonne qu'une personne est maltraitée ou qu'il en a eu connaissance, il est tenu d'informer son supérieur hiérarchique, le cadre de santé.
Le cadre de santé avec le médecin, l'assistant social et la direction vérifieront les faits et transmettront l'information **au procureur de la République**.

6 Les sanctions juridiques

Les risques encourus en cas de maltraitance sont :
– **le risque d'emprisonnement** qui peut aller jusqu'à 30 ans en cas de maltraitance ayant entraîné la mort ;
– **le risque d'amende** ;
– **le risque d'interdiction d'exercer ou une sanction disciplinaire** (renvoi, blâme ou suspension).

92 Les différents types de projets et leur construction

Mémoriser

Le projet se traduit par la mise en œuvre d'actions adaptées aux besoins de la personne, à ses capacités, à son évolution tout en respectant ses attentes, afin d'assurer une prise en charge de qualité.

1 Le cadre réglementaire

- **La loi du 2 janvier 2002 rénovant l'action sociale et médico-sociale** renforce les droits de la personne prise en charge par un établissement social ou médico-social.
- La personne a **droit à un accompagnement adapté** à ses spécificités, à ses attentes, à ses besoins et à l'évolution de sa situation.
- La personne a le **droit de participer à la conception et à la mise en œuvre du projet** qui la concerne.

2 Le contexte professionnel des projets

Il existe différents types de projets suivant le contexte professionnel :
– **le projet individualisé de soins** pour les services de soins infirmiers à domicile (SSIASD) ;
– **le projet d'accompagnement** pour les services d'aide à domicile dédiée à la population adulte (SAVS, Samsah) ;
– **le projet de vie personnalisé** pour les personnes âgées bénéficiaires de l'APA et/ou hébergées en établissement ;
– **le projet personnalisé d'accompagnement** pour les établissements accueillant des enfants ou des adolescents présentant des déficiences intellectuelles ;
– **le projet personnalisé de scolarisation** pour les enfants handicapés scolarisés.

3 La construction du projet

3.1 La place de la personne et de son entourage

Les usagers ont des droits qui doivent être respectés par les acteurs du projet :
– **le libre choix entre les prestations** : prise en charge à domicile ou en établissement, activités auxquelles la personne souhaite participer ;
– **la participation** à la conception et à la mise en œuvre du projet ;
– **le consentement éclairé** pour toutes les décisions prises à son égard.

3.2 Les différentes étapes

- **Le recueil des données concernant la personne** : la situation actuelle de la personne (ses capacités, sa prise en charge, son cadre de vie, son entourage) est observée par les acteurs du projet et consignée à l'écrit par le référent et le chef de projet.
- **La synthèse des données recueillies** : le référent du projet met en évidence les besoins, les attentes, la manière dont la personne se projette dans l'avenir.
- **La proposition de mesures d'accompagnement** ou de prise en charge à l'usager et à son entourage.
- **L'élaboration et la conduite du projet** : ce document présente les différentes actions qui sont envisagées dans les différents domaines (soins, école, loisirs, soutiens psychologiques...), les objectifs, les moyens matériels et humains nécessaires.
- **La réalisation des actions.**
- **Le suivi du projet et les ajustements si nécessaires.**

3.3 Les différents acteurs impliqués dans la construction

- **Le chef de projet** suit et coordonne le projet.
- **L'équipe de projet**, une équipe pluridisciplinaire élabore le projet.
- **Le référent du projet** est l'interlocuteur privilégié de l'usager et de sa famille ou de son représentant légal.
- **Les professionnels de la structure** réalisent les actions prévues.
- **Le bénéficiaire du projet** et sa famille participent à l'analyse de la situation et donnent leur accord pour la réalisation du projet.

3.4 Les freins à la mise en place d'un projet

Il existe différents freins à la mise en place d'un projet :

– **les freins financiers** : crédits insuffisants ;
– **les freins humains** : mésentente au sein de l'équipe de projet, compétences insuffisantes ;
– **les freins liés à la communication** : impossibilité de trouver une plage horaire pour communiquer ;
– **les freins liés à l'organisation du projet** : méthodes de travail inadaptées ;
– **les freins liés au temps** : délais de réalisation trop courts, manque de disponibilité des acteurs.

93 Les acteurs nationaux et locaux de l'aide à domicile

D

Mémoriser

Le secteur de l'aide à domicile désigne les activités de services assurées chez les familles, les personnes fragiles... Elle est la principale composante des vingt et une activités répertoriées des services à la personne.

1 Les acteurs au plan national du secteur de l'aide à domicile

1.1 Les fédérations du secteur de l'aide à domicile

Les fédérations

Elles regroupent, au plan national, des associations et des structures à but non lucratif qui gèrent des services d'aide et d'accompagnement au domicile.

Leurs missions

Leurs missions sont de représenter leurs adhérents auprès des instances nationales et internationales. Les fédérations participent aux négociations et signent les accords sociaux qui s'appliquent à l'ensemble des structures relevant de la Branche de l'aide, de l'accompagnement, des soins et des services à la personne (BAD).

1.2 La Caisse nationale d'assurance vieillesse (CNAV)

Ses missions sont d'accorder des prises en charge pour des services à domicile (courses, préparation des repas...), d'autres types de services (portage des repas, aide au retour après hospitalisation...), des travaux d'aménagements du logement afin de prévenir la perte d'autonomie...

1.3 Les services sociaux des caisses de retraite

Leurs missions sont d'informer les personnes retraitées sur les services existants et les aides financières possibles pour rester à leur domicile.

1.4 Les ressources mises à disposition

- **Le centre de ressources des particuliers employeurs et des emplois de la famille** a pour objectif de faciliter les démarches de tout particulier employeur en recherche de solutions à ses besoins au domicile. Il informe également les salariés sur les dispositifs de formation et de protection sociale.
- **Les centres de ressources Union nationale de l'aide, des soins et des services aux domiciles (UNA)** accueillent, informent sur l'emploi à domicile.

2 Les acteurs locaux du maintien à domicile

2.1 Le Centre local d'informations et de coordination (CLIC)

• **Le CLIC** est un lieu d'accueil, de conseil et d'orientation pour les plus de 60 ans, leurs proches (familles, amis, voisins...) et les professionnels de santé.

• **Les missions du CLIC** sont d'informer gratuitement sur tous les domaines concernant la personne âgée (les services et les prestations dont elle peut bénéficier, les loisirs...), de coordonner l'action des professionnels auprès de la personne dans le cadre d'un plan d'aide... Les conseillers aident à monter un dossier pour percevoir l'allocation personnalisée d'autonomie (APA)...

2.2 Le conseil départemental

Les missions du conseil départemental sont de financer l'allocation personnalisée d'autonomie (APA) pour les personnes vivant à leur domicile ou en structure. Le conseil départemental assure le versement de la prestation de compensation du handicap (PCH).
Il finance un certain nombre d'heures d'aide ménagère à domicile, il prend en charge le portage des repas, la téléalarme...

2.3 Le Centre communal d'action sociale (CCAS)

Les missions du CCAS sont de **participer à l'instruction des demandes d'aide sociale**. Le portage des repas à domicile, les services de maintien à domicile, les animations... sont des services et des activités que propose le CCAS.

2.4 Les associations du secteur de l'aide à domicile

Les associations publiques à but non lucratif (loi 1901)

Elles réalisent la majorité de leurs interventions auprès de personnes fragilisées (personnes âgées...). Elles sont dirigées par des salariés ou des bénévoles.

Les missions des associations

Elles sont d'accompagner la personne et d'assurer son maintien à domicile dans le cadre d'une intervention professionnelle et d'une démarche de qualité. Les prestations dispensées s'inscrivent dans un projet individualisé d'aide et d'accompagnement de la personne.
En coordination locale avec les différents dispositifs, les associations peuvent être sollicitées par des acteurs sociaux (caisse de retraite, municipalité...).

2.5 La Maison départementale des personnes handicapées (MDPH)

Les missions de la MDPH sont d'accueillir, d'informer, de conseiller les personnes handicapées et leurs familles, d'aider à la formulation du projet de vie de la personne, d'organiser des actions de coordination avec les autres dispositifs...

94 Les acteurs de terrain de l'aide à domicile

D Mémoriser

1 La méthodologie d'intervention à domicile

Elle comprend 6 étapes successives :
– **la situation de la personne** est observée puis analysée à son domicile ;
– **les besoins, les attentes, les habitudes et les capacités de la personne** sont ensuite identifiés ;
– **un bilan de la situation de la personne** est établi ;
– **les priorités en fonction des besoins et des ressources de la personne** sont définies ;
– **des solutions** sont proposées ;
– **la mise en œuvre des actions en lien avec le projet de vie et les autres intervenants** est planifiée.

2 Les professionnels du maintien à domicile

2.1 Les professionnels de santé

• **Le médecin traitant** assure le suivi médical de la personne et la surveillance des soins lors de ses visites. Il est chargé de coordonner le parcours de soins.

• **Le kinésithérapeute** réhabilite les fonctions motrices de la personne par la gymnastique et le massage.

• **L'ergothérapeute** réalise une évaluation du domicile avant de proposer des solutions d'aménagement menant à l'autonomie, en toute sécurité.

• **L'infirmier** planifie les soins, les assure et les évalue. Il contribue à l'éducation à la santé et à l'accompagnement des personnes dans leur parcours de soins.

• **L'aide-soignant** dispense, en collaboration et sous la responsabilité de l'infirmier(ère), les soins destinés à apporter du bien-être à la personne.

2.2 Les professionnels du domaine social

• **L'aide-ménagère** réalise l'entretien courant du logement : ménage, rangement, repassage... Elle peut accompagner la personne pour les courses.

• **L'auxiliaire de vie sociale (AVS)** aide la personne dans les actes de la vie quotidienne : aide à la toilette, aux repas, travaux ménagers, loisirs...

• **L'aide à domicile** réalise et/ou aide à la réalisation des activités de la vie quotidienne : entretien du domicile, du linge, aide à la préparation des repas...

• **Le (ou la) technicien (ne) de l'intervention sociale et familiale (TISF)** soulage la famille ou la personne : courses, accompagnement dans les démarches administratives, aide à la gestion du budget, aide à la fonction parentale...

3 Les structures dispensant une aide médicalisée

3.1 Le service de soins infirmiers à domicile (SSIAD)

• **Les missions d'un SSIAD** sont d'assurer, sur prescription médicale, les soins infirmiers et d'hygiène générale ainsi que l'aide à l'accomplissement des actes de la vie quotidienne.

• **Les bénéficiaires d'un SSIAD** sont les personnes âgées de plus de 60 ans, malades ou dépendantes, les personnes adultes de moins de 60 ans présentant un handicap ou atteintes de maladies chroniques.

• **Le fonctionnement d'un SSIAD** est assuré par des professionnels (infirmier(ère) coordonnateur(trice), aide-soignant(e)...) sous la responsabilité des agences régionales de santé (ARS). Le SSIAD peut être créé sous toute forme juridique (associatif, public, privé...) et géré par un organisme public ou privé.

3.2 L'hospitalisation à domicile (HAD)

• **Les missions de l'HAD** sont d'assurer des soins médicaux et paramédicaux continus (24 h/24) et coordonnés ainsi qu'un soutien social et logistique.

• **Les bénéficiaires d'une HAD** sont les malades atteints de pathologies graves, aiguës ou chroniques, évolutives et/ou instables, qui, en l'absence d'un tel service, seraient hospitalisés en établissement de santé.

• **Le fonctionnement d'une HAD** nécessite des professionnels dispensant des soins coordonnés et un plateau technique (lit médicalisé...) important.

4 Les aidants familiaux

Les aidants familiaux s'occupent quotidiennement d'un proche ayant une incapacité liée à l'âge, à un handicap ou à une pathologie spécifique.

4.1 Les dispositifs offrant du répit aux aidants familiaux

Les dispositifs offrant du répit aux aidants familiaux sont l'accueil de jour, de nuit, l'hébergement temporaire de plusieurs jours à plusieurs semaines, le remplacement de l'aidant par un professionnel au domicile, la garde par une famille d'accueil temporaire... Tous offrent des moments de soulagement.

4.2 Les congés de soutien familial et de solidarité familiale

• **Le congé de soutien familial et le congé de solidarité familiale** permettent à tout salarié de cesser son activité professionnelle pour s'occuper d'un proche sous certaines conditions.

• **Le congé de soutien familial,** non rémunéré, consiste à aider un proche présentant un handicap ou une perte d'autonomie d'une particulière gravité.

• **Le congé de solidarité familiale,** rémunéré, permet d'assister un proche souffrant d'une pathologie mettant en jeu le pronostic vital ou en phase avancée ou terminale d'une affection grave et incurable.

5 Le fonctionnement des services d'aide à domicile

5.1 Les modes d'intervention à domicile et le CESU

Les salariés du secteur de l'aide à domicile peuvent exercer selon trois modes : **l'emploi direct**, le mode **prestataire** et le mode **mandataire**. Ils peuvent être déclarés et payés par le chèque emploi-service universel (CESU).

- **L'emploi direct** consiste pour le particulier employeur à se charger lui-même du recrutement.
- **Le mode prestataire** consiste à fournir une prestation au particulier bénéficiaire du service. **L'intervenant** est **salarié de la structure prestataire**.
- **Le mode mandataire** consiste pour le particulier à demander à bénéficier du service, de procéder au recrutement du salarié intervenant et d'effectuer la gestion administrative du dossier (contrat de travail, bulletins de paie...). **Le particulier bénéficiaire du service est l'employeur**.
- **Le chèque emploi-service universel (CESU)** est un dispositif facilitant l'accès aux services à la personne pour les particuliers. Il permet soit de déclarer et de rémunérer directement un salarié à domicile soit de régler la facture d'un prestataire de service.

5.2 L'autorisation et l'agrément

- **L'autorisation d'exercer** concerne les services délivrant les prestations pour les personnes âgées, les personnes adultes handicapées, les personnes ou les familles en situation de détresse.

Le conseil départemental instruit la demande d'autorisation pour les services d'aide et d'accompagnement à domicile.

L'autorisation a une durée de quinze ans.

- **L'agrément** est obligatoire pour effectuer des prestations auprès de personnes fragiles comme l'assistance aux personnes âgées de soixante ans et plus... La demande d'agrément se fait sur dossier.

L'agrément a une durée de cinq ans.

5.3 Les certifications, les labels et les chartes

- **La certification** est une procédure par laquelle une tierce personne (l'organisme certificateur) donne une assurance écrite (un certificat) qu'un service est conforme à des exigences spécifiées dans une norme ou un référentiel « métier ». Il existe trois certifications de services (voir livret p. 15).
- **Le label** identifie et fédère des organismes répondant à des exigences et à des valeurs communes.

Il est traduit par un logo (voir livret p. 16). Le label peut s'appuyer sur un référentiel précis ou sur une simple charte.

- **La charte nationale Qualité des services à la personne** est un outil dont l'objectif est de soutenir et d'accompagner l'engagement des organismes dans l'amélioration de la qualité et de leurs services.

Elle repose sur six principes (voir livret p. 11) qui correspondent à des engagements à respecter.

6 Les aides financières favorisant le maintien à domicile

Les aides financières sont attribuées selon différents critères tels que le niveau d'autonomie et de besoin de la personne âgée, ses ressources…

6.1 L'allocation personnalisée d'autonomie (APA)

L'allocation personnalisée d'autonomie (APA) à domicile permet à la personne de vivre chez elle sur la base d'un plan d'aide personnalisé.

6.2 L'aide sociale départementale

L'aide sociale départementale participe au financement des heures d'aide ménagère (courses, ménage, préparation des repas…) pour les personnes âgées peu dépendantes dépourvues de ressources suffisantes.

6.3 La prestation de compensation du handicap (PCH)

La prestation de compensation du handicap (PCH) est une subvention départementale destinée à compenser les besoins liés à une perte d'autonomie (emploi d'une aide à domicile, aménagement du logement…).

6.4 Le plan d'actions personnalisé (PAP)

Le plan d'actions personnalisé (PAP) est un dispositif de conseils, d'aides financières et matérielles permettant aux personnes âgées de continuer à vivre chez elles dans les meilleures conditions. Les prises en charge sont variées : aide-ménagère, courses, équipement d'une téléalarme…

6.5 Les aides de l'Agence nationale de l'habitat (ANAH)

Des aides accordées par l'Agence nationale de l'habitat (ANAH) financent les travaux d'adaptation du logement à la perte d'autonomie liée au vieillissement ou au handicap, par exemple le remplacement de la baignoire par une douche à l'italienne équipée de barres d'appui et d'un siège de douche…

6.6 Les crédits d'impôt

Les crédits d'impôt sont des mesures permettant de bénéficier d'une réduction de l'impôt sur le revenu ou d'un remboursement selon que la personne soit imposable ou pas. Ils sont accordés pour l'installation d'équipements pour les personnes âgées et les personnes handicapées.

6.7 Les autres aides

Les crédits d'impôt, la réduction d'impôt ou l'exonération de charges patronales sont possibles pour tout particulier employant un salarié pour des services à la personne rendus à son domicile.

95 Des notions de droit

Mémoriser

1 Le contrat de travail

1.1 Les différents éléments du contrat de travail

Différents éléments doivent figurer dans le contrat de travail.

- **Les coordonnées du salarié et de l'employeur** qui s'engagent à respecter les conditions d'emploi et de travail qui sont précisées dans le contrat.
- **Les conditions d'emploi et de travail** : la qualification de l'emploi, la description du poste, la date d'embauche, la durée hebdomadaire du travail.
- **Le montant du salaire de base.**
- **La période d'essai qui** permet à l'employeur de vérifier si le salarié est apte au travail demandé et au salarié de vérifier que l'emploi lui convient.
- **La convention collective** est un accord écrit qui complète le droit du travail sur des points précis pour un secteur professionnel (les conditions de travail, la rémunération, les congés...). Elle permet d'améliorer les conditions d'emploi et de travail des salariés.

1.2 Les différentes formes de rupture du contrat

- **La rupture conventionnelle ou amiable** est négociée par le salarié ou par l'employeur pour des motifs personnels ou économiques.
- **Le cas de force majeure** tel que le décès du salarié ou de l'employeur.
- **Le licenciement** à l'initiative de l'employeur pour motif personnel lié à l'attitude du salarié, ou pour motif économique.
- **La démission** remise par écrit par le salarié à l'employeur.
- **La retraite** lorsque le salarié remplit les conditions d'âge et de durée de cotisations nécessaires.

1.3 Le licenciement et son indemnisation

Les modalités de licenciement à respecter par l'employeur

Le salarié est convoqué à un entretien préalable pour lui faire connaître les raisons de son licenciement et lui permettre de présenter son point de vue. L'employeur notifie le licenciement par lettre recommandée ; fournit les documents de fin de contrat et verse les indemnités de licenciement.

L'indemnisation par l'assurance-chômage

Elle prend la forme d'une allocation-chômage qui est versée au salarié pendant 24 mois au maximum.

2 Les caractéristiques des conditions de travail

2.1 La durée légale du travail

La durée légale de travail est de 35 h hebdomadaires. Le salarié ne doit pas travailler plus de 6 jours par semaine. Il doit bénéficier d'une journée de repos hebdomadaire d'une durée minimale de 24 h consécutives.

2.2 Les différents types de congés

- **Les congés payés** sont dus à tout salarié à partir de 10 jours de travail. Chaque mois de travail ouvre droit à un congé de 2,5 jours ouvrables.
- **Les congés de maladie, de maternité, de paternité** (11 jours consécutifs pour les pères lors d'une naissance ou d'une adoption) et **le congé parental** (pour participer à l'éducation d'un enfant de moins de 3 ans).
- **Le congé pour événements familiaux** (naissance, mariage et 2 jours pour un décès).

2.3 Le montant du salaire et le paiement

- **Le salaire net** est égal au salaire brut moins les charges sociales.
- **Le salaire brut** correspond au montant du salaire de base complété par les accessoires tels que la prime d'ancienneté, l'indemnité de travail le dimanche, les heures supplémentaires plus les charges sociales. Le salaire de base ne peut pas être inférieur à celui fixé par les conventions collectives.
- **Les charges sociales** correspondent aux cotisations sociales salariales et patronales perçues par les différents organismes de protection sociale.
- L'employeur peut régler un salaire par chèque, par virement ou par chèque emploi-service universel (CESU).

3 La formation dans le secteur sanitaire et social

- **Le compte personnel de formation (CPF)** remplace le droit individuel à la formation depuis le 1er janvier 2015, sauf dans la fonction publique, il permet à tout salarié de se constituer un crédit d'heures de formation.
- **Le congé individuel de formation (CIF)** permet de suivre une formation pour se qualifier, évoluer ou se convertir durant 1200 heures maximum.
- **Le plan de formation de l'entreprise** déterminé par l'employeur. Il s'agit de formations sur le temps de travail obligatoires pour le salarié en CDI.
- **La validation d'acquis d'expérience (VAE)** permet à toute personne de faire reconnaître les compétences acquises lors de ses expériences professionnelles pour obtenir un diplôme, un certificat de qualification.
- **Le bilan de compétences** permet à un salarié de faire le point sur ses compétences, et ses motivations pour définir une formation.

96 L'éthique et la déontologie

Mémoriser

1 Les définitions

- **L'éthique** est l'ensemble des règles de bonne conduite. L'éthique est en relation étroite avec les valeurs personnelles, professionnelles et le droit.
- **La déontologie** est l'ensemble des règles et des devoirs dont une profession se dote pour encadrer son fonctionnement.
- **Le secret professionnel** est l'obligation de taire toute information apprise dans le cadre de sa profession. Il porte non seulement sur ce qui a été confié, mais aussi sur ce qui a été vu, lu, entendu, constaté ou appris.
- **La discrétion professionnelle** consiste pour un fonctionnaire à garder secrète toute information apprises dans l'exercice de sa profession.

2 Le secret professionnel

2.1 Les conditions d'application

- Toute personne prise en charge par un professionnel ou par un organisme social ou médico-social participant à la prévention et aux soins, a droit au respect de sa vie privée et au secret des informations la concernant.
- Les informations soumises au secret professionnel sont les informations d'état civil, financières, médicales et sociales.
- La loi définit des règles précises pour garantir la confidentialité des informations lors de leur conservation sur support informatique, ou de leur transmission par voie électronique entre professionnels.

2.2 Les personnes tenues au secret professionnel

Le Code pénal

Il prévoit les différentes situations pour lesquelles les professionnels sont soumis au secret professionnel.

Les personnes soumises au secret par profession

Ce sont les infirmiers, les sages-femmes, les médecins, les pharmaciens, les assistants de service social quel que soit le lieu où ils exercent leur métier.

Les personnes soumises au secret par fonction ou par mission temporaire

Ce sont les professionnels du service de l'aide sociale, du service de PMI, des centres hospitaliers, des centres communaux d'action sociale, par exemples. Ils sont tenus au secret parce qu'ils ont connaissance d'informations confidentielles et non du fait de leur profession.

2.3 Les conditions de levée du secret professionnel

- **La levée du secret** par un professionnel consiste à divulguer des informations qu'une personne lui a confiées.
- **La loi encadre** les différentes situations pour lesquelles le secret professionnel peut être levé.
- La levée du secret professionnel s'impose à tout professionnel lorsqu'il a eu connaissance de privations, de mauvais traitements ou d'atteintes sexuelles infligés à un enfant de moins de 15 ans ou à une personne vulnérable du fait d'une déficience physique ou psychique.

2.4 Les risques encourus en cas de non-respect du secret

Sur le plan pénal

La violation du secret professionnel est sanctionnée par 1 an d'emprisonnement et 15 000 € d'amende.

Sur le plan civil

Le professionnel peut être contraint de verser des dommages et intérêts pour atteinte à la vie privée à la victime.

Sur le plan professionnel

Des sanctions pour violation d'une obligation de discrétion sont prévues dans le contrat de travail.

3 Le secret partagé

- **Le secret partagé** consiste pour un professionnel tenu au secret, à confier à un autre professionnel ou à son équipe une information confidentielle.
- Le partage de certaines informations a pour objectif d'assurer la qualité et la continuité de la prise en charge.

4 Les codes de déontologie

- **Le code de déontologie** est un recueil qui regroupe les règles et les devoirs qui encadrent une profession.
- **Le code de déontologie des médecins, des sages-femmes, des assistants de service social** sont des exemples de codes en vigueur en France.

97 La qualité

S Mémoriser

1 La certification des établissements de santé

1.1 La définition de la certification

- **La certification** est une procédure **d'évaluation externe** de la qualité et de la sécurité des prestations délivrées par les établissements de santé menée par la Haute autorité de santé.
- C'est une **démarche obligatoire et contrôlée** par la Haute autorité de santé (HAS) et l'agence régionale de santé (ARS).

1.2 Les missions de la Haute Autorité de santé

La Haute Autorité de santé (HAS) décide de l'entrée des établissements de santé dans la procédure de certification, élabore le manuel de certification qui sert de référence à l'auto-évaluation, forme les experts-visiteurs, prend la décision vis-à-vis de la certification et suit la réalisation des mesures du plan d'action.

1.3 Les étapes de la procédure de certification

L'engagement de l'établissement de santé

Tous les 4 ans, les établissements de santé publics et privés doivent s'engager dans une procédure de certification.

Les auto-évaluations

Un groupe de professionnels de l'établissement réalise un état des lieux des points forts et des améliorations en se basant sur le manuel de certification élaboré par la HAS.

La visite de certification

Une équipe d'experts-visiteurs désignés par la HAS rencontre le groupe de professionnels qui a réalisé l'auto-évaluation, le personnel, les patients, visite l'établissement, et rédige un rapport.

Le rapport et la publication

Après avoir pris connaissance des observations du groupe de professionnels de l'établissement et du rapport des experts-visiteurs, la HAS prend des décisions :
- la certification ;
- la certification avec recommandations lorsque des améliorations sont possibles ;
- la certification avec réserves lorsqu'il y a des insuffisances. Un rapport est rédigé puis transmis à l'établissement et à l'ARS. Ce rapport est publié sur le site internet de la HAS.

Les mesures et le plan d'action

Le plan d'action est le document dans lequel l'établissement de santé expose les mesures qu'il s'engage à mettre en œuvre avant la prochaine certification.

2 L'évaluation en EHPAD

2.1 Des généralités

• L'évaluation en établissement d'hébergement pour personnes âgées dépendantes (EHPAD) est une démarche qui vise à apprécier les activités des professionnels et la qualité des prestations délivrées aux usagers (soins, hôtellerie, accueil...).

• L'évaluation permet la mise en place d'actions correctives pour réduire les points faibles. L'évaluation est nécessaire pour le renouvellement d'autorisation d'activité de l'établissement.

2.2 L'évaluation interne

• L'évaluation interne doit être réalisée par l'établissement tous les 5 ans.

• Les critères d'évaluation sont basés sur des recommandations de pratiques professionnelles de l'Agence nationale de l'évaluation et de la qualité des établissements et services sociaux et médico-sociaux (ANESM).

2.3 L'évaluation externe

L'évaluation externe doit être réalisée par un organisme extérieur habilité par l'ANESM, tous les 7 ans. Les critères d'évaluation sont fixés par un décret.

3 L'évaluation des pratiques professionnelles dans le secteur sanitaire et médico-social

3.1 Les guides de bonnes pratiques

• **Les bonnes pratiques** sont des comportements, des procédures qui sont considérés comme indispensables pour assurer une prise en charge de qualité de l'usager.

• **Le guide de bonnes pratiques** est un document écrit qui décrit les références minimales à respecter pour assurer la qualité du service rendu à l'usager ; c'est un repère pour l'élaboration de protocoles de soins.

3.2 Les grilles d'auto-évaluation

• Les grilles d'auto-évaluation sont réalisées par les professionnels pour mesurer les écarts entre leurs pratiques réelles et les références minimales du guide de bonnes pratiques, et permettent de proposer les actions d'amélioration à mener.

• Les grilles d'auto-évaluation comprennent les rubriques suivantes :
– les attentes et la satisfaction des usagers ;
– les réponses apportées ;
– l'établissement et son environnement ;
– les actions d'amélioration.

98 Le travail d'équipe, la gestion d'équipe, le tutorat

Mémoriser

1 Le travail d'équipe

1.1 Les intérêts d'un travail en équipe

Le travail en équipe permet le soutien et l'entraide.
Il facilite la prise de décision et le développement de projets communs.

1.2 Les conditions d'un travail en équipe

- **La communication entre tous les membres** de l'organisation doit être facilitée et pas uniquement entre les membres de l'équipe.
- **La possibilité d'exprimer les désaccords et les tensions.**
- **L'entraide** en cas de difficulté d'un membre de l'équipe est indispensable.
- **La connaissance des aptitudes** des autres membres de l'équipe afin de développer la confiance envers les autres tout en connaissant leurs limites.

2 Les moyens facilitant le travail en équipe et la gestion d'équipe

2.1 Les moyens facilitant la communication au sein d'une équipe

- Des documents écrits permettent d'assurer la traçabilité des actions menées par l'équipe :
  – le compte-rendu ;
  – le cahier de transmission ;
  – le cahier de liaison ;
  – le diagramme de soins.
- Les réunions, les groupes de travail, les entretiens permettent de réguler le travail en équipe, d'organiser des actions, de les réajuster et de faire évoluer les pratiques professionnelles.

2.2 Le moyens de valorisation des membres de l'équipe

- **Les compliments** de la part d'un supérieur hiérarchique.
- **Les avantages en nature** tels que la mise à disposition d'une voiture de service, d'un téléphone portable.
- **La proposition de responsabilités**, par exemple le tutorat d'un stagiaire.
- **La proposition de faire reconnaître l'expérience personnelle et professionnelle** par la validation des acquis de l'expérience (VAE) permettant ainsi au salarié d'accéder à une formation qualifiante.

2.3 Les moyens de coordination d'une équipe

• **La fiche de poste, l'organigramme** permettent à chaque membre de situer sa place dans la structure, de connaître ses missions et les liens hiérarchiques et fonctionnels de tout le personnel.

• **Les plannings d'activités** permettent d'organiser et de visualiser une succession d'actions de façon chronologique et ainsi de rendre compte de l'avancement des actions.

• **Les plannings de travail,** par exemple le planning d'intervention remis aux aides à domicile permettent de formaliser la répartition du travail entre les différents membres de l'équipe.

3 L'entretien professionnel

• **Tout salarié** ayant au moins 2 années d'activité dans une même organisation, bénéficie au minimum tous les 2 ans d'un entretien professionnel avec le responsable de l'organisation ou son représentant.

• **L'entretien professionnel** a pour objectif de permettre au salarié d'être acteur de son évolution professionnelle.

• **La grille d'entretien d'évaluation annuel et le guide d'entretien** sont deux outils qui permettent de structurer les échanges et de garder une trace écrite pou le prochain entretien professionnel.

4 Le tutorat des stagiaires

• **Le tuteur** assure, avec l'équipe pédagogique, la responsabilité de la formation du stagiaire : il transmet les savoirs et les savoir-faire et suit la progression du stagiaire.

• **Le livret de suivi des compétences,** appelé carnet de liaison ou livret de suivi en milieu professionnel, permet au stagiaire de se positionner tout au long de sa période de formation en milieu professionnel.

• **La fiche de notation ou la grille d'évaluation** est le document utilisé lors de l'évaluation du stagiaire.

5 L'accompagnement des bénévoles

• **Le bénévolat** est la situation dans laquelle une personne fournit à titre gratuit une prestation de travail pour une personne ou une structure en dehors de son temps professionnel et familial.

• **Les bénévoles** doivent adhérer aux valeurs et aux finalités de l'organisation dans laquelle ils exercent leur bénévolat. Ils participent à une ou des activités précises et doivent rendre compte de leur travail.

99 La relation aidant aidé

Mémoriser

1 Les différents acteurs

• **La personne aidante** répond à une demande exigeant des aptitudes et des compétences. Il s'agit de la famille (conjoint, enfant(s), proche(s)...), des professionnels du secteur de l'aide à domicile et d'autres intervenants.

• **La personne aidée** est en perte d'autonomie physique ou/et psychique et a besoin de l'aide fournie par l'entourage proche et par des professionnels.

• **La relation d'aide** est une relation entre deux personnes dont une accompagne l'autre.

Elle vise à aider la personne à (re)trouver ou maintenir une certaine autonomie. L'aide est une réponse à un besoin ou à une demande. Elle s'inscrit dans une durée et nécessite l'engagement de la part de la personne aidante et de la personne aidée.

2 La notion d'accompagnement

L'accompagnement est une démarche dynamique qui engage différents partenaires dans un projet adapté aux attentes et aux besoins de la personne ainsi que de ses proches, par exemple un accompagnement en fin de vie ...

3 Les relations entre les différents professionnels

• **La relation fonctionnelle** est liée aux activités professionnelles exercées qui permettent la transmission des informations, le travail en équipe. Sur un organigramme, la relation fonctionnelle est symbolisée par des pointillés.

• **Le lien hiérarchique** est une relation d'autorité qui permet la transmission des ordres. Il est symbolisé par un trait plein sur un organigramme, par exemple une assistante responsable de secteur sous la responsabilité d'un responsable de secteur...

4 Les réactions de la personne aidée

• **La coopération** est l'attitude la plus adaptée pour la personne aidante et la personne aidée. Un climat de confiance est ainsi instauré.

L'acceptation se manifeste par des activités réalisées ensemble telles que le repas...

• **L'agressivité de la personne aidée** se manifeste lorsque ses attentes ne sont pas satisfaites. Elle peut alors être à l'origine de relations conflictuelles.

• **Le rejet de la personne aidée** a lieu si l'aide proposée a été imposée par l'entourage, si ses habitudes sont bousculées (rotation des intervenants...).

100 Les différentes formes de la communication

Mémoriser

1 Les fonctions de la communication

La communication permet de transmettre des informations mais aussi d'établir et de maintenir une relation avec l'usager, sa famille, une structure…

2 La diversité des formes de communication

- **Les communications verbale et non verbale** permettent de transmettre un message grâce à la parole et aux gestes.

Dans la communication verbale, les messages sont composés de mots exprimés à l'écrit ou à l'oral.

La communication non verbale transmet des messages s'exprimant par des gestes, des mimiques…

- **La communication écrite et orale** doit exprimer un message compréhensible par le destinataire avec un vocabulaire adapté.

Dans une communication écrite, le texte doit être de qualité.

Dans une communication orale, l'expression est courtoise et sur un ton calme.

- **La communication visuelle** illustre ou remplace un message par l'image.

3 Les facteurs influençant la communication

3.1 Les différents éléments de la communication

- **Le message** est l'information échangée entre deux ou plusieurs individus. Il doit être clair, précis et complet.
- **L'émetteur** est l'auteur du message. Il doit être disponible pour s'exprimer.
- **Le récepteur** est le destinataire du message. Il doit être attentif, à l'écoute pour que le message soit compris. **L'environnement** de l'émetteur et du récepteur doit être favorable à la communication (ambiance calme).
- **Le canal** est le moyen permettant la transmission du message, par exemple : le téléphone, Internet… Le canal doit être adapté, en bon état de fonctionnement. **La réponse en retour (ou feed-back)** est suivie d'une reformulation de l'émetteur si le message n'est pas compris.

3.2 Les freins à la communication

Des obstacles du domaine technique (le bruit…), **affectif** (la jalousie…), **culturel** (l'usage de termes trop complexes…), **institutionnel** (des intermédiaires trop nombreux entre l'émetteur et le récepteur …) gênent ou stoppent la communication. Le message est alors mal compris.

101 Les communications orale, visuelle et écrite

Mémoriser

1 La communication orale

Les principes de la communication orale

La communication orale englobe le langage verbal et non verbal. Elle est fondée sur **une écoute active**, **le questionnement** et **la reformulation**.

Les règles à suivre dans différentes situations

Des règles sont à respecter :
– **pour l'accueil téléphonique** : décrocher rapidement, se présenter en déclinant le nom de la structure, orienter vers le correspondant, prendre congé... ;
– **pour l'accueil direct** : se montrer avenant et souriant, ne pas faire attendre, s'excuser en cas d'interruption du traitement de la demande pour répondre au téléphone...

Les critères d'efficacité d'une communication orale

- **Les qualités attendues** chez un professionnel sont la politesse, la disponibilité, la discrétion, la capacité de prise de décision, l'écoute...
- **La voix (intonation, rythme, débit, volume)** est ajustée à l'interlocuteur.
- **Les termes parasites** tels que « euh... » « ben » sont à éviter.
- **L'écoute active** consiste à être attentif et à établir un contact oculaire pour parler et écouter. Elle favorise les échanges oraux.
- **Les signes non verbaux** renforcent la compréhension des messages oraux.

Les attitudes face à une situation difficile de communication

Les attitudes à adopter face à un conflit ou à un usager agressif sont : rester calme ou laisser la personne se calmer, parler posément, faire preuve de patience, avoir une position neutre, mettre en place des solutions...

2 La communication visuelle

L'intérêt des supports visuels

Les supports visuels facilitent la compréhension des informations notamment pour les usagers ne maîtrisant pas le langage oral/écrit, ils renforcent la communication orale grâce aux images. L'attention est captée et maintenue.

Les critères d'efficacité d'une communication visuelle

L'ensemble est structuré, soigné, aéré et lisible. Les productions visuelles visent un public donné. Le choix des couleurs, des visuels, des polices de caractère doit être adapté à l'objectif et au public visés.
Des animations peuvent être intégrées en rajoutant des effets, par exemple pour les diapositives d'un diaporama...

3 La communication écrite

3.1 Les objectifs de la communication écrite

Les objectifs des messages écrits sont de **relater des faits**, **échanger**, **transmettre des informations** parfois de **convaincre**. Elle permet de **conserver une trace écrite** à la différence de la communication orale. La communication peut être rapide grâce par exemple aux courriels. La diffusion peut se faire à un grand nombre de destinataires.

3.2 Les caractéristiques des productions et des supports écrits

Les productions écrites

- **La qualité des messages écrits** contribue à l'efficacité de la communication et valorise l'image de la structure.
- **Le compte rendu** relate fidèlement et objectivement des faits. Il assure la mise en mémoire des informations (le compte rendu d'une réunion...).
- **Le rapport** fait le point sur un thème donné, de manière synthétique (rapport établi par un cadre de santé à l'attention de son supérieur hiérarchique...).

Les supports écrits préétablis

- Les supports écrits préétablis servent à recueillir des informations dans un cadre fixé à l'avance.
- **Les imprimés** assurent la conservation d'informations ou leur transmission à un service ou à un établissement.
- **Les grilles d'observation** permettent de recueillir des informations sur le terrain auprès d'une (ou de plusieurs) personne(s) ou de professionnels. Elles peuvent permettre d'évaluer une action et de prendre des décisions.

3.3 Les critères d'efficacité d'une communication écrite

- **La forme de la production écrite** doit répondre à des règles de mise en forme pour faciliter la lisibilité selon le document (lettres, les comptes rendus ...) : indiquer l'émetteur et le(s) destinataire(s), l'objet, les références, le lieu et la date de l'émission.
- **Le fond (ou contenu) de la production écrite** respecte certaines règles de base (introduction, développement, conclusion). Des paragraphes ordonnent les idées. Les phrases sont courtes. Le style est soigné, la ponctuation est respectée. Les formules de politesse sont adaptées à l'interlocuteur.

3.4 Les aspects réglementaires

Un cadre juridique garantit à l'usager le respect de sa vie privée. **La protection des fichiers informatisés** s'effectue grâce à des mots de passe qui assurent la confidentialité des données. **L'enregistrement et l'archivage** des informations se font sur des supports amovibles (disque dur externe...).

S'entraîner BAC

Baccalauréat ASSP, Épreuve E2

SITUATION PROFESSIONNELLE

- Pilote en matière d'accessibilité au handicap, le centre multi-accueil « Gribouille » a une capacité totale de 56 places pour des enfants de deux mois et demi à six ans venant de toute la ville de B. Cette structure, ouverte du lundi au vendredi de 8 h à 18 h 30, est réalisée selon des normes de haute qualité environnementale.
- Un plan d'accueil individualisé (PAI) est élaboré en concertation avec les familles et les professionnels pour chacun des vingt enfants en situation de handicap. Deux éducatrices de jeunes enfants (EJE) et deux auxiliaires de puériculture sont présentes au quotidien dans la crèche en plus des autres professionnels. Une formation sur « le secret et la discrétion professionnels » a été récemment mise en place. Un lexique de dix mots appris en langue des signes et compris par tous les enfants a été instauré par l'équipe éducative.
- Les repas de la crèche sont préparés dans une cuisine centrale fonctionnant en liaison chaude. À la fin du déjeuner, neuf enfants sont pris de vomissements. Le menu du jour des plus de 16 mois composé de salade de carottes râpées, d'épinards et œuf, de pain, de camembert, de pommes au four et d'une mousse au chocolat a été immédiatement retiré. *Salmonella enterica* est identifiée comme étant à l'origine de l'intoxication.
- Monsieur Lavigne accompagnant de personnes en situation de handicap assure la sortie des enfants dont Clément et Rose pour une ballade en forêt.
- Clément âgé de trois ans et cinq mois vit avec ses parents, sa sœur de sept ans et ses grands-parents maternels. Sa mère, madame Bouchart a contracté lors de sa grossesse la rubéole à l'origine de la surdité profonde (malformation de la cochlée) et du retard psychomoteur de Clément. Il n'a pas d'allergie connue. Il fréquente « Gribouille » trois fois par semaine depuis deux mois.
- Rose, cinq ans, se rend occasionnellement à la halte-garderie du centre multi-accueil. Elle vit avec sa mère qui l'élève seule et elle est gardée par sa grand-mère le week-end chez qui elle joue une grande partie de son temps sur la tablette. Elle souffre d'une surdité partielle. Elle n'adhère pas aux différentes animations réalisées en groupe. Souvent, elle s'isole. Sa mère a signalé à la directrice que Rose a une cystite.

Le sujet se compose d'un dossier sujet de deux pages et d'un dossier technique de quatre pages. Répondre aux consignes sur une copie en respectant l'ordre et le numéro des questions.

Partie 1 Clément

1.1 Caractériser le handicap de Clément en justifiant la réponse.

1.2 Enoncer la cause du handicap de Clément et les conséquences sur sa vie quotidienne.

1.3 Citer les réactions possibles de ses parents et de ses grands-parents face au handicap de Clément.

1.4 Présenter, dans un tableau, les principaux moyens de prévention des handicaps d'un enfant comme Clément : avant la conception, durant la grossesse, après la naissance.

1.5 Enoncer le type de surdité dont est atteint Clément en justifiant la réponse.

1.6 Annoter le schéma de l'oreille (Document 3) en précisant le rôle des différentes parties de l'oreille.

1.7 Proposer des mesures simples pour assurer le confort acoustique des enfants entendant et des professionnels dans le centre multi-accueil en justifiant les réponses.

1.8 Indiquer le paramètre à contrôler lors du maintien en température des préparations alimentaires chaudes depuis leur réception jusqu'aux assiettes des enfants en justifiant la réponse.

1.9 Justifier pourquoi il y a suspicion de TIAC dans le centre multi-accueil en précisant les aliments pouvant en être responsables.

1.10 Caractériser les deux groupes de toxines produites par les bactéries responsables de TIAC.

Partie 2 Rose

2.1 Analyser la courbe de corpulence de Rose.

2.2 Différencier « surpoids » et « obésité » puis proposer des moyens de prévention pour Rose.

2.3 Après avoir défini « infections urinaires », citer l'agent responsable et les signes cliniques de la cystite.

2.4 Annoter le schéma de l'appareil excréteur (Document 4).

2.5 Enoncer deux moyens de prévention des infections urinaires à mettre en place auprès de Rose par monsieur Lavigne et les autres professionnels.

2.6 Proposer deux moyens à mettre en œuvre auprès de Rose pour obtenir son adhésion aux différentes animations en justifiant les réponses.

2.7 Après avoir défini « secret professionnel », énoncer les conditions de sa levée.

2.8 Présenter les caractéristiques du mode d'accueil assuré par le centre multi-accueil « Gribouille » : ses objectifs et le taux d'encadrement.

2.9 Justifier le choix du produit utilisé pour l'entretien des sanitaires du centre multi-accueil.

2.10 Indiquer puis justifier deux types de contrôles qualité pouvant être effectués à l'office du centre multi-accueil.

DOSSIER TECHNIQUE

Document 1 Un extrait de la fiche technique du produit utilisé dans la crèche « Gribouille »

DÉTERGENT DÉSINFECTANT DÉSODORISANT LUSTRANT	**pH 7**	**Utilisable dès 0,5%**	**En flacon doseur**

- 4 actions : nettoie, désinfecte, désodorise et lustre en une seule opération.
- S'utilise pour l'entretien et la désinfection de tous les types de locaux et de surfaces lavables : sols, murs, portes, sanitaires…
- En flacon doseur : pour une utilisation simplifiée et un dosage économique.
- Séchage rapide sans trace.
- Haute rémanence : parfum longue durée pour une ambiance toujours agréable.
- 3 parfums au choix : framboise, pin, fleurs des montagnes.
- Désinfectant bactéricide et fongicide.
- Faiblement moussant, utilisation manuelle ou machine.

MODE D'EMPLOI

S'utilise dilué dans de l'eau froide ou tiède. Peut être appliqué manuellement ou en machine. Dosages : à partir de 0,5 %, soit 1 dose (selon l'activité désinfectante recherchée) et jusqu'à 2 % soit 2 doses (pour les sols très encrassés).
Pour une action désinfectante optimum, bactéricide et fongicide, diluer à 1 % : préparer un seau d'eau tiède de 5 litres. Oter le bouchon du flacon doseur. Presser le corps du flacon afin de remplir complètement le petit réservoir (50 mL). Verser la dose de produit dans le seau. Pour les sols très encrassés, verser 2 doses de 50 mL dans le seau. Appliquer le produit.

CARACTÉRISTIQUES TECHNIQUES :

Aspect : liquide fluide
Couleur : incolore à légèrement ambré
pH : 7
Principe actif : Benzalkonium chloride (CAS n°68424-85-1) : 15 g/L. TP2 : Désinfectant utilisé dans le domaine privé et dans le domaine de la santé publique et autres produits biocides.

LIEUX D'UTILISATION

Établissements médicaux, établissements scolaires, hôpitaux, maisons de retraite, crèches…
Pour les sols des : sanitaires, chambres, salles de réunion, espaces d'accueil, salles d'attente, vestiaires, bureaux, halls, ascenseurs.

CONDITIONS D'EMPLOI

Consulter les précautions d'emploi sur l'emballage ou la fiche de sécurité. Avant la première utilisation, effectuer un essai avec la surface à traiter pour déterminer la compatibilité et le temps de contact appropriés.

NORMES MICROBIOLOGIQUES

Bactéricide EN 1276	+*Listeria monocytogenes et Salmonella enterica*	5 min	20°C	dosage : 0,5%
Bactéricide EN 13697	+*Listeria monocytogenes et Salmonella enterica*	5 min	20°C	dosage : 1%
Bactéricide EN 13697	+*Listeria monocytogenes et Salmonella enterica*	15 min	20°C	dosage : 0,5%
Fongicide EN 1650	*Candida albicans*	15 min	20°C	dosage : 1,5%
Fongicide EN 13697	*Candida albicans, Aspergillus niger*	15 min	20°C	dosage : 1%
Fongicide EN 13697	*Candida albicans, Aspergillus niger*	30 min	40°C	dosage : 0,5%

Document 2 La courbe de corpulence de Rose (trait noir)

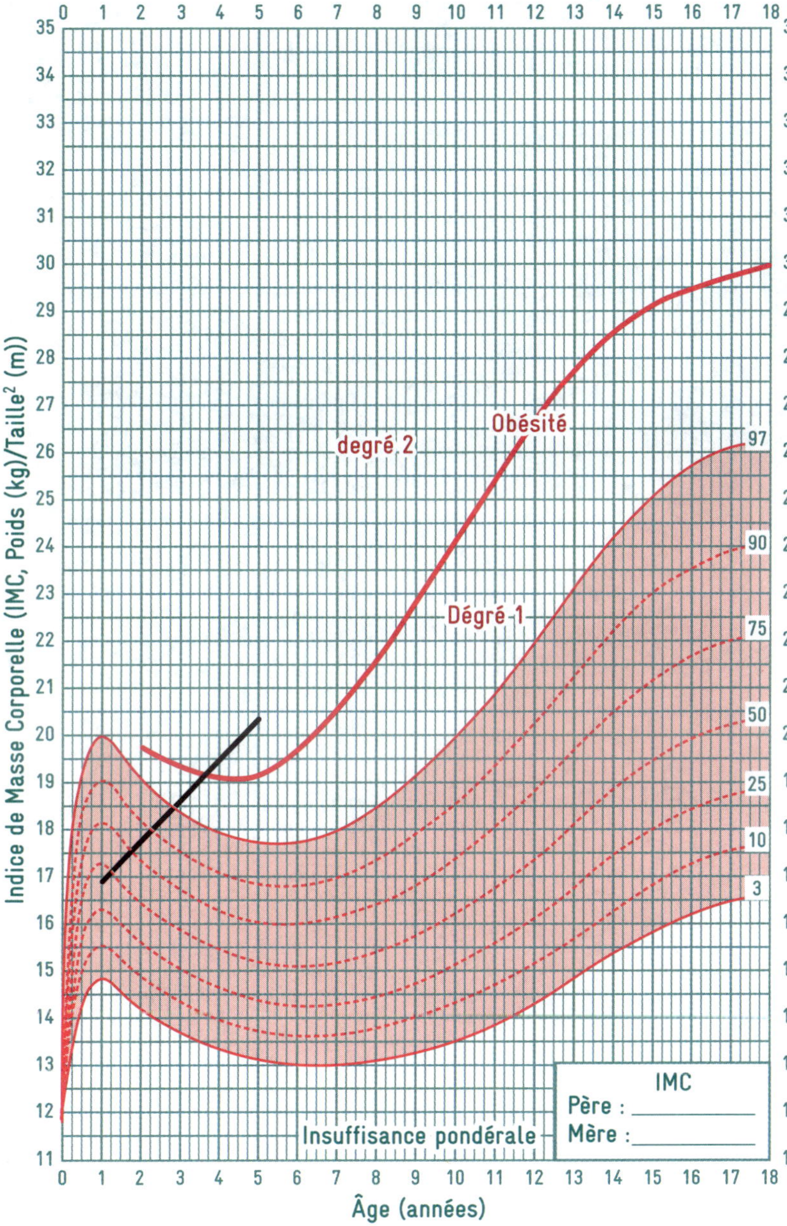

Document 3 L'oreille

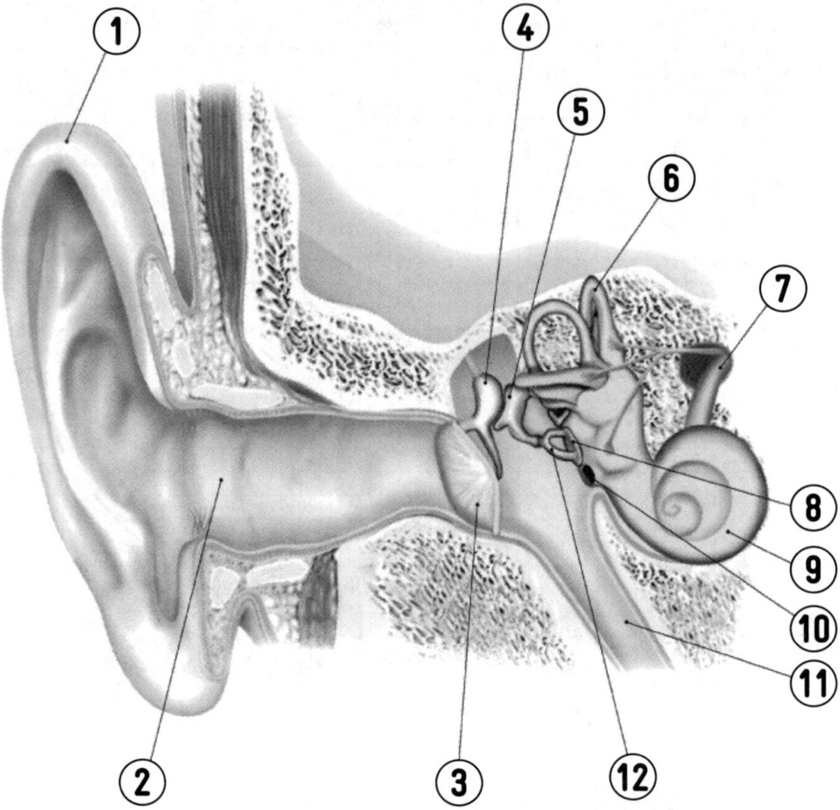

Document 4 Le rein

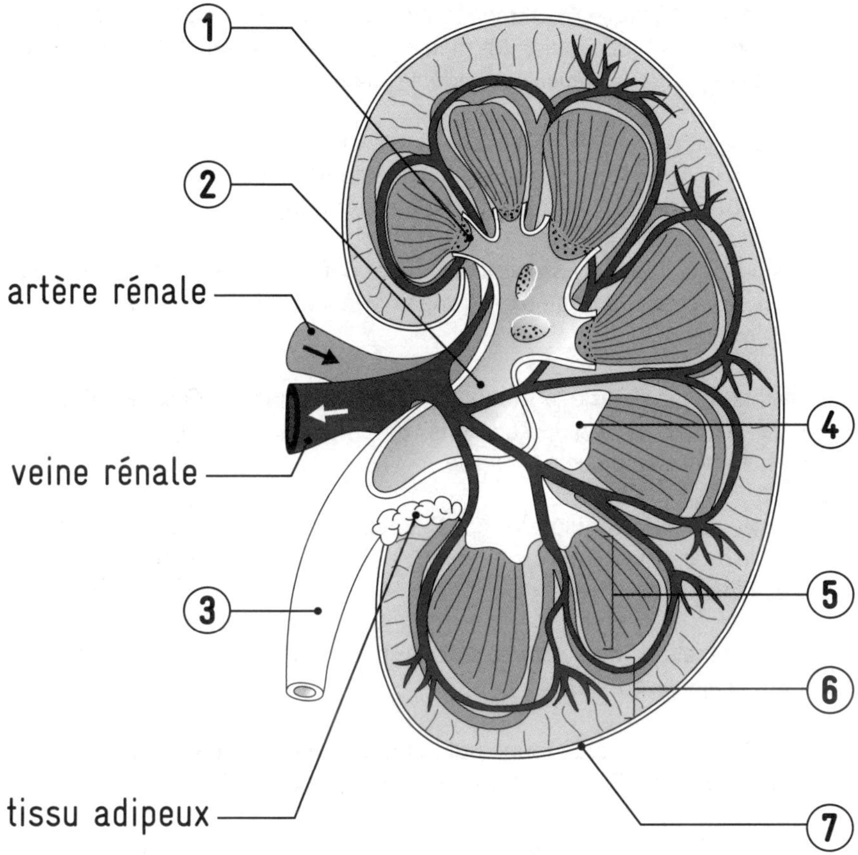

Testez vos connaissances (p. 160)

1. 1) chromatine, 2) nucléole, 3) membrane nucléaire, 4) noyau, 5) cytosquelette, 6) mitochondrie, 7) ribosome, 8) membrane cytoplasmique, 9) cytoplasme, 10) appareil de Golgi, 11) réticulum endoplasmique.

2. 1) pore, 2) terminaison nerveuse, 3) glande sébacée, 4) poil, 5) couche cornée, 6) couche basale, 7) muscle horripilateur, 8) follicule pileux, 9) cellule adipeuse, 10) vaisseaux sanguins, 11) glande sudoripare.

3. 1) vésicule séminale, 2) prostate, 3) canal déférent, 4) épididyme, 5) corps caverneux, 6) corps spongieux, 7) méat urinaire, 8) prépuce, 9) testicule, 10) scrotum, 11) pénis.

4. 1) ovaires, 2) pavillon de la trompe, 3) trompe utérine (de Fallope), 4) utérus, 5) col de l'utérus, 6) vagin, 7) clitoris, 8) orifice urinaire, 9) orifice génital, 10) lèvres, 11) voies génitales, 12) vulve.

5. 1) aorte, 2) veine pulmonaire, 3) oreillette gauche, 4) valve mitrale, 5) ventricule droit, 6) veine cave inférieure, 7) valve tricuspide, 8) valve pulmonaire, 9) artère pulmonaire.

6. 1) papille rénale d'une pyramide, 2) bassinet, 3) uretère, 4) calice, 5) médulla, 6) cortex, 7) capsule rénale.

7. 1) alvéole pulmonaire, 2) lobes pulmonaires, 3) fosses nasales, 4) pharynx, 5) larynx, 6) trachée, 7) poumon, 8) bronche, 9) sac alvéolaire, 10) plèvre.

8. 1) crâne, 2) os de la face, 3) sternum, 4) côte, 5) vertèbre, 6) coccyx, 7) fémur, 8) rotule, 9) péroné, 10) tibia, 11) clavicule, 12) omoplate, 13) humérus, 14) ulna (cubitus), 15) radius, 16) carpe, 17) métacarpe, 18) phalange de la main, 19) os de la hanche ou ceinture pelvienne, 20) tarse, 21) métatarse, 22) phalange du pied.

9. 1) cartilage articulaire, 2) périsote, 3) canal médullaire, 4) moelle jaune, 5) vaisseaux sanguins, 6) épiphyse, 7) diaphyse.

10. 1) surface articulaire, 2) cavité articulaire, 3) fémur, 4) tendon, 5) muscle, 6) membrane synoviale, 7) ligament intra-articulaire, 8) capsule articulaire, 9) os iliaque.

11. 1) épimysium, 2) vaisseau sanguin, 3) périmysium, 4) myosine, 5) endomysium, 6) faisceau.

12. 1) glandes salivaires, 2) pharynx, 3) œsophage, 4) foie, 5) vésicule biliaire, 6) pancréas, 7) intestin grêle, 8) appendice, 9) anus, 10) cavité bucale, 11) estomac, 12) colon (partie du gros intestin), 13) rectum.

13. 1) cerveau, 2) cervelet, 3) tronc cérébral, 4) moelle épinière, 5) nerfs crâniens, 6) nerfs spinaux ou rachidiens.

14. 1) substance blanche, 2) substance grise, 3) canal de l'épendyme, 4) pie-mère, 5) arachnoïde, 6) dure-mère, 7) nerf rachidien.

15. 1) dendrite, 2) neurone multipolaire, 3) axone, 4) terminaison synaptique, 5) nœud de Ranvier, 6) cellule de Schwann.

16. 1) nerf, 2) épinèvre, 3) vaisseaux sanguins, 4) périnèvre, 5) axone, 6) gaine de myéline, 7) endonèvre, 8) fascicule : faisceau de fibres nerveuses.

17. 1) récepteur sensoriel, 2) neurone sensitif (afférent), 3) moelle épinière, 4) neurone moteur, 5) effecteur (cellules musculaires).

18. 1) muscle ciliaire, 2) conjonctive, 3) iris, 4) cristallin, 5) pupille, 6) cornée, 7) humeur aqueuse, 8) sclérotique, 9) choroïde, 10) rétine, 11) tache jaune, 12) point aveugle, 13) nerf optique, 14) corps vitré.

19. 1) pavillon, 2) conduit auditif, 3) tympan, 4) marteau, 5) enclume, 6) canaux semi-circulaires, 7) nerf auditif, 8) fenêtre ovale, 9) cochlée, 10) fenêtre ronde, 11) trompe d'Eustache, 12) étrier.

Baccalauréat ASSP, Épreuve E2

Partie 1 Clément

1.1 Il s'agit d'un polyhandicap car il y a association de déficiences sensitives, motrices et intellectuelles. En effet, Clément est atteint d'une déficience auditive et d'un retard psychomoteur.

1.2 Il s'agit d'un handicap congénital lié à la vie intra-utérine (à la suite de la rubéole contractée par sa mère lors de sa grossesse).

Les conséquences de ce handicap sur sa vie quotidienne sont la nécessité d'être accompagné dans sa vie au centre multi-accueil, à l'école, dans ses déplacements, une grande fatigue causée par les efforts faits pour se concentrer afin de voir et de comprendre, de l'agressivité, du rejet de la part des autres enfants, un repli sur soi face au comportement des autres sur son handicap…

1.3 Les réactions possibles de la famille sont la surprotection, l'acceptation, le refus du handicap, le repli, l'isolement…

1.4 Les moyens de prévention des handicaps d'un enfant

Période concernée	Moyens de prévention
Avant la conception	– Vaccination de la future mère contre la rubéole – Conseil génétique recommandé si la femme a plus de 40 ans, si les conjoints sont porteurs d'une maladie…
Pendant la grossesse	– Echographies, analyses biologiques – S'il y a des risques de malformation : caryotype, ponction amniotique, dosages biologiques… – Bonne hygiène de vie durant la grossesse
Après la naissance	– Dépistage de l'hypothyroïdie, de la phénylcétonurie – Vaccinations de l'enfant – Examens médicaux de l'enfant

1.5 Clément est atteint d'une malformation congénitale de la cochlée. Il s'agit donc d'une surdité de perception due à une lésion des cellules sensorielles de l'oreille interne.

1.6 1) pavillon, 2) conduit auditif, 3) tympan, 4) marteau, 5) enclume, 6) canaux semi-circulaires, 7) nerf auditif, 8) fenêtre ovale, 9) cochlée, 10) fenêtre ronde, 11) trompe d'Eustache, 12) étrier.

- **L'oreille externe** capte les sons au niveau du pavillon. Ils sont dirigés dans le conduit auditif externe et viennent frapper la membrane du tympan qui se met à vibrer.

- **L'oreille moyenne** amplifie les sons : le tympan transmet les vibrations aux osselets, puis la chaîne des osselets amplifie les vibrations et les transmet à la fenêtre ovale.

- **L'oreille interne** transforme les sons en influx nerveux : les vibrations transmises par la fenêtre ovale modifient la pression des liquides contenus dans la cochlée et se propagent dans les membranes jusqu'à l'organe de Corti.

1.7 – Des matériaux souples pour les mobiliers, les jouets, les équipements et des dalles flottantes permettent de limiter les bruits de choc.

– Les embouts sous les pieds des chaises et des tables atténuent aussi les bruits de choc.

– Les locaux bruyants (cantine, salle de jeux…) doivent être éloignés des autres locaux (repos, atelier calme…). Des espaces tampons (bureaux, vestiaires…) peuvent être interposés pour limiter la transmission des bruits aériens.

– Les façades de la crèche peuvent être isolées pour éviter la transmission des bruits aériens extérieurs.

– Des cloisons amovibles peuvent être installées en salle de restauration pour couper l'espace et limiter la propagation des bruits.

(+ toute autre réponse pertinente)

1.8 La température des préparations culinaires élaborées à l'avance (PCEA) distribuées en liaison chaude doit être maintenue à une température à cœur supérieure ou égale à + 63° C depuis leur arrivée à l'office jusqu'aux assiettes pour éliminer une grande partie des micro-organismes.

1.9 Il y a suspicion de Toxi-infection alimentaire collective (TIAC) car elle touche 9 enfants donc au moins 2 personnes présentant des symptômes similaires (des vomissements) et dont la cause est une bactérie *Salmonella enterica* qui élabore une endotoxine.

Les aliments pouvant être responsables de la TIAC sont les œufs et la mousse au chocolat.

1.10 Les toxines produites par les bactéries sont réparties en deux groupes : les exotoxines et les endotoxines.

– Les exotoxines sont thermosensibles, de nature protéique. Elles ont un pouvoir toxique élevé. Leurs effets physiopathologiques sont très spécifiques.

– Les endotoxines sont thermorésistantes, de nature lipidique. Elles ont un pouvoir toxique faible. Leurs effets physiopathologiques ne sont pas spécifiques (fièvre, vomissements…).

Partie 2 Rose

2.1 La courbe de corpulence révèle que Rose est en état d'obésité. Son IMC est égal à 20,5. Sur la courbe, il est situé dans la zone du degré 2 de l'obésité.

2.2 Le surpoids et l'obésité se définissent comme une accumulation anormale ou excessive de graisse corporelle pouvant nuire à la santé. On parle d'obésité de l'enfant à partir d'un niveau de surpoids défini selon l'âge, le sexe et l'Indice de masse corporelle (IMC).

Rose doit pratiquer une activité physique régulière (au lieu de la tablette le week-end), avoir une alimentation équilibrée, ne pas grignoter, participer activement aux animations proposées dans la halte-garderie… Sa mère et sa grand-mère doivent être sensibilisées aux bienfaits de l'activité physique et peuvent l'inscrire à des clubs sportifs et faire des ballades le week-end…

2.3 Les infections urinaires sont des maladies infectieuses des organes de l'appareil excréteur dont l'origine est bactérienne.

La cystite est une inflammation de la vessie due à des colibacilles ou des entérobactéries d'origine fécale. Les signes sont des brûlures à la miction, une envie impérieuse et fréquente d'uriner.

2.4 1) papille rénale d'une pyramide, 2) bassinet, 3) uretère, 4) calice, 5) médulla, 6) cortex, 7) capsule rénale.

2.5 – Les professionnels dont monsieur Lavigne doivent proposer de l'eau régulièrement à Rose afin qu'elle puisse boire et vidanger régulièrement sa vessie.

– Les professionnels doivent permettre à Rose d'aller uriner fréquemment pour la même raison (vidanger sa vessie).

– Rose ne doit pas porter de vêtements trop serrés pour éviter la transpiration et la macération favorisant le développement bactérien.

Autre réponse possible : il faut avoir une hygiène rigoureuse pour éviter de ramener vers le méat urinaire des germes présents dans la région anale.

2.6 – Il faut prendre le temps d'expliquer à Rose les ateliers proposés pour la mettre en confiance.

– Des groupes de petite taille de deux ou trois enfants atteints des mêmes troubles que Rose peuvent la rassurer. Les professionnels peuvent lui demander ce qu'elle aime faire pour en tenir compte dans le contenu des activités proposées.

– Le lexique de 10 mots pourrait être davantage développé pour qu'il y ait une meilleure communication entre Rose et les enfants et les professionnels.

2.7 Le secret professionnel est l'obligation de taire toute information apprise dans le cadre de sa profession. Il porte non seulement sur ce qui a été confié, mais aussi sur ce qui a été vu, lu, entendu, constaté ou appris.

La levée du secret professionnel s'impose à tout professionnel lorsqu'il a eu connaissance de privations, de mauvais traitements ou d'atteintes sexuelles infligés à un enfant de moins de quinze ans ou à une personne vulnérable du fait d'une déficience physique ou psychique.

2.8 Un centre multi-accueil regroupe une crèche et une halte-garderie et permet simultanément l'accueil d'enfants à temps partiel ou à temps complet.

Le centre multi-accueil est un lieu de vie, de repères où le suivi de l'enfant est assuré par les professionnels de la petite enfance, dans un environnement adapté à leur épanouissement physique, psychologique et affectif et permettant à leurs parents d'exercer une activité professionnelle ou non.

Pour les établissements d'accueil de jeunes enfants, il faut un adulte pour 5 enfants qui ne marchent pas et un adulte pour 8 enfants qui marchent.

2.9 – Il s'agit d'un détergent-désinfectant : il élimine les salissures (il nettoie) et il élimine les micro-organismes (il est bactéricide et fongicide).

- Ce produit est bactéricide et actif sur la bactérie *Salmonella enterica* à l'origine de la TIAC donc son choix est adapté.

- Ce produit a quatre actions (nettoie, désinfecte, désodorise et lustre) en une seule opération.

- Ce produit peut être utilisé en crèche, sur les sols des sanitaires, sur les surfaces lavables, dans tout type de locaux…

- Il a une haute rémanence (effet prolongé) avec son parfum longue durée ce qui est agréable pour les enfants et les professionnels.

- Il peut être utilisé manuellement ou en machine ce qui est pratique pour les professionnels chargés de l'entretien des sanitaires.

(+ toute autre réponse pertinente)

2.10 Les contrôles qualité pouvant être effectués après l'entretien de l'office sont le contrôle visuel et les prélèvements microbiologiques sur des surfaces. Les prélèvements microbiologiques permettent de s'assurer de la propreté hygiénique, de vérifier la bonne exécution des opérations d'entretien et de l'efficacité des produits utilisés afin d'éviter toute contamination microbienne des préparations alimentaires, de détecter éventuellement l'origine de la TIAC...

(+ toute autre réponse pertinente)

Crédits iconographiques

p. 14 REA/Pierre Bessard
p. 132, Fig. 1 : Dennis Kunkel Microscopy, Inc/Phototake/Media for Medical
p. 132, Fig. 2 : Eye of Science/Phanie
p. 133, Fig. 3 : Dennis Kunkel Microscopy, Inc/Phototake/Media for Medical
p. 135, Fig. 1 : g Scimat/Science Source/Media for Medical, m Chris Bjornberg/ Science Source/Media for Medical, d ht SPL/Cosmos, d b David M. Philipps/ Science Source/Media for Medical
p. 153, Fig. 1 : Hervé Conge/ISM
p. 156, Fig. 3 : Meckes/Ottawa/Eye of Science/Cosmos

N° d'éditeur : 10222619 – JOUVE
Dépôt légal : février 2016
Imprimé en France par l'imprimerie CLERC.